# Médecine physique et de réadaptation

## Chez le même éditeur

*Dans la même collection*

Anatomie pathologique, par le Collège français des pathologistes (CoPath), 2013, 416 pages.

Cardiologie, par le Collège National des enseignants de cardiologie – Société Française de Cardiologie (CNEC-SFC), 2e édition, 2014, 464 pages.

Chirurgie maxillo-faciale et stomatologie, par le Collège hospitalo-universitaire français de chirurgie maxillo-faciale et stomatologie. 4e édition, 2017, 408 pages.

Dermatologie, par le Collège des enseignants en dermatologie de France (CEDEF). 7e édition, 2017, 472 pages.

Gériatrie, par le Collège national des enseignants de gériatrie (CNEG), 3e édition, 2014, 276 pages.

Gynécologie – Obstétrique, par le CNGOF (Collège national des gynécologues et obstétriciens français). 4e édition, 2015, 664 pages.

Hématologie, par la Société française d'hématologie. 3e édition, 2018, 400 pages.

Hépato-gastro-entérologie – Chirurgie digestive, par la Collégiale des universitaires en hépato-gastro-entérologie (CDU-HGE), 4e édition, 2018, à paraître.

Imagerie médicale – Radiologie et médecine nucléaire, par le Collège des enseignants de radiologie de France (CERF) et le Collège national des enseignants de biophysique et de médecine nucléaire (CNEBMN), 2015, 632 pages.

Immunopathologie, par le Collège des enseignants d'immunologie, 2e édition, 2018, à paraître.

Médecine intensive, réanimation, urgences et défaillances viscérales aiguës (CEMIR), 6e édition, 2018, à paraître.

Neurologie, par le Collège français des enseignants en neurologie (CEN), 4e édition, 2015, 600 pages.

Neurochirurgie, par le Collège de neurochirurgie, 2016, 272 pages.

Nutrition, par le Collège des enseignants de nutrition. 2e édition, 2015, 256 pages.

Ophtalmologie, par le Collège des ophtalmologistes universitaires de France (COUF), 3e édition, 2017, 336 pages.

ORL, par le Collège français d'ORL et de chirurgie cervico-faciale, 4e édition, 2017, 432 pages.

Parasitoses et mycoses des régions tempérées et tropicales, par l'Association française des enseignants de parasitologie et mycologie (ANOFEL). 5e édition, 2016, 504 pages.

Pédiatrie, par A. Bourrillon, G. Benoist, le Collège national des pédiatres universitaires, 7e édition, 2017, 1016 pages.

Rhumatologie, par le Collège français des enseignants en rhumatologie (COFER). 6e édition, 2018, 456 pages.

Santé publique, par le Collège universitaire des enseignants de santé publique (CUESP), 4e édition, 2018, à paraître.

Urologie, par le Collège français des urologues (CFU), 4e édition, 2018, 448 pages.

# Médecine physique et de réadaptation

Sous l'égide du

Collège français des enseignants universitaires de médecine physique et de réadaptation

**6[e] édition**

Elsevier Masson

ELSEVIER
Elsevier Masson SAS, 65, rue Camille-Desmoulins, 92442 Issy-les-Moulineaux cedex, France
Médecine physique et de réadaptation, sous l'égide du Collège français des enseignants universitaires de médecine physique et de réadaptation

ISBN : 978-2-294-75597-2
e-ISBN : 978-2-294-75653-5


Les figures, tableaux et encadrés sans source spécifiée proviennent soit des auteurs soit du fonds du COFEMER.

# Table des matières

Retrouvez toute l'actualité relative aux *Référentiels des Collèges* en vous connectant à l'adresse suivante : http://www.blog-elsevier-masson.fr/2018/06/lactualite-referentiels-colleges/

# Partie III Entraînement

# Table des compléments en ligne

Pour voir ces compléments, connectez vous sur www.em.consulte.com/e-complement/475597 et suivez les instructions.

# Les auteurs

Cet ouvrage a été rédigé sous l'égide du Collège français des enseignants universitaires de médecine physique et de réadaptation.


**Coordination**

Arnaud Dupeyron

**Comité éditorial Restreint**

Isabelle Bonan, Sophie Jacquin-Courtois, Patrick Dehail, Isabelle Laffont, Dominic Perennou, Olivier Remy-Neris.

**Auteurs et collaborateurs**

Pr Gérard Amarenco, service de Neuro-Urologie, hôpital Tenon, Assistance Publique Hôpitaux de Paris, GRC 01, Paris.

Dr Nicolas Bayle, service de rééducation neurolocomotrice, Groupe Hospitalier Universitaire Henri Mondor-Albert Chenevier, Créteil.

Pr Johann Beaudreuil, service de médecine physique et de réadaptation et service de rhumatologie, hôpital Lariboisière, Groupe Lariboisière – Fernand-Widal, Paris.

Pr Laurent Bensoussan, institut universitaire de réadaptation (UGECAM), CHU Timone AP-HM, Marseille.

Pr Isabelle Bonan, Rennes, service de médecine physique et de réadaptation, CHU de Rennes, hôpital Pontchaillou, Rennes.

Dr Benjamin Bouillet, service d'endocrinologie, diabétologie, maladies métaboliques, CHU Dijon, Dijon.

Dr Laura Boutevillain, centre médico-chirurgical de réadaptation des Massues, Lyon.

Pr Sylvain Brochard, service de médecine physique et de réadaptation, CHU hôpital Morvan, Brest.

Pr Emmanuel Coudeyre, service de médecine physique et de réadaptation, CHU de Clermont-Ferrand, hôpital Nord, Cébazat.

Pr Jean-Christophe Daviet, service de rééducation, hôpital Jean-Rebeyrol, Limoges.

Pr Patrick Dehail, service de médecine physique et de réadaptation, groupe hospitalier Pellegrin, CHU de Bordeaux.

Pr Mickael Dinomais, département de médecine physique et de réadaptation, UFR santé, université Angers et Les Capucins - CHU, Angers.

Pr Pierre-Louis Doutrellot, service de médecine physique et de réadaptation, centre Saint-Vincent-de-Paul, groupe hospitalier Sud, CHU d'Amiens.

Dr Joffrey Drigny, service de médecine physique et de réadaptation, Service de médecine du sport, CHU de Caen, Normandie.

Pr Arnaud Dupeyron, service de médecine physique et de réadaptation, université de Montpellier, CHU Carémeau, Nîmes.

Dr Pascal Edouard, service de physiologie clinique et de l'exercice, unité de médecine du sport, hôpital nord, CHU de Saint-Étienne.

Pr Jean-Michel Garcies, service de rééducation neurolocomotrice, Groupe Hospitalier Universitaire Henri Mondor-Albert Chenevier, Créteil.

Pr Vincent Gautheron, service de médecine physique et de réadaptation, hôpital Bellevue, CHU de Saint-Étienne.

Dr Amandine Guinet-Lacoste, service de médecine physique et de réadaptation, Hospices Civils de Lyon, hôpital Henry-Gabrielle, Saint-Genis-Laval.

Pr François Genêt, service de médecine physique et de réadaptation, hôpital Raymond Poincaré, Garches.

Pr Pascal Giraux, service de médecine physique et de réadaptation, CHU de Saint-Étienne, hôpital Bellevue, Saint-Étienne.

Dr Bertrand Glize, service de médecine physique et de réadaptation, groupe hospitalier Pellegrin, CHU de Bordeaux.

Pr Vincent Grémeaux, Swiss olympic medical center, division de médecine physique et réadaptation, CHUV, Lausanne.

Pr Christian Hérisson, département de médecine physique et de réadaptation, hôpital Lapeyronie, CHU Montpellier, Montpellier.

Dr Laetitia Houx, service de médecine physique et de réadaptation, CHU hôpital Morvan, Brest.

Dr David Hupin, service de physiologie clinique et de l'exercice, centre VISAS, hôpital nord, CHU de Saint-Étienne.

Pr Sophie Jacquin-Courtois, service de médecine physique et de réadaptation, hospices civils de Lyon, hôpital Henry-Gabrielle, Saint-Genis-Laval.

Pr Isabelle Laffont, département de médecine physique et de réadaptation, CHU Lapeyronie, Université de Montpellier, Montpellier.

Pr Jacques Luauté, service de médecine physique et de réadaptation, hospices civils de Lyon, hôpital Henry-Gabrielle, Saint-Genis-Laval.

Pr Hubert Marotte, service de rhumatologie, CHU Saint-Etienne.

Dr Christel Nguyen, service de rééducation et de réadaptation de l'appareil locomoteur et des pathologies du rachis, hôpitaux universitaires Paris centre - groupe hospitalier Cochin, Paris, France.

Pr Philippe Obert, $EA_{4278}$ Laboratoire de Pharm-Ecologie Cardiovasculaire, SFR 4241 TERSYS Développement des Produits Naturels, Qualité et Environnement, Faculté des Sciences, Technologies et Santé, 301 Rue Baruch de Spinoza - BP21239, 84916, Avignon, cedex 9. Avignon.

Dr Maud Ottavy, direction régionale et départementale de la jeunesse, des sports et de la cohésion sociale Auvergne-Rhône- Alpes.

Pr Jean Paysant, institut régional de médecine physique et de réadaptation (UGECAM), CHRU, Nancy.

Pr Dominic Pérennou, clinique de médecine physique et réadaptation, pôle rééducation et physiologie, CHU hôpital Nord, Grenoble.

Pr Perroin-Verbe, service de médecine physique et de réadaptation neurologique, CHU, Nantes.

Pr François Rannou, service de rééducation et de réadaptation de l'appareil locomoteur et des pathologies du rachis, hôpitaux universitaires Paris centre - groupe hospitalier Cochin, Paris, France.

Pr Olivier Remy-Neris, service de médecine physique et de réadaptation, CHU Morvan, Brest.

Pr Gilberte Robain, service de médecine physique et de réadaptation, hôpital Rothschild, Paris.

Pr Frédéric Roche, service de physiologie clinique et de l'exercice, centre VISAS, hôpital nord, CHU, Saint-Étienne.

Pr Gilles Rode, service de médecine physique et de réadaptation, Hospices Civils de Lyon, hôpital Henry-Gabrielle, Saint-Genis-Laval.

Dr Marion Roquet, service de médecine physique et de réadaptation, CHU Morvan, Brest.

Dr Alexis Schnitzler, service de médecine physique et de réadaptation, hôpital Raymond Poincaré, Garches.

Pr Philippe Thoumie, service de rééducation neuro-orthopédique, CHU Paris-Est, hôpital Rothschild, Paris.

Dr Emilie Viollet, service de médecine physique et de réadaptation, CHU Nîmes, Site Carémeau, Nîmes.

Pr Alain Yelnik, service de médecine physique et de réadaptation, hôpital Fernand-Widal, groupe hospitalier Lariboisière – Fernand-Widal, Paris.

# Avant-propos

La médecine physique et de réadaptation est une discipline en constante évolution. Elle s'occupe de réduire l'ensemble des conséquences des déficiences chroniques secondaires aux maladies quelle qu'en soit la nature. L'examen de la simple déficience, l'analyse des conséquences sur la fonction et la participation dans un contexte défini nécessitent des connaissances élémentaires comme spécifiques répondant aux exigences des ECNi.

C'est dans ce cadre que le Collège des Enseignants de Médecine Physique et de Réadaptation a souhaité faire évoluer son référentiel pour faciliter l'intégration de notions souvent complexes mais essentielles pour la pratique et pour le concours.

Ainsi, cette nouvelle version est enrichie :

– De connaissances essentielles pour aborder les items de MPR mais aussi d'autres disciplines regroupées dans les chapitres connaissances de base. Elles ont pour vocation de vous donner un aperçu rapide et condensé de notions aussi importantes que l'analyse de la marche physiologique, le fonctionnement vésico-sphinctérien, le bilan neuro-orthopédique, la description des métiers de rééducation, ou enfin la classification du fonctionnement selon les normes internationales.

– des items revus, simplifiés et restructurés vous permettant un apprentissage facilité et plus sûr. De nombreux items ont été mutualisés avec des disciplines connexes comme la rhumatologie, la cardiologie ou l'urologie. Comme vous le verrez des flash codes renvoient vers d'autres référentiels (Rhumatologie) évitant ainsi les redites ou les divergences. Enfin, de nouveaux supports vidéos sont mis en lignes pour vous aider à mieux comprendre des problèmes plus complexes comme ceux de la marche.

– une banque d'entrainement implémentée vous permettant de contrôler vos connaissances.

Ce résultat est le fruit d'un travail collectif fondé sur la critique de chaque item par des étudiants de second et troisième cycle puis d'un comité éditorial qui a pu faciliter le travail des auteurs. Vous trouverez ainsi un support de travail plus précis, mieux organisé et plus adapté aux exigences de l'ECNi.

Nous espérons que cette nouvelle version vous apportera la même satisfaction dans votre travail que celle qui a été la nôtre pour la réaliser.

Arnaud Dupeyron

# Abréviations

| | |
|---|---|
| **6MWT** | *6-minute walk test* |
| **ADH** | *antidiuretic hormone* |
| **AEEH** | allocation d'éducation de l'enfant handicapé |
| **AETQ** | apport énergétique total quotidien |
| **AGEFIPH** | Association de gestion du fonds pour l'insertion professionnelle des personnes handicapées |
| **AGGIR** | autonomie gérontologique – groupes iso-ressources |
| **AINS** | anti-inflammatoire non stéroïdien |
| **AIS** | *ASIA impairment scale* |
| **AJPP** | allocation journalière de présence parentale |
| **ALD** | affection de longue durée |
| **ANC** | apport nutritionnel conseillé |
| **ANSES** | Agence nationale de sécurité sanitaire de l'alimentation, de l'environnement et du travail |
| **AP** | activité physique |
| **APA** | activité physique adaptée |
| **APA** | allocation personnalisée d'autonomie |
| **AQM** | analyse quantifiée de la marche |
| **AQM** | analyse quantifiée du mouvement |
| **AS** | apport satisfaisant |
| **ASCM** | *American College of Sports Medicine* |
| **ASIA** | *American Spinal Injury Association* |
| **AVC** | accident vasculaire cérébral |
| **AVP** | accident de la voie publique |
| **AVQ** | activités de la vie quotidienne |
| **AVS** | auxiliaire de vie scolaire |
| **BASFI** | *bath ankylosing spondylitis functional index* |
| **BBQ** | *back beliefs questionnaire* |
| **BCG** | bacille Calmette-Guérin |
| **BMR** | bactéries multirésistantes |
| **BNM** | besoin nutritionnel moyen |
| **BPCO** | bronchopneumopathie chronique obstructive |
| **BREF** | batterie rapide d'évaluation frontale |
| **BTS** | brevet de technicien supérieur |
| **CAMSP** | centre d'action médico-sociale précoce |
| **CAP** | certificat d'aptitude professionnelle |
| **CDAPH** | commission des droits et de l'autonomie des personnes handicapées |
| **CHUP** | chaussage à usage permanent |
| **CHUT** | chaussage à usage temporaire |
| **CIF** | classification internationale du fonctionnement, du handicap et de la santé |
| **CMPP** | centre médico-psycho-pédagogique |
| **CNAM** | Caisse nationale de l'assurance maladie |
| **CNSA** | Caisse nationale de solidarité pour l'autonomie |
| **CRP** | *C-reactive protein* |
| **CRPS** | *complex regional pain syndrome* |
| **DALY** | *disability adjusted life years* |
| **DIM** | dérangement intervertébral mineur |
| **DPI** | dispositif précoce d'insertion |
| **DQI** | *diet quality index* |

| | |
|---|---|
| **Drees** | Direction de la recherche, des études, de l'évaluation et des statistiques |
| **DSM** | *Diagnostic and Statistical Manual of mental disorders* |
| **DUT** | diplôme universitaire de technologie |
| **ECBU** | examen cytobactériologique des urines |
| **ECG** | électrocardiogramme |
| **EDSS** | *expanded disability status scale* |
| **EHPAD** | établissement d'hébergement pour personnes âgées dépendantes |
| **EMG** | électromyogramme |
| **EPS** | éducation physique et sportive |
| **ESAT** | établissement et service d'aide par le travail |
| **ESI** | entraînement sportif intensif |
| **EVA** | échelle visuelle analogique |
| **EVS** | échelle verbale simple |
| **FABQ** | *fear avoidance beliefs questionnaire* |
| **FAC** | *functional ambulation classification* |
| **FAM** | foyer d'accueil médicalisé |
| **FC** | fréquence cardiaque |
| **FIPHFP** | fonds pour l'insertion professionnelle des personnes handicapées dans la fonction publique |
| **FITT-VP** | *frequency, intensity, time, type, volume and progression* |
| **GIR** | groupe iso-ressources |
| **HAD** | *hospital anxiety and depression (scale)* |
| **HAD** | hospitalisation à domicile |
| **HAQ** | *health assessment questionnaire* |
| **HAS** | Haute Autorité de santé |
| **HBPM** | héparine de bas poids moléculaire |
| **HDLc** | *high density lipoprotein cholesterol* |
| **HEI** | *healthy eating index* |
| **HID** | (enquête) Handicaps-Incapacités-Dépendance |
| **HO** | hypotension orthostatique |
| **HRA** | hyper-réflexie autonome |
| **HS** | (enquête) Handicap-Santé |
| **HTA** | hypertension artérielle |
| **IADL** | *instrumental activities of daily living* |
| **IASP** | *International Association for the Study of Pain* |
| **IB** | index de Barthel |
| **ICF** | *international classification of functioning, disability and health* |
| **ICQ-SF** | *international consultation incontinence questionnaire-short form* |
| **IEM** | institut d'éducation motrice |
| **IFMC** | indice fonctionnel de la main de Cochin |
| **IFRH** | Institut fédératif de recherche sur le handicap |
| **IFSI** | institut de formation en soins infirmiers |
| **IMC** | indice de masse corporelle |
| **IME** | institut médico-éducatif |
| **Insee** | Institut national de la statistique et des études économiques |
| **InVS** | Institut de veille sanitaire |
| **IPAQ** | *international physical activity questionnaire* |
| **IRM** | imagerie par résonance magnétique |
| **ISNCSCI** | *international standards for neurological classification of spinal cord injury* |
| **IUE** | incontinence urinaire d'effort |
| **LDLc** | *low density lipoprotein cholesterol* |
| **LMD** | licence-master-doctorat |
| **LPPR** | liste des prestations et produits remboursables |

| | |
|---|---|
| **LSVT** | *Lee Silverman Voice Therapy* |
| **MAS** | maison d'accueil spécialisée |
| **MDPH** | maison départementale pour les personnes handicapées |
| **MET** | *metabolic equivalent of task* |
| **MIF** | mesure de l'indépendance fonctionnelle |
| **MIF-môme** | mesure d'indépendance fonctionnelle pour les enfants de 0 à 8 ans |
| **MMSE** | *mini-mental state examination* |
| **MOCA** | *Montreal cognitive assessment* |
| **MPR** | médecine physique et de réadaptation |
| **MRC** | *Medical Research Council* |
| **NIHSS** | *National Institute of Health Stroke Score* |
| **NLI** | *neurologic level of injury* |
| **NMDA** | N-méthyl-D-aspartate |
| **NYHA** | *New York Heart Association* |
| **OMS** | Organisation mondiale de la santé |
| **PACES** | première année commune des études de santé |
| **Pacs** | pacte civil de solidarité |
| **PC** | paralysie cérébrale |
| **PCH** | prestation de compensation du handicap |
| **PCS** | professions et catégories socioprofessionnelles |
| **PEM** | potentiel évoqué moteur |
| **PMA** | puissance maximale aérobie |
| **QdV** | qualité de vie |
| **RNP** | référence nutritionnelle de population |
| **ROT** | réflexe ostéo-tendineux |
| **RPE** | *rate of perceived exertion* |
| **RQTH** | reconnaissance de la qualité de travailleur handicapé |
| **rTMS** | *repetitive transcranial magnetic stimulation* |
| **SAF** | syndrome d'alcoolisation fœtale |
| **SAMETH** | service d'appui au maintien dans l'emploi des travailleurs handicapés |
| **SAMSAH** | service d'accompagnement médico-social pour adultes handicapés |
| **SAVS** | service d'accompagnement à la vie sociale |
| **SDRC** | syndrome douloureux régional complexe |
| **SEP** | sclérose en plaques |
| **SESSAD** | service d'éducation spéciale et de soins à domicile |
| **SGPA** | substance grise péri-acqueducale |
| **SOFMMOO** | Société française de médecine manuelle orthopédique et ostéopathique |
| **SSR** | soins de suite et réadaptation |
| **STAPS** | sciences et techniques des activités physiques et sportives |
| **TCE** | traumatisme cranio-encéphalique |
| **tDCS** | *transcranial direct current stimulation* |
| **TDM6** | test de marche de 6 minutes |
| **TENS** | *transcutaneous electrical nerve stimulation* |
| **TIAC** | toxi-infection alimentaire collective |
| **TOT** | *trans obturator tape* |
| **TVT** | *tension free vaginal tape* |
| **USP®** | *Urinary Symptom Profil®* |
| **VAC** | *vacuum assisted closure* |
| **VIH** | virus de l'imunodéficience humaine |
| **VMA** | vitesse maximale aérobie |
| **WHOQOL** | *world health organization quality of life* |
| **YLD** | *years lived with disabilitiy* |

# Partie I

## Connaissances de base

CHAPITRE

# 1

# Classification internationale du fonctionnement



*Objectifs pédagogiques*

- Connaître et comprendre le modèle biopsychosocial de la CIF.
- Connaître et comprendre le terme « fonctionnement ».
- Être capable de déterminer à quelle catégorie appartient un élément descriptif du fonctionnement d'une personne (plus particulièrement activités, participations, environnement).





La classification internationale du fonctionnement, du handicap et de la santé, dite **CIF**, est, comme toutes les classifications, une tentative de production d'un outil international et exhaustif de description d'un concept social : « le fonctionnement des personnes dans leurs environnements ». Elle a été adoptée par l'Organisation mondiale de la santé (OMS) en 2001.

## I. De quoi parle-t-on ?

La **santé** est définie par l'OMS comme « un état de complet bien-être physique, mental et social ». Cette définition, globale et quelque peu abstraite, indique parfaitement le fait que la santé n'est pas **seulement** l'absence de maladie. Mais la nécessité quotidienne des professionnels de la santé (qui ne se limitent donc pas aux professions de santé) de circonscrire les domaines qui dérogent à cette définition très théorique, a amené progressivement à reconnaître que l'altération de la santé se définit par les conséquences dans notre vie quotidienne d'un certain nombre de phénomènes certes liés au corps (les maladies, le vieillissement, la croissance, etc.), mais aussi « non liés au corps » (les relations humaines, les éléments physiques de notre environnement, les organisations sociales et politiques, les situations économiques…). Cet ensemble de conséquences est synthétisé dans le terme : **fonctionnement**. Ce terme « fonctionnement » développé par l'OMS est à la fois plus réduit et plus large que la notion habituelle de fonctionnement : plus réduit car il ne s'applique qu'à l'homme et plus large car toutes les structures (tissus biologiques, organes) et systèmes (appareils au sens d'ensemble d'organes), toutes les activités que l'homme réalise et toutes les actions auxquelles il souhaite participer sont incluses dans la notion de fonctionnement de l'OMS. L'OMS conçoit le fonctionnement comme un continuum entre l'absence de fonctionnement et le plein fonctionnement. Pour chaque domaine de la CIF, chaque item descriptif (ou catégorie) doit être quantifié afin d'apprécier la santé de la personne concernée. Toute limitation du fonctionnement est considérée par l'OMS comme un handicap dont la définition est donc assez simple : le **handicap** est une limitation du fonctionnement d'un humain.

Cette conception du handicap s'appuie sur un modèle qui s'est progressivement imposé à la fin du xxe siècle comme le plus pertinent et qui ne conditionne pas le handicap à un fait, à une pathologie secondaire à un accident ou à une maladie (ex. : une paraplégie). Le handicap résulte d'une interaction complexe entre maladie, capacités du sujet, participation de cette personne à la vie sociale, environnements et structure psychologique personnelle. Ce modèle biopsychosocial est présenté dans la figure 1.1.

## II. La CIF en pratique

La **CIF** est donc une classification, c'est-à-dire un thésaurus de codes descriptifs d'un individu (http://apps.who.int/iris/bitstream/10665/42418/1/9242545422_fre.pdf) dans quatre dimensions ou domaines (tableau 1.1). Elle est disponible en ligne (http://apps.who.int/classifications/icfbrowser/Default.aspx).

Comme toute classification, elle a pour but de relever tous les éléments (codés) qui sont perturbés par rapport à une norme qui n'est pas définie en tant que telle. En effet, la norme n'est pas forcément identique d'un pays à un autre ou entre la ville et la campagne dans un même pays, par exemple pour les modalités de participations sociales

Contrairement au modèle biopsychosocial, la CIF, dans son esprit globalisant et universel, ne distingue pas les champs *activités* et *participation*. Il s'agit en effet d'un continuum peu opérationnel au quotidien. On a alors pour habitude de distinguer :

- les activités de base de la vie quotidienne comme se laver, s'habiller, marcher, communiquer… que l'on évalue à partir de scores dits fonctionnels (mesure d'indépendance fonctionnelle) ;
- les activités élaborées : faire ses courses, faire la cuisine, se déplacer en transport en commun… ;
- les participations à la vie sociale : travailler, avoir des relations avec autrui, construire sa vie personnelle (familiale ou non), se divertir…

La spécificité de la participation est de ne pouvoir se définir qu'en fonction d'une interaction avec la société, les contextes, les environnements (on parle de structuration sociale des individus), alors que les activités peuvent être réalisées individuellement. En effet, par exemple, on ne travaille (participation) que si l'on est rémunéré, ce qui suppose une société organisée

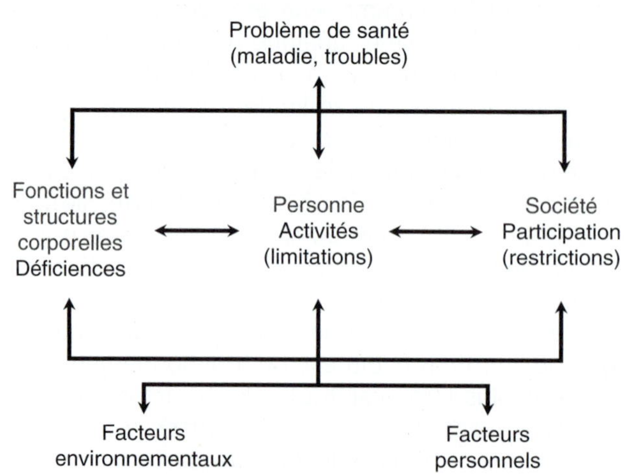


**Fig. 1.1 Modèle biopsychosocial du handicap selon l'OMS.**

**Tableau 1.1 Les dimensions de la CIF**

| Domaine | Description | Objectif |
|---|---|---|
| Fonctions organiques | Divisé en huit chapitres reprenant les grands appareils fonctionnels du corps humain (locomoteur, mental, sensoriel, cardiorespiratoire, métabolique…) | Décrire chaque fonction en la subdivisant en sous-fonctions<br>*Exemple :* fonctions mentales → fonctions mentales globales → fonctions de la conscience → état de conscience… |
| Structures anatomiques | Divisé en huit chapitres reprenant les grandes structures anatomiques | Décrire chaque structure en la subdivisant en sous-régions anatomiques<br>*Exemple :* structure du système nerveux → structure du cerveau → structure du cortex cérébral → lobe frontal… |
| Activités et participation | Divisé en neuf chapitres reprenant les activités de la vie quotidienne (deux chapitres sur les activités intellectuelles) | Décrire chaque activité ou participation en la subdivisant en sous-activités<br>*Exemple :* apprentissage et application des connaissances → perception sensorielle interne → regarder… |
| Facteurs environnementaux | Divisé en cinq chapitres reprenant les éléments de l'environnement technique, naturel, relationnel, personnel et le contexte socio-politique | Décrire chaque élément de l'environnement contribuant au fonctionnement d'une personne<br>*Exemple :* produits et systèmes techniques → produits pour la consommation personnelle → aliments… |

(évidemment différemment entre les pays, mais aussi entre les régions, mais aussi la ville et la campagne…). On illustre ici l'importance des contextes de vie et des environnements et la limite de l'exercice de distinction entre activités et participation.

C'est en grande partie à partir de ces dimensions d'activités et de participation que va se construire la qualité de vie des personnes. On peut considérer que ce dernier concept (santé perceptuelle) consiste à définir le degré de satisfaction des personnes avec tel ou tel domaine de leur vie (et donc de leurs activités élaborées et de leur participation).

CHAPITRE

# 2

# Professionnels de rééducation et de réadaptation



***Objectifs pédagogiques***

- Connaître le rôle et les compétences des différents professionnels dans le projet de rééducation et de réadaptation d'un individu.
- Savoir quel professionnel est le plus à même d'apporter des solutions devant un questionnement rééducatif précis.



## I. Généralités

La détermination des objectifs de prise en charge autour du patient est un préalable essentiel à tout programme de rééducation et/ou de réadaptation. **Aussi, tout professionnel exerçant dans le champ de la rééducation et de la personne en situation de handicap partage (doit partager) un référentiel commun : l'analyse et l'évaluation d'une situation clinique selon la classification internationale du fonctionnement ou CIF** (*cf.* chapitre 1). Cette analyse permet de fixer plusieurs niveaux d'objectifs de prise en charge :

- réduction voire récupération des déficiences (motrices, sensorielles, cognitives…);
- réduction des limitations d'activité (voire favoriser les activités : déplacement, préhensions…);
- prévention des déficiences et limitations secondaires à la situation clinique initiale (prévention des complications de décubitus, de l'immobilisation…);
- garantie de la meilleure participation sociale possible en fonction de la situation sociale, médicale… de l'individu.

L'objectif final de tout programme de rééducation est de permettre à l'individu d'accéder à une qualité de vie subjective liée à la santé aussi bonne que possible et en adéquation avec ses objectifs personnels de vie compte tenu de son état de santé (projet de vie).

Aussi pour qu'un programme de rééducation soit le plus efficace possible, il faut garantir que les objectifs de prise en charge sont bien en rapport avec la situation de l'individu analysée et évaluée selon la CIF. Ce programme doit être coordonné dans l'ensemble des aspects du champ médical et de la CIF, et mener par des professionnels qui exercent des actions de :

- évaluation des déficiences et limitation d'activité;
- rééducation par des méthodes spécifiques;
- adaptation (de substitution) aux déficiences persistantes;
- accompagnement du patient et de sa famille dans la « vie sociale ».

**Les actes de rééducation peuvent être effectués en « ville »** (secteur libéral ; attention, tous les acteurs de la rééducation ne sont pas accessibles en libéral) **ou en institution** (en milieu sanitaire – hospitalier ou en service de soins de suite et rééducation – ou en milieu médico-social) et sont coordonnés par un médecin spécialiste notamment en soins primaires ou un médecin spécialiste en médecine physique et de réadaptation (MPR) en fonction de la situation de chaque patient. Lorsque la prise en charge est lourde et/ou complexe et fait intervenir plusieurs professions de la rééducation, celle-ci se fait plus aisément en institution (avec ou sans hébergement : hospitalisation conventionnelle/hospitalisation de jour) et nécessite la coordination d'un médecin MPR.

**Les différents acteurs de la rééducation sont régis par des décrets de compétences** (publiés au *Journal Officiel*[1]) qui déterminent les actes que ces professionnels sont habilités à effectuer sur prescription médicale et précisent, le cas échéant, les actes qu'ils peuvent effectuer hors prescription.

Le Code de la santé publique définit le champ des professions de santé suivantes :

- professions médicales : médecins, sages-femmes, odontologistes ;
- professions de la rééducation : diététiciens, ergothérapeutes, masseurs-kinésithérapeutes, orthophonistes, orthoptistes, pédicures-podologues, psychomotriciens ;
- professions de l'appareillage : audioprothésistes, orthopédistes-orthésistes, ortho-prothésistes, podo-orthésistes.

Pour informations, les autres champs des professions de santé sont : les professions pharmaceutiques, les professions médico-techniques (ambulanciers, manipulateurs en électroradiologie médicale, techniciens de laboratoire médical), les professions du soin (infirmiers, aides-soignants, auxiliaires de puériculture, assistants dentaire).

Les professions du social telles que les assistants du service social, les psychologues, ainsi que les professions qui correspondent à l'usage d'un titre comme les psychothérapeutes et ostéopathes ne font pas partie du champ des professions de santé selon le Code de la santé publique.

Les formations aux professions non médicales relèvent soit du ministère chargé de l'Enseignement supérieur (orthophonistes, orthoptistes, audioprothésistes et diététiciens), soit du ministère chargé de la Santé, c'est le cas des infirmiers et de certaines professions de rééducation (masseurs-kinésithérapeutes, pédicures-podologues, psychomotriciens et ergothérapeutes).



## II. Intervenants médicaux

**Tout médecin a la responsabilité de prescrire ou de ne pas prescrire les actes de rééducation.** La prescription suppose un diagnostic médical précis et des objectifs clairement énoncés et réalistes. Il est de la responsabilité de tout médecin de savoir ne pas prescrire de la rééducation si les objectifs de rééducation ne sont pas en lien avec la situation clinique du patient. Ainsi, les actes de rééducation ne doivent être prescrits que si un bénéfice est attendu et non pas parce que le patient « réclame » des actes de rééducation. De la même façon, il est aussi de la responsabilité de tout médecin de savoir orienter les patients vers un centre spécialisé de prise en charge si le programme de rééducation nécessaire au patient est un programme « complexe », c'est-à-dire nécessitant l'évaluation par un médecin MPR et/ou l'intervention conjointe et coordonnée par le médecin MPR de plusieurs professions de rééducation et de réadaptation.

### A. Médecin de soins primaires (médecin généraliste)

Le médecin de soins primaires est donc celui qui peut donner une réponse pour 90 % des patients, dans 90 % des situations. Le médecin de santé primaire est le premier contact des

[1] https://www.legifrance.gouv.fr/

patients avec le système de santé. C'est aussi le médiateur nécessaire entre le patient et le système de santé quand des soins plus spécialisés sont nécessaires. Du fait de sa position, le médecin de soins primaires est confronté quotidiennement à des situations cliniques qui nécessitent des connaissances de type démarche rééducative et cadre formel de la CIF.

Tout au long de sa carrière, **le médecin de soins primaires rencontre dans sa patientèle des personnes en situation de handicap**. Cette population de patients a des **besoins spécifiques** que le médecin doit connaître. Il est parfois amené à réévaluer les aides techniques et autres matériels médicaux prescrits antérieurement. De plus, **le médecin de soins primaires doit être un des acteurs de la prévention primaire chez ses patients en situation de handicap au même titre que la population générale** (réalisation d'examens gynécologiques réguliers pour le dépistage des néoplasies gynécologiques, réalisation de touchers rectaux réguliers dans le cadre du dépistage de néoplasie prostatique…).

Il peut être amené à répondre à des besoins d'un programme de rééducation « simple » qui ne requiert le plus souvent que l'intervention d'un ou deux professionnels de rééducation libéraux autour d'un patient, sans nécessité d'évaluation spécialisée ni de coordination spécifique (citons l'intervention du kinésithérapeute pour la rééducation proprioceptive dans le cadre d'une entorse bénigne de cheville). Il est le plus souvent en relation directe avec le professionnel qui exerce son activité en « ville » et dont les actes de rééducation sont pris en charge par la Sécurité sociale. **C'est le médecin de soins primaires qui assure la prescription (ou la non-prescription) des actes « simples » de rééducation et oriente vers le professionnel adéquat.** On citera pour l'exemple quelques situations cliniques simples relevant d'une prescription et d'une coordination par le médecin de soins primaires :

- prise en charge des problèmes simples et courant d'orthopédie, de traumatologie (pathologie rachidienne chronique, entorses de cheville…) ;
- prescription d'un bilan et d'une prise en charge orthophonique dans le cadre de difficultés de langage simples de l'enfant ;
- prescription pour la réalisation d'orthèses plantaires dans le cadre de troubles de la statique du pied ;
- renseignement des dossiers médicaux en vue d'un dépôt de dossier auprès de la maison départementale pour les personnes handicapées (MDPH) dans le cadre de suivi de pathologie chronique potentiellement invalidante.



**Le médecin de soins primaires doit par ailleurs, lorsque la situation du patient le nécessite, savoir quand adresser ce dernier vers une consultation spécialisée de MPR** en vue d'une évaluation et/ou d'une prise en charge plus complexe.

## B. Médecins de médecine physique et de réadaptation (MPR)

La MPR a pour **objectif la prévention et la réduction des déficiences, des limitations d'activités et des restrictions de participation sociale au minimum inévitable et ce, qu'elle qu'en soit l'étiologie** dans le domaine des fonctions motrices, cognitives, vésicosphinctériennes, cardiorespiratoires… Dans ce cadre formel de prise en charge, il est alors tout autant nécessaire d'évaluer les déficiences, activités et participations que de dessiner les contours de la pathologie – comprendre la physiopathologie, établir les critères diagnostiques et pronostiques –, afin de développer des moyens thérapeutiques adéquats.

Le médecin de MPR exerce son activité majoritairement en milieu hospitalier – centres hospitaliers ou centre de soins de suite et rééducation (SSR) polyvalents ou spécialisés – et en milieu institutionnel (secteur médico-social). Il peut exercer son activité en libéral. Le médecin de MPR a un rôle pivot autour du patient et des différents intervenants médico-chirurgicaux et de rééducation. **Il est le médecin du « pronostic fonctionnel » et doit fixer les objectifs de rééducation en rapport avec la situation clinique et fonctionnelle du patient, les moyens thérapeutiques de la rééducation, les éventuelles contre-indications.** C'est aussi lui qui doit pouvoir signifier quand la rééducation s'arrête, c'est-à-dire quand les objectifs fixés ont été atteints et que ceux-ci répondent aux capacités du patient.

Aussi le médecin de MPR doit pouvoir :

- porter un diagnostic médical, assurer le suivi médical standard d'un patient ;
- évaluer la situation du patient selon la CIF ;
- connaître la physiopathologie de « l'étiologie du handicap » ;
- établir les critères pronostiques de « récupération » ;
- évaluer le pronostic fonctionnel des patients ;
- prescrire, coordonner les actes complexes de rééducation et de réadaptation ;
- prescrire les thérapeutiques médicamenteuses (antalgique, traitement à visée vésicosphinctérien, traitements de la spasticité…), non médicamenteuses (électrothérapie, balnéothérapie…) et les aides techniques (fauteuil roulant, orthèses…) en lien avec les objectifs de rééducation.

La démarche propre à la MPR peut être schématisée de cette façon :

1. examen médical du patient ;
2. analyse de la situation selon la CIF ;
3. détermination d'objectifs à court terme ;
4. fixation des objectifs à long terme (projet de vie) avec le patient et en fonction de ce qui est médicalement raisonnable ;
5. établissement du programme de traitement précisant les différents intervenants et les éventuelles techniques spécifiques en lien avec les objectifs ;
6. mise en œuvre du traitement par les différents intervenants ;
7. bilans réguliers et évaluation de la situation ;
8. ajustements des objectifs en fonction de l'évolution.



## C. Autres spécialistes médicaux

De nombreux professionnels médicaux sont également amenés à intervenir auprès de personnes en situation de handicap afin de permettre *in fine* au sujet d'atteindre les objectifs (projet de vie) fixés préalablement. On peut citer les chirurgiens orthopédistes (notamment pour le traitement des déformations neuro-orthopédiques), les neurochirurgiens (notamment pour le traitement chirurgical de la spasticité), les ORL (traitement par trachéostome), les neurologues, les rhumatologues, les psychiatres…

Il est important de garder à l'esprit que dans tout programme d'intervention médico-chirurgicale autour de personnes en situation de handicap, l'objectif doit avant tout être fonctionnel. L'intervention proposée ne doit pas pénaliser/détériorer l'activité existante. Aussi, il est important que tous les « gestes » autour du patient en situation de handicap soient concertés et coordonnés.

# III. Métiers de la rééducation

**Tout acte de rééducation auprès d'un patient se fait en lien avec le médecin prescripteur.** Le champ de la rééducation compte sept métiers : masseur-kinésithérapeute, pédicure-podologue, ergothérapeute, psychomotricien, orthoptiste, orthophoniste et diététicien. Il faut noter que parmi ces professions, l'exercice libéral est très majoritaire pour les masseurs-kinésithérapeutes (80 %), les pédicures-podologues (98 %), les orthophonistes (81 %) et les orthoptistes (67 %). À l'inverse, les psychomotriciens, les ergothérapeutes et les diététiciens sont le plus souvent salariés (82 %, 91 % et 68 % respectivement). Cette disparité entre secteur libéral et secteur salarié en fonction des professionnels s'explique par le fait que les psychomotriciens, les ergothérapeutes et les diététiciens réalisent des actes de rééducation qui ne sont pas pris en charge par l'assurance maladie (pas de nomenclature des actes dans la nomenclature générale de la Sécurité sociale).

**L'exercice hors salariat des diététiciens, psychomotriciens et ergothérapeutes ne fait pas l'objet de remboursement par l'assurance maladie.** La sollicitation de ces professionnels en milieu libéral pour un programme de rééducation a donc un coût financier qui peut être non négligeable pour le patient et sa famille. Par ailleurs, les diplômes de ces professionnels sont délivrés par le ministère de l'Éducation nationale et celui de l'Enseignement supérieur et de la Recherche (certificats de capacité d'orthophoniste et d'orthoptie, brevets de technicien supérieur d'orthoprothésiste et de diététique ou diplôme universitaire de technologie génie biologique option diététique) ou par le ministère de la Santé (diplôme d'État de masseur-kinésithérapeute, de pédicure podologue, de psychomotricien et d'ergothérapeute).

## A. Masseur-kinésithérapeute

Les soins de kinésithérapie constituent, avec les médicaments et les soins infirmiers, l'un des principaux postes de dépenses des soins de ville. La plupart des masseurs-kinésithérapeutes exercent en libéral. Ils peuvent exercer au cabinet ou à domicile. Leurs actes sont répertoriés dans la nomenclature générale des actes de la Sécurité sociale. Sinon, ils exercent en tant que salariés dans un établissement hospitalier SSR ou médico-social.

**Formation.** Niveau d'admission : validation obligatoire de la première année commune des études de santé (PACES) ou d'une première année de licence en sciences et techniques des activités physiques et sportives (STAPS) via un quota à l'admission. La formation comporte des cours magistraux, des travaux pratiques et des stages. Durée du cursus : 4 ans dans des instituts de formation soit dépendant de la fonction publique hospitalière, soit privés. Niveau d'étude reconnu : diplôme d'État, bac + 4.



**Actes de rééducation.** Étymologiquement la kinésithérapie désigne « l'art de guérir qui utilise toutes les techniques du mouvement ». **L'objectif des actes en masso-kinésithérapie est la prévention ou le rétablissement des capacités fonctionnelles dans le champ du mouvement et de la motricité.** Le masseur-kinésithérapeute réalise de façon manuelle ou instrumentale des actes de masso-kinésithérapie fixés par décret et ce, sur prescription médicale quel que soit leur lieu d'exercice, en fonction des objectifs fixés. Le masseur-kinésithérapeute sollicite les déficits et les activités résiduelles des patients pour leur permettre de maintenir, récupérer ou améliorer la meilleure activité possible. La kinésithérapie est un ensemble de thérapies qui emploient, outre le mouvement (mobilisations, postures…), différents agents physiques (électricité, eau, froid, chaleur, ultrasons…). *Cf.* chapitre 15.

**Comment faire appel à lui ?** Les actes de rééducation sont effectués par le masseur-kinésithérapeute sur prescription médicale (*cf.* chapitre 15) et donc sur indication(s) médicale(s) et éventuelle(s) contre-indication(s). Avant d'initier le programme de rééducation, le masseur-kinésithérapeute doit effectuer une évaluation de kinésithérapie et ce, afin de fixer les techniques de rééducation employées et évaluer sa thérapeutique. En libéral, il intervient sur prescription médicale et doit adresser son bilan de kinésithérapie ainsi que le programme de rééducation envisagé au médecin prescripteur. Les actes de kinésithérapie sont remboursés par la caisse d'assurance maladie après accord préalable dans certaines conditions*. Les actes de rééducation de masso-kinésithérapie lors de prise en charge en milieu hospitalier ou SSR font partie d'un programme de rééducation souvent plus complexe, mais nécessitent là aussi une prescription médicale.

## B. Ergothérapeute

L'exercice de l'ergothérapie se fait surtout en activité salariée. Très peu d'ergothérapeutes sont installés en libéral. Ils exercent majoritairement en tant que salariés dans un établissement hospitalier, SSR ou médico-social. Aucun acte de rééducation en ergothérapie en libéral n'est remboursé par l'assurance maladie.

---

* https://www.ameli.fr/gironde/medecin/exercice-liberal/presciption-prise-charge/accord-prealable/accord-prealable-actes-masso-kinesitherapie.

**Formation.** Niveau d'admission : baccalauréat via un concours. Certaines écoles accueillent des étudiants après une PACES. La formation comporte des cours magistraux, des travaux pratiques et des stages. Durée du cursus : 3 ans dans des instituts de formation soit dépendant de la fonction publique hospitalière, soit privés, ou dans des départements relevant de l'université. Niveau d'étude reconnu : diplôme d'État, grade de licence (formation intégrée au dispositif licence-master-doctorat ou LMD), bac + 3.

**Actes de rééducation.** Étymologiquement, l'ergothérapie désigne la « thérapie par le travail » ou « cure de travail »). **L'ergothérapie intervient quand une déficience limite les activités du patient pour réaliser ses soins personnels, se déplacer ou communiquer.** L'ergothérapeute intervient sur prescription médicale. Il exerce des actes de rééducation par les activités manuelles. Il sollicite les déficits et les activités manuelles résiduelles des patients pour leur permettre de maintenir, récupérer ou améliorer la meilleure activité des membres supérieurs possible. Un autre grand champ de l'ergothérapie est l'évaluation des activités et la proposition d'aides techniques et d'aménagement de l'environnement pour les compenser si nécessaire (adaptation d'outils scolaires, de plan de travail, aménagement du domicile, préconisation d'aides techniques). Les ergothérapeutes peuvent réaliser sur mesure des orthèses de posture ou de fonction (réalisation de petit appareillage) (*cf.* chapitre 15).

**Comment faire appel à lui ?** Les actes d'ergothérapie ne sont pas remboursés par l'assurance maladie et peu d'ergothérapeutes exercent en libéral. Aussi lorsqu'une demande d'évaluation ou de prise en charge ergothérapique est nécessaire, il faut adresser le patient dans les services qui disposent de ce type de thérapeute pour évaluation et/ou prise en charge (les services de médecine physique et de réadaptation). Pour les patients bénéficiant d'une reconnaissance par la MDPH, les actes de rééducation en ergothérapie en libéral peuvent faire l'objet d'une prise en charge pécuniaire via la demande d'une prestation de compensation du handicap (PCH) et si une prescription médicale est réalisée (*cf.* chapitre 15).



## C. Orthophoniste

Les champs de compétences de l'orthophoniste couvrent des publics (du jeune enfant au sujet très âgé) et des domaines de pathologies (atteinte neurologique et/ou ORL et/ou développementale) très variés. L'orthophoniste dispense ses soins le plus souvent en cabinet libéral. Sinon, il exerce en tant que salarié dans un établissement hospitalier SSR ou médico-social. Les prises en charge en orthophonie sont des actes liés à la prescription médicale.

**Formation.** Niveau d'admission : baccalauréat scientifique ou littéraire. Admission régie par des quotas à l'entrée. La formation comporte des cours magistraux, des travaux pratiques et des stages. Durée du cursus : 5 ans dans des départements d'orthophonie relevant de l'université ou des instituts de formation soit dépendant de la fonction publique hospitalière, soit privés. Niveau d'étude reconnu : certificat de capacité d'orthophoniste, master dans le cadre de la réforme LMD, bac + 5.

**Actes de rééducation.** Les objectifs des prises en charge en orthophonie sont **la prévention, l'évaluation et la rééducation des troubles de la voix, de la parole, de l'articulation, de la déglutition et des troubles oropharyngés ainsi que des troubles du langage écrit et oral et de son expression**. L'orthophoniste intervient pour permettre une communication écrite et/ou orale aussi bonne que possible (*cf.* chapitre 15).

**Comment faire appel à lui ?** Les actes de rééducation sont effectués par l'orthophoniste sur prescription médicale et donc sur indication(s) médicale(s). Avant d'initier le programme de rééducation, l'orthophoniste doit effectuer une évaluation et ce, afin de fixer les techniques de rééducation employées. Le thérapeute doit adresser son bilan, ses évaluations ainsi que le programme de rééducation envisagé au médecin prescripteur. Les actes d'orthophonie sont remboursés par la caisse d'assurance maladie. Les actes de rééducation d'orthophonie lors d'une prise en charge en milieu hospitalier ou SSR font partie d'un programme de rééducation souvent plus complexe, mais nécessitent aussi une prescription médicale (*cf.* chapitre 15).

## D. Psychomotricien

La psychomotricité, dans le champ de la rééducation, se situe à l'interface entre les dimensions psychologiques et les dimensions du mouvement. L'exercice de la psychomotricité est surtout une activité salariée et intervient dans des domaines très variés comme les secteurs psychiatriques ou pédiatriques ou gériatriques. Il n'existe pas de remboursement des actes de rééducation de psychomotricité en libéral.

**Formation.** Niveau d'admission : baccalauréat via un concours et quotas à l'admission. La formation comporte des cours magistraux, des travaux pratiques et des stages. Durée du cursus : 3 ans dans des instituts de formation soit dépendant de la fonction publique hospitalière, soit privés, ou dans des départements relevant de l'université. Niveau d'étude reconnu : diplôme d'État, bac + 3.

**Actes de rééducation.** Initialement, la psychomotricité intervenait dans le champ des troubles moteurs d'origine psycho-comportementale. Ainsi, il était plus fréquent de retrouver ce type de rééducation auprès d'enfants et d'adolescents. Mais le public pouvant bénéficier des soins de psychomotricité s'est élargi (patients cérébrolésés, personnes âgées…). La psychomotricité à pour objet de prévenir ou traiter l'altération du développement psychomoteur et de l'organisation psychomotrice d'un patient à tous les âges de la vie. Le psychomotricien intervient auprès du patient afin de réduire des dysfonctionnements de l'organisation psychomotrice, qu'ils soient d'origine psychique ou physique, et de restaurer ses capacités de participation et d'adaptation aux activités de son environnement. Ainsi, **le psychomotricien axe ses interventions sur le mouvement, l'action, les émotions et la communication verbale et non verbale par des techniques de relaxation, de coordination et d'éducation gestuelle, d'expression corporelle ou gestuelle…** (*cf.* chapitre 15).

**Comment faire appel à lui ?** Les actes de psychomotricité ne sont pas remboursés par l'assurance maladie et peu de psychomotriciens exercent en libéral. Aussi lorsqu'une demande d'évaluation ou de prise en charge en psychomotricité est nécessaire, il faut adresser le patient dans les services qui disposent de ce type de thérapeute pour évaluation et/ou prise en charge. Comme pour l'ergothérapie, pour les patients bénéficiant d'une reconnaissance par la MDPH, les actes de rééducation en psychomotricité en libéral peuvent faire l'objet d'une prise en charge financière via la demande d'une PCH et si une prescription médicale est réalisée (*cf.* chapitre 15).



## E. Orthoptiste

L'orthoptiste exerce son activité essentiellement en milieu libéral sur prescription médicale, souvent dans des cabinets qui comptent des médecins ophtalmologistes. Le métier d'orthoptiste peut s'exercer en activité salariée dans des institutions notamment spécialisées dans les troubles de la vision.

**Formation.** Niveau d'admission : baccalauréat via un concours, quotas à l'admission. La formation comporte des cours magistraux, des travaux pratiques et des stages. Durée du cursus : 3 ans dans des instituts de formation soit dépendant de la fonction publique hospitalière, soit privés, ou dans des départements relevant de l'université. Niveau d'étude reconnu : certificat de capacité d'orthoptiste, grade de licence dans le dispositif LMD, bac + 3.

**Actes de rééducation. L'orthoptiste est spécialisé dans l'évaluation et la prise en charge rééducative et adaptative** (par exemple, cache monoculaire) **des troubles liés à la vision** (strabisme, défaut de convergence, amblyopie…). La réalisation d'un bilan orthoptique comporte l'étude des axes sensoriel, moteur et fonctionnel de la vision (*cf.* chapitre 15).

**Comment faire appel à lui ?** L'orthoptiste est seul habilité, sur prescription médicale, à établir un bilan qui comprend le diagnostic orthoptique, l'objectif et le plan de soins. Ce bilan, accompagné du choix des actes et des techniques appropriées, est communiqué au médecin prescripteur. Les actes sont remboursés par l'assurance maladie sur prescription médicale (*cf.* chapitre 15).

## F. Pédicure-podologue

Il s'agit d'un professionnel de santé qui exerce majoritairement en libéral et peut soigner sans prescription médicale.

**Formation.** Niveau d'admission : baccalauréat via un concours. La formation comporte des cours magistraux, des travaux pratiques et des stages. Durée du cursus : 3 ans dans des instituts de formation. Niveau d'étude reconnu : diplôme d'État, bac +3.

**Actes de rééducation.** Le pédicure-podologue réalise des **soins d'hygiène des affections de la peau et des ongles des pieds** (ongles incarnés, durillons, cors…) à l'exclusion de toute intervention pouvant provoquer l'effusion de sang. Il est aussi en charge de la **réalisation des orthèses plantaires** (semelles orthopédiques) et des orthoplasties. Il peut procéder au renouvellement d'une prescription médicale initiale d'orthèse plantaire datant de moins de 3 ans.

**Comment faire appel à lui ?** Le pédicure podologue exerce des actes possiblement en l'absence de prescription médicale. Toutefois pour que le patient soit remboursé des actes, une prescription médicale est nécessaire, même si le remboursement est faible par l'assurance maladie. Pour les patients diabétiques, les soins de pédicure sont pris en charge pour permettre une prévention des plaies au niveau des pieds. La conception et la fabrication des orthèses plantaires se font le plus souvent sur prescription médicale.

## G. Diététicien

Le métier de diététicien varie en fonction de la structure où il exerce. Ce métier peut s'exercer dans d'autres secteurs d'activité comme l'industrie agro-alimentaire, la restauration collective… Dans le champ de la santé, l'activité de diététicien se fait majoritairement en activité salariée.

**Formation.** Niveau d'admission : baccalauréat via un examen du dossier scolaire. Durée du cursus : 2 ans au sein de lycées techniques ou d'instituts universitaires de technologie. Niveau d'étude reconnu : brevet de technicien supérieur (BTS) diététique ou diplôme universitaire de technologie (DUT) génie biologique option diététique, bac +2.

**Actes de rééducation.** Le diététicien contribue à assurer l'équilibre alimentaire de l'individu. Il veille à l'établissement des régimes alimentaires sur prescription médicale et à la surveillance de l'équilibre nutritionnel. Il est en charge de l'adaptation des textures des repas en fonction de la prescription médicale en cas de troubles de déglutition notamment. Le diététicien intervient dans la prévention des troubles de décubitus sur les versants troubles de déglutition, constipation, dénutrition (*cf.* chapitre 14).

**Comment faire appel à lui ?** Les consultations de diététiciens en libéral ne sont pas remboursées par l'assurance maladie.

# IV. Profession du soin autour de la personne en situation de handicap

## A. Infirmier

**Formation.** Niveau d'admission : baccalauréat via un concours d'entrée (ou aux personnes ayant 3 ans d'expérience dans le secteur sanitaire ou médico-social). L'entrée en institut de formation en soins infirmiers (IFSI) est soumise à des quotas. Durée du cursus : 3 ans. Niveau d'étude reconnu : diplôme d'État et grade de licence délivré par les universités, bac +3.

**Rôles.** L'infirmier doit, selon le Code de la santé publique, « analyser, organiser, réaliser des soins infirmiers et leur évaluation, contribuer au recueil de données cliniques et épidémiologiques, et participer à des actes de prévention, de dépistage, de formation et d'éducation à la santé ». Ainsi, l'infirmier dans le champ de la rééducation, en plus des techniques et soins relationnels communs à tous les services, participe aux préventions et à la prise en charge des troubles de décubitus et de l'immobilité (*cf.* chapitre 14), réalise des pansements complexes (notamment ceux pour escarres), intervient dans l'éducation thérapeutique des patients et de leur entourage (notamment pour les apprentissages des autosondages vésicosphinctériens, la prévention des complications en cas de blessure médullaires, les aides pour les soins d'hygiène et soins personnels). L'infirmier participe pleinement à l'amélioration des activités des patients, notamment ceux en situation de handicap, par un accompagnement actif au quotidien.

## B. Aide-soignant

**Formation.** Niveau d'admission : accessible sans condition de diplôme après des épreuves de sélection. La formation dure 1 an en alternance entre cours théoriques et pratique clinique en institut de formation.

**Rôles.** L'aide-soignant doit pouvoir assister l'infirmier dans ses attributions et ses gestes professionnels. L'aide-soignant exerce son activité propre dévolue à sa fonction sous la responsabilité directe de l'infirmier. L'aide-soignant contribue au bien-être des patients en les aidant directement dans leurs soins personnels et soins d'hygiène. En cela, il participe à l'amélioration de la situation fonctionnelle du patient et contribue activement à la prévention des troubles de l'immobilité et de décubitus (*cf.* chapitre 14). L'aide-soignant participe pleinement à l'amélioration des activités des patients, notamment ceux en situation de handicap, par un accompagnement actif au quotidien.



# V. Autres métiers autour de la personne en situation de handicap

## A. Orthoprothésiste et podo-orthésiste

L'orthoprothésiste et le podo-orthésiste sont selon le Code de la santé publique des professionnels de l'appareillage.

### *1. Orthoprothésiste*

**Formation.** Certificat d'aptitude professionnelle (CAP) orthoprothésiste (technicien de fabrication) ou bac professionnel technicien en appareillage orthopédique secteur de l'orthoprothèse (technicien de fabrication, gestion atelier) ou BTS prothésiste orthésiste (bac + 3 ; professionnel de santé ; examen du patient, cahier des charges et fabrication de l'appareillage).

**Rôles.** Il a en charge la conception, la fabrication, l'application et le suivi de l'appareillage auprès du patient. L'orthoprothésiste est assisté de techniciens en atelier pour la fabrication. L'orthoprothésiste fabrique les grands appareillages sur mesure (prothèses pour amputation de membres, corsets pour scoliose, orthèses pour membres paralysés) et sur prescription médicale (*cf.* item 324 – chapitre 23). Il peut aussi distribuer le petit appareillage de série (orthèses de main, cannes anglaises, cadres de marche, genouillères, colliers cervicaux, lombostats…).

**Mode d'exercice.** Artisan ou Salarié (entreprise, centre de rééducation)

### 2. Podo-orthésiste

**Formation.** CAP podo-orthésiste (technicien de fabrication) ou bac professionnel technicien en appareillage orthopédique secteur de la podo-orthèse (technicien de fabrication, gestion atelier) ou BTS prothésiste orthésiste (bac +3, professionnel de santé, examen du patient, cahier des charges et fabrication de l'appareillage).

**Rôles.** Le podo-orthésiste fabrique orthèses plantaires, coques talonnières, appareillages spéciaux (faux bout pour amputation du pied), orthoplasties (orthèses d'orteils) et chaussures orthopédiques. Il délivre aussi des chaussures thérapeutiques de série (chaussures thérapeutiques à usage prolongé ou à usage temporaire). La confection de ces orthèses se fait sur prescription médicale.

**Mode d'exercice.** Artisan ou salarié (entreprise, centre de rééducation).

## B. Assistant de service social

Les professions du social, telles que les assistants du service social, les psychologues, ainsi que les professions qui correspondent à l'usage d'un titre comme les psychothérapeutes, ostéopathes, ne font pas partie du champ des professions de santé selon le Code de la santé publique.

**Formation.** Niveau d'admission : accessible après un baccalauréat. Durée du cursus : 3 ans. Niveau d'étude reconnu : diplôme d'État. Bien que se déroulant sur 3 ans, la formation était jusqu'à récemment reconnue de niveau bac + 2. Depuis la rentrée 2018, elle est reconnue de niveau bac +3. La formation est dispensée dans des instituts régionaux du travail social, des universités… après épreuves de sélection (épreuves écrites et entretien).

**Rôles.** L'assistant de service social intervient auprès des individus et de leur famille connaissant des difficultés sociales afin de restaurer l'autonomie et de faciliter leur insertion dans la société. Dans les services hospitaliers et de rééducation, l'assistant de service social permet notamment de s'assurer que les démarches en vue de la reconnaissance de la maladie, du handicap et de l'obtention des différents dispositifs d'aides sociales (humaines ou financières) existants sont menées de façon adéquate, selon la situation du patient et de sa famille et du projet de vie.

## C. Psychologue

**Formation.** Niveau d'admission : accessible après un baccalauréat. Durée du cursus : formation en 5 ans à l'université. Obtention d'un master spécialisé soit en psychologie clinique soit en neuropsychologie. Niveau d'étude reconnu : master, bac +5. Le psychologue exerce en libéral ou comme salarié d'un établissement hospitalier, de SSR ou dans des instituts médico-sociaux. La prise en charge psychologique n'est pas remboursée par l'assurance maladie. Le psychologue peut exercer sans prescription médicale.

**Rôles.** Les domaines principaux d'activité d'un psychologue dans le processus de rééducation sont **l'évaluation et la prise en charge des troubles psychologiques, de la personnalité et de l'intelligence**. Le neuropsychologue participe à l'évaluation via des tests standardisés et la prise en charge des troubles neurocognitifs après lésions cérébrales (traumatisme crânien, accident vasculaire cérébral…). Le psychologue offre un soutien psychologique au patient et à la famille. Il participe à l'accompagnement du patient dans les différentes étapes de la rééducation et de la réadaptation, et dans les étapes de l'annonce du handicap.

## *Pour en savoir plus*


| | |
|---|---|
| | Barlet M, Marbot C. (Dir.) Portrait des professionnels de santé – édition 2016. Coll. Panoramas de la Drees. Drees ; 2016. http://drees.solidarites-sante.gouv.fr/etudes-et-statistiques/publications/panoramas-de-la-drees/article/portrait-des-professionnels-de-sante-edition-2016 |
| | Rochut J. Métiers de la rééducation : des professionnels toujours plus nombreux. Études et résultats (Drees) 2014 ; n° 895. Publication de drees. http://drees.solidarites-sante.gouv.fr/etudes-et-statistiques/publications/etudes-et-resultats/article/metiers-de-la-reeducation-des-professionnels-toujours-plus-nombreux |

CHAPITRE

3

# Bilan neuro-orthopédique des membres



Le bilan neuro-orthopédique des membres permet de réaliser l'analyse des amplitudes articulaires (donc de leurs limitations) et de la motricité volontaire (commande musculaire, force) en toutes circonstances et involontaire (hypertonie, hypotonie) après lésion neurologique centrale ou périphérique. Le rachis présentant ses spécificités n'est pas intégré dans ce chapitre.





## I. Bilan des limitations d'amplitudes articulaires

### A. Bilan des amplitudes articulaires

Une analyse clinique bien conduite des amplitudes articulaires aide considérablement le clinicien à établir des diagnostics dans de nombreuses circonstances et d'en suivre les évolutions (tableau 3.1).

#### *1. Évaluation manuelle*

L'analyse clinique manuelle fait appel à un goniomètre et doit suivre certains principes de base afin d'être reproductible dans le temps (même examinateur) ou entre deux examinateurs distincts :

- une position de base déterminée, notamment afin de définir le « zéro » pour chaque articulation, dite « position de référence ». Cette position de référence correspond à la position anatomique mais dont les pouces de la main sont situés en avant de façon à être en position intermédiaire de pronosupination d'avant-bras. Attention, certains axes articulaires ne respectent pas le plan anatomique et l'analyse articulaire se fait alors dans le plan de l'articulation dit « fonctionnel ». Cela sera alors à préciser dans le rapport de l'analyse ;
- un placement du goniomètre précis : le centre du goniomètre en regard du centre de l'articulation et chaque branche dans le prolongement de repères osseux morpho-anatomiques déterminés ;
- une mobilisation des segments de membres dans des plans précis (anatomique ou fonctionnel) et dans le respect des plans de mobilisation articulaire : frontal, sagittal ou horizontal (respect des axes et du type articulaire ; tableau 3.2) ;
- une mobilisation active ou passive ;
- une mobilisation dont les prises et les contre-prises bloquent les articulations sus-jacentes et/ou sous-jacentes ;
- le report de ces mesures dans les dossiers en respectant les conventions internationales.

**Tableau 3.1** **Tableau récapitulatif des ordres de grandeur des amplitudes physiologiques des principales articulations**

| Articulation | Mouvements analytiques | Amplitudes physiologiques dans le plan anatomique | Remarques |
|---|---|---|---|
| **Membre supérieur** | | | |
| Complexe épaule (Articulations gléno-humérale + scapulo-thoracique + acromio-claviculaire + sterno-costo-claviculaire) | Antépulsion/rétropulsion<br>Abduction/adduction<br>Rotation externe/interne | 160–180°/40–50°<br>160–180°/20–40°<br>45–70°/30–50° | Les amplitudes de rotations sont plus importantes bras en abduction |
| Articulation gléno-humérale seule | Antépulsion/rétropulsion<br>Abduction/adduction<br>Rotation externe/interne | 60–80°/10–20°<br>60–80°/10–20°<br>20–30°/20–30° | |
| Coude et avant-bras | Flexion/extension<br>Pronation/supination | 140–170°/0°<br>90°/80–90° | |
| Poignet | Flexion/extension<br>Inclinaison radiale/ulnaire | 80–90°/70–80°<br>20–40°/45–50° | Flexion palmaire/ flexion dorsale |
| Métacarpophalangienne | Flexion/extension | 90°/45–60° | |
| Interphalangiennes | Flexion/extension | 80–90°/0–10° | |
| **Membre inférieur** | | | |
| Hanche | Flexion/extension genoux tendus<br>Flexion/extension genoux fléchis<br>Abduction/adduction (+ flexion)<br>Rotation externe/interne | 90°/5–10°<br>120–140°/5–10°<br>40-45°/10–20°<br>45°/35° | Les amplitudes de rotations sont plus importantes hanches et genoux fléchis |
| Genou | Flexion/extension | 120–140°/0–5° | |
| Cheville | Flexion/extension | 20–30°/30–50° | Flexion dorsale/flexion plantaire |

**Tableau 3.2** **Tableau récapitulatif des différentes formes anatomiques des articulations du corps humain**

| Nom du type articulaire | Nombre de degrés de liberté | Représentation schématique |
|---|---|---|
| Arthrodie | 1 | 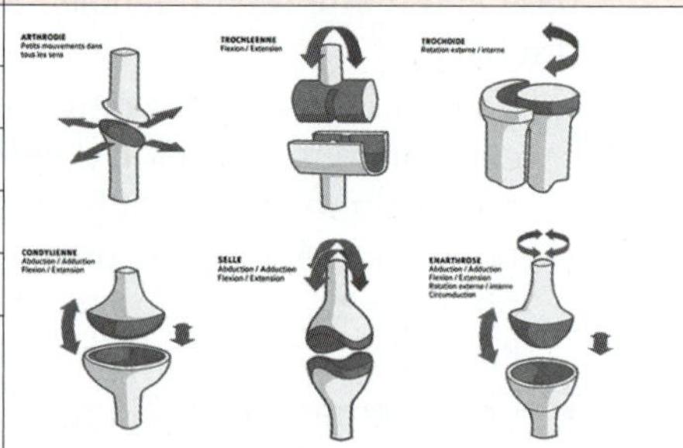 |
| Trochléenne | 1 | |
| Trochoïde | 1 | |
| Condylienne | 2 | |
| Toroïde (selle de cheval) | 2 | |
| Énarthrose | 3 | |



Afin de pouvoir partager les amplitudes des règles ont été établies dans le cadre d'une convention internationale :

- pour les articulations à un degré de liberté (ex. : flexion/extension de genou), il a été établi d'annoncer en premier lieu l'amplitude d'extension puis l'amplitude de flexion. Pour notre exemple du genou, 0/140 signifie 0° d'extension et 140° de flexion. Si ce genou présente un recurvatum de 10° (un excès d'extension), sa valeur est exprimée avant le 0° et donne 10/0/140. Si au contraire, il présente un flexum (impossibilité d'étendre le genou complètement) de 15°, les amplitudes s'écriront 0/15/140 (fig. 3.1);

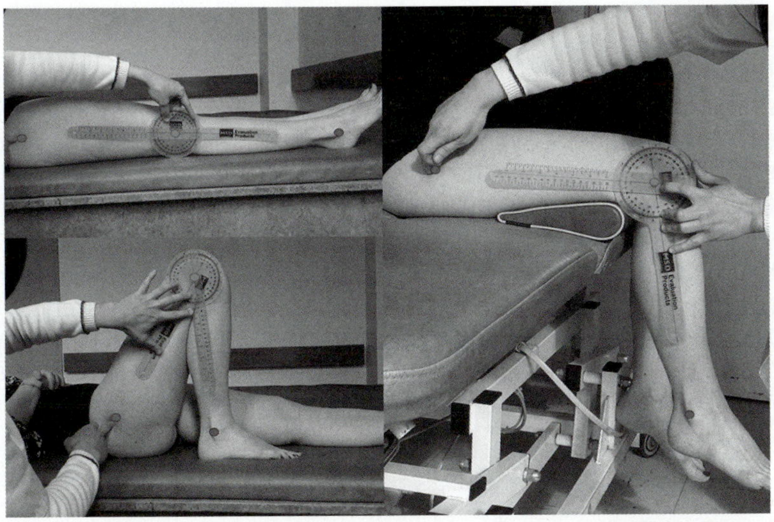

**Fig. 3.1 Mesure goniométrique des amplitudes de genou *(voir aussi cahier couleur)*.**
L'axe du goniomètre (en orange) est placé sur l'axe de flexion/extension de genou. Les repères osseux (en bleu) sont en regard du grand trochanter en proximal et en regard de la malléole latérale en distal. Il est à noter que la position de hanche modifie les amplitudes en raison de la résistance qui peut être provoquée par l'hypo-extensibilité des ischiojambiers (pour l'extension) et le droit fémoral (pour la flexion).

- pour les articulations à deux degrés de liberté (ex. : flexion/extension et abduction/adduction de poignet), les amplitudes sont décrites comme flex/ext/abd/add ;
- pour les articulations à trois degrés de liberté (ex. : flexion/extension, abduction/adduction et rotation externe/rotation interne de hanche), les amplitudes sont décrites comme flex/ext/abd/add/RE/RI.

### 2. Évaluation instrumentale

Des appareils ont été conçus pour mesurer les amplitudes articulaires, notamment pour des régions complexes (rachis), mais ne sont pas utilisés en pratique courante.

## B. Analyse d'une limitation d'amplitude articulaire

### 1. Algique

La première limitation d'amplitude articulaire retrouvée est celle qui est liée à la douleur. Cette limitation peut apparaître à un seuil différent de la limite de mobilité de l'articulation et cette différence peut être source d'aide au diagnostic de cette douleur. C'est par exemple le cas de la limitation douloureuse de la flexion de hanche, genou tendu en cas de sciatique (signe de Lasègue).

### 2. Origine articulaire

Une limitation d'amplitude d'origine articulaire permet de confirmer que la lésion causale se trouve au sein de l'articulation et est donc liée à l'une ou plusieurs de ses composantes (cartilage, os, capsule, synoviale, ligaments). Par définition, elle ne fait pas intervenir les éléments extra-articulaires à savoir les nerfs, les muscles et les tendons. La position des articulations sus- et sous-jacentes n'a donc pas d'impact sur cette limitation qui reste identique quelle que soit la position du patient. Cette particularité constitue la propriété clinique essentielle d'une limitation d'origine articulaire.

### 3. Origine extra-articulaire

La limitation d'origine extra-articulaire fait appel aux structures tendinomusculaires.

Un muscle mono-articulaire (ne pontant qu'une seule articulation) hypo-extensible ou rétracté induit une limitation qui ressemble beaucoup à une limitation d'origine articulaire. En effet, quelle que soit la position des articulations sus- ou sous-jacentes, la limitation articulaire restera la même. Seul le contexte étiologique, et parfois la palpation (tension musculaire sous-cutanée), permet de faire la part des choses.

En revanche dès qu'il s'agit d'une limitation d'origine tendinomusculaire polyarticulaire (muscle pontant plusieurs articulations), la position des muscles sus- et sous-jacents a un impact sur la limitation articulaire. Par exemple, l'extension de genou, hanche en extension, est plus facile que hanche fléchie à 90° (étirement classique des ischiojambiers). Cette différence peut confirmer que la limitation de l'amplitude articulaire est liée à ces muscles polyarticulaires.

# II. Bilan de l'atteinte de la motricité

L'atteinte de la motricité touche la commande volontaire mais également la commande involontaire lors d'une lésion du système nerveux (contraction musculaire non contrôlée). Il s'agit pour le clinicien d'évaluer la force développée par un groupe musculaire (lésion du système nerveux central) ou par un muscle en particulier (lésion du système nerveux périphérique).



## A. Évaluation de la commande musculaire (motricité volontaire)

### 1. Évaluation manuelle de la commande motrice volontaire (« testing musculaire »)

Le *Medical Research Council* (MRC), organisation britannique dont la mission est d'« améliorer la santé humaine à travers la recherche médicale à l'échelle internationale », a proposé une échelle d'évaluation manuelle de la commande musculaire aujourd'hui appliquée par tous. Il s'agit d'une échelle allant de 0 à 5 (encadré 3.1).

Des positions standardisées ont été proposées, par exemple par Kendall et McCreary[2] ou Lacote *et al.*[3], afin d'évaluer tous les groupes musculaires ou les muscles de manière homogène et reproductible.

**Encadré 3.1**

**Cotation commande musculaire selon la MRC**

- 0 : aucune contraction musculaire.
- 1 : contraction musculaire sans mouvement.
- 2 : mouvement dans le plan du lit (sans gravité).
- 3 : mouvement contre la gravité.
- 4 : mouvement contre résistance.
- 5 : force musculaire normale.

---

2 Kendall FP, McCreary EK. *Muscles : testing and function.* 3[th] ed. Baltimore : Williams and Wilkins ; 1983.

3 Lacote M, Chevalier AM, Miranda A, Bleton JP. *Clinical evaluation of muscle function.* London : Churchill Livingstone ; 1987.

### 2. Évaluation instrumentale de la commande motrice volontaire

Il existe différents moyens dynamométriques d'évaluation de la force musculaire allant du dynamomètre simple (ressort avec dynamomètre appliqué en série gradué en newton) à des outils sophistiqués d'évaluation de la force musculaire en mode isocinétique.

## B. Évaluation des troubles du tonus musculaire (motricité involontaire)

Lors d'une lésion du système nerveux central des informations désordonnées sont envoyées à certains groupes musculaires qui se contractent sans contrôle de la volonté.

### 1. Spasticité

Parmi ces hypertonies musculaires, l'une des plus fréquente est la spasticité (du grec *spastikos,* « étirer ») qui est une des éléments du syndrome pyramidal. La spasticité correspond à une exagération d'un réflexe à l'étirement musculaire, vitesse-dépendant. Elle induit, par exemple, les déformations classiques articulaires de l'hémiplégique (membre supérieur en triple flexion, membre inférieur en triple extension). Sa définition est encore source de discussion. Pour l'instant, celle retenue est celle de Lance (1980) : « La spasticité est un désordre moteur caractérisé par une augmentation vitesse-dépendante du réflexe tonique d'étirement et par une augmentation des réflexes ostéotendineux, résultant d'une hyperexcitabilité du réflexe d'étirement dans le cadre d'un syndrome pyramidal. »

Sur le plan international, son évaluation manuelle fait appel à l'échelle d'Ashworth modifiée (encadré 3.2), encore discutée car elle ne prend pas en compte toutes les dimensions du symptôme. L'évaluateur mobilise le membre autour d'une articulation sur une durée d'une seconde dans toute l'amplitude autorisée et cote le degré ressenti selon les normes de l'échelle.

### 2. Autres troubles du tonus

D'autres troubles du tonus de mécanismes différents peuvent apparaître après une lésion du système nerveux central (spasmes, dystonies) et justifient d'évaluations qui leur sont propres.

**Encadré 3.2**

**Échelle d'Ashworth modifiée***

- 0 : pas d'augmentation du tonus musculaire.
- 1 : une augmentation discrète du tonus musculaire se manifestant par un ressaut suivi d'un relâchement ou par une résistance minime à la fin du mouvement.
- 1+ : une augmentation discrète du tonus musculaire se manifestant par un ressaut suivi d'une résistance minime perçue sur moins de la moitié de l'amplitude articulaire.
- 2 : une augmentation plus marquée du tonus musculaire touchant la majeure partie de l'amplitude articulaire, l'articulation pouvant être mobilisée facilement.
- 3 : une augmentation importante du tonus musculaire rendant la mobilisation passive difficile.
- 4 : l'articulation concernée est fixée en flexion ou en extension (abduction ou adduction).

* Bohannon RW, Smith MB. Interrater reliability of a modified Ashworth scale of muscle spasticity. *Phys Ther* 1987 ; 67(2) : 206-7.

# III. Évaluation globale de l'atteinte articulaire et musculaire par la fonction

Les déficits articulaires et musculaires peuvent avoir un impact sur la fonction (activité). Il est donc possible de suivre leur évolution en mesurant cette activité. Par exemple, il existe des indices spécifiques de mesure de la marche, dont le résultat sera lié à des déficiences de force ou de limitation articulaire (encadré 3.3).

**Encadré 3.3**

### Exemple : indice algofonctionnel modifié de Lequesne*

Cette échelle composite initialement de langue française, créée dans les années 1970 (publiée en 1980) et modifiée en 2001, est toujours très utilisée du fait de sa simplicité et de sa rapidité de passage (4 minutes). L'objectif est de mesurer les répercussions douloureuses et fonctionnelles de la gonarthrose ou de la coxarthrose. Cet index réunit 11 questions concernant la douleur, la gêne et les répercussions fonctionnelles. Le score s'étend de 0 (pas de douleur ni incapacité) à 24 (douleur et incapacités maximales). Si le patient qui remplit ce questionnaire présente des limitations d'amplitudes articulaires de genou ou de hanche, il aura des difficultés à descendre un étage, s'accroupir, etc. Le score final sera donc diminué. Une amélioration de l'amplitude par un traitement permettra une amélioration indirecte du score global de cette échelle.

* Document téléchargeable à l'adresse suivante : http://www.scale-library.com/pdf/Lequesne_Index.pdf

CHAPITRE

4

# Physiologie de la continence urinaire et de la miction



*Objectifs pédagogiques*

- Connaître la physiologique de la continence urinaire, de la miction et de leurs déterminants.



Évacuer périodiquement les résidus de la filtration rénale afin de maintenir l'homéostasie interne est le rôle fondamental de la miction. Évacuer ces toxines en toute sérénité pour la vessie elle-même et les reins sous-entend d'une part une miction facile et complète, c'est-à-dire sans hyperpression endocavitaire pour éviter tout reflux urétéro-pyélo-caliciel ou altération vésicale, d'autre part un parfait relâchement synergique des systèmes sphinctériens pour éviter tout obstacle fonctionnel. C'est ainsi souligner d'emblée le rôle des structures neurologiques de commande et de contrôle qui permettent cette harmonie de fonctionnement associant une contraction optimale détrusorienne à une relaxation sphinctérienne synchrone.

## I. Physiologie de la miction et de la continence : les centres encéphaliques et médullaires

Le cycle continence–miction permet le stockage à basse pression des urines dans l'intervalle des mictions et la vidange périodique de celles-ci de manière aisée et complète. Les propriétés visco-élastiques de la vessie jouent un rôle passif important grâce aux facultés de compliance vésicale. Ce remplissage à basse pression évite toute surtension sur la paroi vésicale et tout risque de reflux des urines vers les reins. À côté de cette régulation passive, le système nerveux joue un rôle régulateur essentiel. Les centres mictionnels sont étagés tout au long du névraxe et répondent à une double organisation, stratifiée en systèmes somatique et végétatif (fig. 4.1).

Les centres somatiques sont intégrés au niveau sacré (métamères S2S3S4). Le nerf efférent est le nerf pudendal qui permet la contraction du sphincter strié urétral et de véhiculer certaines sensations de besoin, depuis la vessie jusqu'aux relais médullaires.

Les centres parasympathiques sont aussi sacrés. Le nerf afférent, le nerf pelvien, permet la contraction du détrusor par la libération du neuromédiateur qu'est l'acétylcholine, amenant ainsi à comprendre la possibilité de dépression de l'hyperactivité vésicale par les anticholinergiques. Les centres sympathiques dorso-lombaires interviennent sur le détrusor (nerfs hypogastriques) en déprimant l'activité vésicale (β-récepteurs) et sur le sphincter en renforçant sa contraction (α-récepteurs), ce qui permet d'expliquer le rôle des α-bloquants dans l'amélioration de la vidange vésicale et le rôle des β3-agonistes adrénergiques dans la stimulation de la relaxation vésicale. Mais de nombreux autres systèmes non adrénergiques, non cholinergiques interviennent et les

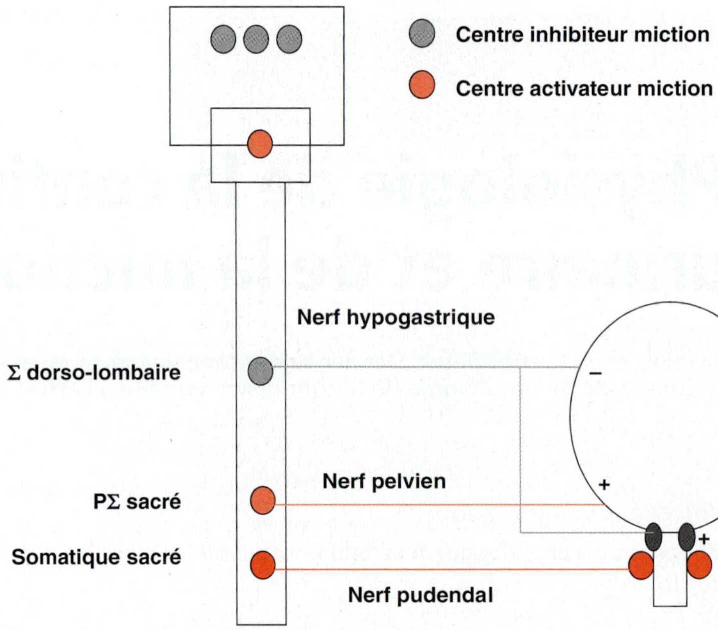


**Fig. 4.1 Distribution périphérique de l'innervation vésicale *(voir aussi cahier couleur).***



neuromédiateurs sont multiples (système GABAergique, NK2 et NK3, N-méthyl-D-aspartate ou NMDA, bloqueurs calciques et potassiques, monoxyde d'azote ou NO…).

Les centres encéphaliques sont nombreux (fig. 4.2 et 4.3). Deux centres protubérantiels jouent un rôle important : la région M contrôlant la miction, et la région L contrôlant la continence. Ces deux centres protubérantiels reçoivent peu de projections sensitives depuis l'appareil urinaire. Ceci n'est pas le cas de la substance grise péri-acqueducale (SGPA) qui reçoit un grand nombre d'informations sensitives en provenance de la moelle sacrée. Il existe des connexions entre la SGPA et les centres mictionnels protubérantiels suggérant ainsi qu'au cours du remplissage vésical, la SGPA exerce une influence tonique permanente sur les neurones du centre L. Lorsque la vessie atteint un certain seuil de remplissage et que la situation est appropriée, une permutation de l'activité des neurones du centre L aux neurones du centre M se fait, déterminant une relaxation du sphincter urétral et une contraction du détrusor, d'où une vidange vésicale complète. L'hypothalamus paraît également être impliqué dans la miction avec une influence directe de cette aire sur le centre mictionnel protubérantiel déterminant le début de la miction. Qu'il y ait ou non miction dépend toujours de l'environnement dans lequel se situe l'individu. Ainsi, lorsque l'information de plénitude vésicale est véhiculée via les afférences sensitives d'origine sacrée et la SGPA, la miction ne se produirait que lorsque certaines structures, telles que le noyau pré-optique hypothalamique, ont « décidé » que l'environnement s'y prêtait. Le cervelet, quant à lui, exerce une action inhibitrice lors de la phase de continence et un rôle facilitateur durant la miction.

Le cortex a un rôle plus obscur : la partie dorso-latérale du cortex préfrontal droit est activée lorsque la miction débute, mais également lorsqu'elle est permise par le sujet mais non réalisée ; le gyrus cingulaire antérieur droit est activé lorsque le sujet se retient d'uriner. Cette activation du gyrus cingulaire antérieur refléterait une inhibition des informations sensitives vésicales dans le but d'atténuer la sensation de plénitude vésicale et, par conséquent, de besoin impérieux d'uriner.

Les zones cérébrales (cortex et protubérance) impliquées dans la miction se situent de façon prédominante à droite chez des sujets volontaires sains, droitiers. Cette latéralisation du contrôle mictionnel permettrait d'expliquer pourquoi l'incontinence urinaire est particulièrement fréquente après les lésions hémisphériques droites.

Reste enfin les zones profondes sous-corticales encéphaliques, régissant attention, cognition et émotions. Elles sont profondément interfacées avec les centres « élémentaires » du

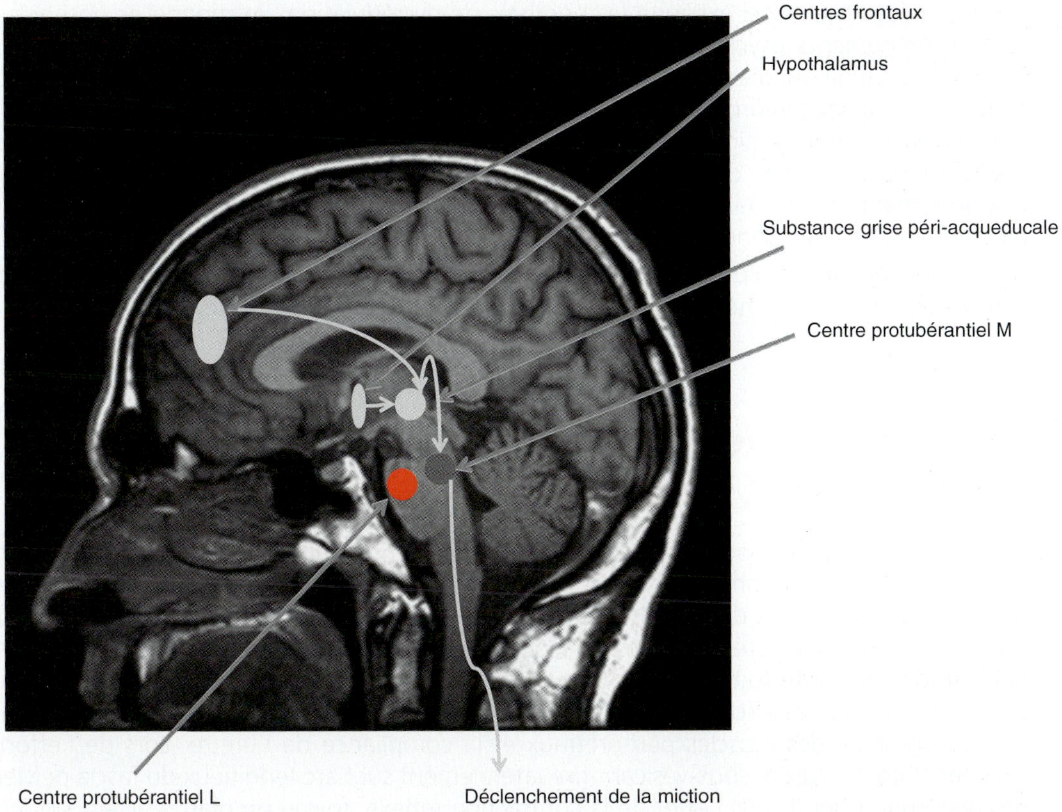


**Fig. 4.2 Centres impliqués dans le déclenchement de la miction *(voir aussi cahier couleur).***

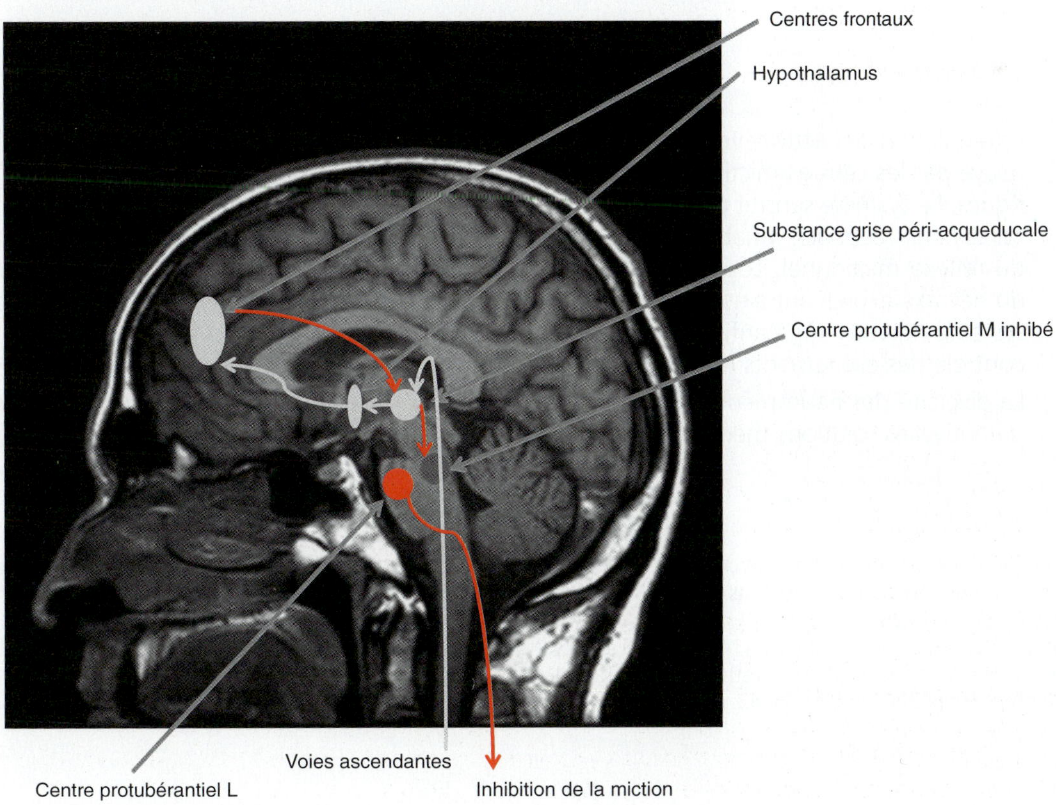


**Fig. 4.3 Centres impliqués dans la phase de remplissage (inhibition de la miction) *(voir aussi cahier couleur).***

contrôle mictionnel. Ceci explique les nombres de dysrégulations mictionnelles observées au cours d'événements psychosensoriels, cognitifs ou impactant l'humeur : urgences psychosensorielles (audition d'eau ruisselante, contact de l'eau, temps froid), urgences psychocomportementales (syndrome « clé–serrure »), urgences et fuites émotionnelles (orgasme, fou rire, frayeur), troubles mictionnels psychogènes. Au-delà de ces phénomènes somme toute élémentaires, ces zones cérébrales profondes sont responsables de certaines modalités du comportement mictionnel inhérent aux situations, au contexte social, ou au vécu de l'individu, rendant ainsi très personnelles certaines particularités du contrôle physiologique de la miction.

À un niveau beaucoup plus périphérique, les modifications du muscle lui-même et de l'urothélium jouent un rôle non négligeable, notamment dans la modulation du signal sensitif.

## II. Les composantes mécaniques : la physiologie de la continence urinaire à l'effort

De nombreux facteurs mécaniques et réflexes président à la continence urinaire à l'effort, spécialement chez la femme. La contraction réflexe de la musculature striée pelvi-périnéale est un des facteurs majeurs de la continence urinaire et fécale à l'effort. Mais la simple contraction du système sphinctérien urétral ne peut pas générer une pression urétrale suffisante pour empêcher toute fuite d'urine. Des mécanismes complémentaires participent à assurer la continence lors des efforts comme le système de soutien urétral, la contraction anticipative et préprogramée des muscles péri-urétraux et la compliance de l'urètre. Lors de l'effort, le « hamac fibromusculaire sous-vésical » fixé latéralement sur l'arc tendineux du fascia pelvien et des releveurs se tend sous l'effet de la contraction réflexe, forme un plan résistant sur lequel l'urètre vient s'écraser et ainsi s'occlure.



## III. Conclusions

La régulation de l'activité vésicale procède d'un contrôle neurologique central extrêmement fin, relayé par les centres mictionnels médullaires et des voies de conduction spinales et périphériques. Le système sensitif permet une intégration corticale des différentes sensations élémentaires et un *feedback* variable à l'échelon segmentaire permettant inhibition ou réafférentation du réflexe mictionnel. Les voies et centres moteurs sont largement étagés dans l'ensemble du névraxe expliquant ainsi les causes neurologiques des dysfonctionnements mictionnels. Le système nerveux végétatif, souvent intriqué au somatique, a un impact fondamental dans le contrôle des événements réflexes.

La diversité des neuromédiateurs impliqués offre autant de voies possibles dans la recherche de nouvelles solutions thérapeutiques.

### *Pour en savoir plus*


Blok BF, Holstege G. The central nervous system control of micturition in cats and humans. Behav Brain Res 1998 ; 82 : 119–25.

De Groat WC, Fraser MO, Yoshiyama M, Smerin S, Tai C, et al. Neural control of the urethra. Scand J Urol Nephrol Suppl 2001 ; 207 : 35–43.

DeLancey J. Structural support of the urethra as it relates to stress urinary incontinence : the hammock hypothesis. Am J Obstet Gynecol 1994 ; 170 : 1713–23.

CHAPITRE

5

# La marche normale



*Objectifs pédagogiques*

- Connaître les conditions requises pour une marche normale.
- Connaitre les principales caractéristiques d'une marche normale, et les valeurs attendues des principaux paramètres spatio-temporels d'une marche normale.



## I. Conditions requises pour une marche normale

La marche est une fonction complexe qui repose sur plusieurs fonctions élémentaires :

- maintien d'une posture érigée impliquant un tonus antigravitaire suffisant, une bonne orientation par rapport à la verticale et une bonne stabilisation posturale ;
- capacités de propulsion permettant l'avancée du centre de masse ;
- capacités de navigation pour adapter ses déplacements à l'espace environnant.

Pour marcher, il faut :

- un **tonus** suffisant sur les muscles antigravitaires (principalement les extenseurs et les muscles postérieurs) pour assurer la posture érigée ;
- un modèle interne de **verticalité** normal indiquant la bonne direction de la verticale : il est construit par synthèse des informations graviceptives vestibulaires (otolithes) et somesthésiques (pression cutanée, proprioception, interoception). La vision donne aussi des indices sur la direction de la verticale de l'environnement. Certaines lésions cérébrales, en particulier de l'hémisphère droit, entraînent des biais systématiques dans la construction du modèle interne de verticalité. Le patient aligne implicitement et inconsciemment son axe corporel sur une verticale erronée dans le plan postérieur (ce qui entraîne une rétropulsion) ou dans le plan latéral (ce qui entraîne une latéropulsion) ;
- une **commande volontaire** suffisante sur les muscles des membres inférieurs : une commande volontaire inférieure à 3 sur 5 sur les principaux muscles des membres inférieurs n'est pas compatible avec une marche autonome, même avec canne ;
- une **capacité de propulsion** intacte : la propulsion est générée lors du pas postérieur en particulier grâce à l'extension du gros orteil, l'extension plantaire, l'extension du genou et de la hanche (fig. 5.1). Le ballant des bras joue aussi un rôle dans la propulsion. Les mouvements rythmiques assurant la propulsion sont contrôlés principalement à partir du cervelet (coordination), des ganglions de la base et des noyaux du tronc cérébral, ainsi que par un générateur spinal de marche. Ce dernier explique qu'un animal décérébré peut continuer à faire quelques pas ;
- une bonne capacité de **stabilisation posturale** pour maintenir l'équilibre dans les plans frontal et antéropostérieur : la marche est une tâche d'équilibre difficile du fait d'une modification de la base de support (appuis monopodaux droit et gauche, appuis bipodal) et des accélérations du centre de masse. La phase critique pour le contrôle de l'équilibre est l'appui monopodal. En clinique, les troubles de l'équilibre entraînent des troubles de la marche et l'examen de l'équilibre fait partie de l'examen de la marche. De nombreuses

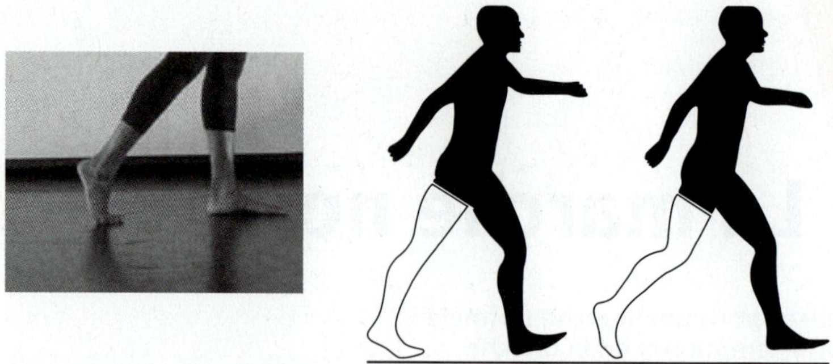


**Fig. 5.1 Propulsion.**
L'extension du membre inférieur portant permet de générer la force de propulsion dont l'objectif est de déplacer vers l'avant le centre de masse. L'extension du gros orteil (flexion plantaire) est un facteur de propulsion très important (*toe off* pour TO). Les autres facteurs qui contribuent à la propulsion sont : ballant des membres supérieurs, extension de hanche, extension de genou, extension de cheville.

structures cérébrales sont impliquées dans le contrôle de l'équilibre : le cortex frontal, le cortex pariétal, le cortex temporal et l'insula, le thalamus, les ganglions de la base, le cervelet et de nombreuses structures du tronc cérébral. Leur altération entraîne des troubles de la marche par troubles de l'équilibre ;

- des **amplitudes articulaires** normales ou sub-normales : la marche indépendante requiert une extension de hanche de 10° (pour assurer la propulsion), une flexion et une extension de genou de 70° ainsi qu'une flexion et une extension de cheville de 15°. La montée des escaliers requiert 80° de flexion de hanche. La course requiert une extension de cheville (flexion plantaire) supérieure à 15° ;
- une **absence de douleur** à l'appui : toute douleur à l'appui entraîne une boiterie antalgique avec esquive ;
- des **capacités cardiovasculaires et respiratoires** suffisantes et adaptées à la vitesse de marche ;
- des capacités de **navigation** dans l'espace : de nombreuses chutes sont occasionnées par une mauvaise adaptation du pas à l'environnement. Les malvoyants utilisent une canne blanche pour naviguer dans l'espace.



## II. Paramètres spatio-temporaux de la marche

La marche est une activité rythmique définie par des paramètres spatio-temporaux. Le cycle de marche (gauche et droit ; *stride* en anglais) est défini entre deux événements similaires : attaque talon du même côté (fig. 5.2). Le cycle de marche comprend des phases d'appui et une phase oscillante. À vitesse normale et pour chaque côté, les phases d'appui font 60 % du cycle de marche et la phase oscillante fait 40 % du cycle de marche. L'appui bipodal dure entre 20 et 30 % du cycle de marche. Sa durée diminue lorsque la vitesse augmente pour disparaître lors de la transition de la marche à la course. La longueur du cycle de marche est d'environ 1 mètre à vitesse normale de 1 mètre par seconde. La cadence est définie par le nombre d'enjambées (ou demi-pas ; *step* en anglais) par minute. Une cadence normale est d'environ 100 enjambées par minute.

Les principaux paramètres spatio-temporels du pas mesurés en clinique sont la durée et la longueur du cycle de marche, la vitesse de marche et la cadence, le temps d'appui bipodal et monopodal doit et gauche. Vitesse de marche, longueur du pas et temps d'appui monopodal diminuent dans la plupart des pathologies. Une variabilité des paramètres spatio-temporels de

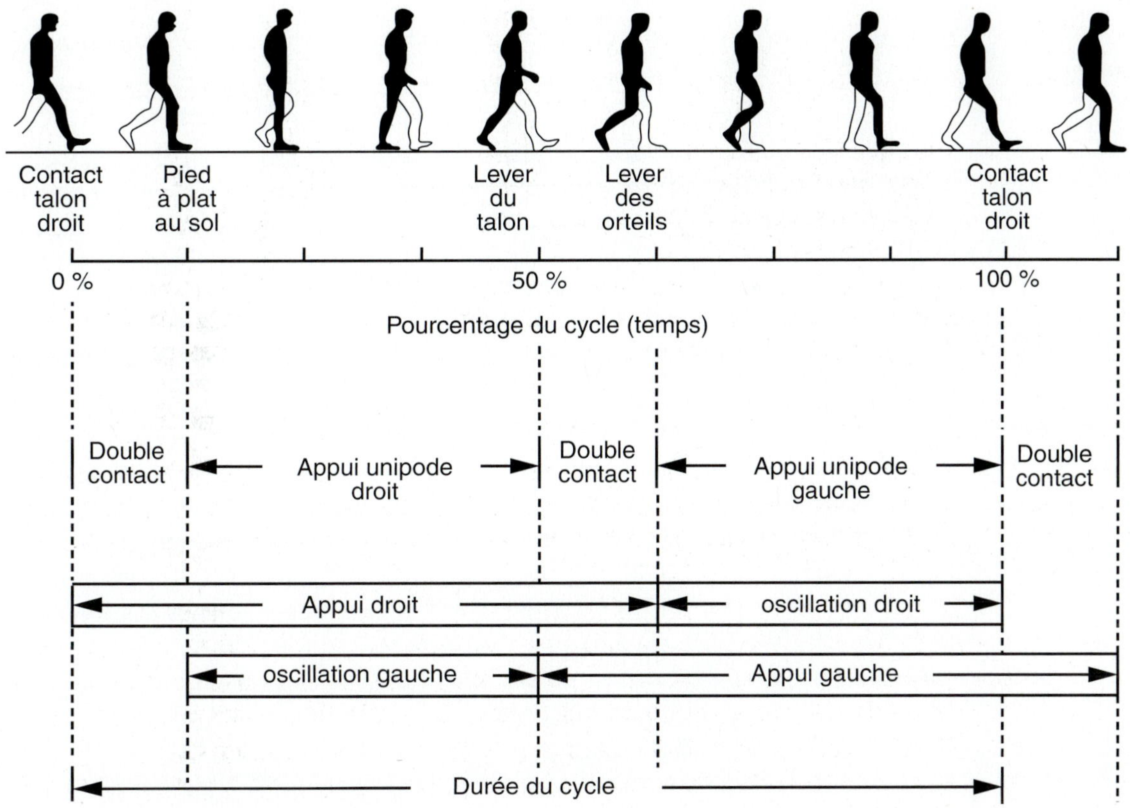


**Fig. 5.2 Cycle de marche.**

marche est aussi considérée comme un critère d'altération de la marche dans de nombreuses pathologies et lors du vieillissement.

Plusieurs types de dispositifs peuvent être utilisés pour quantifier ces paramètres en routine clinique :

- des tapis munis de capteurs incluant des tapis roulants ;
- des semelles munies de capteurs de pression embarquées dans les chaussures ;
- des systèmes optiques repérant la position du pied au sol ;
- des capteurs inertiels détectant les accélérations corporelles et permettant d'inférer sur les caractéristiques du pas.

Cette analyse clinique peut être complétée par des analyses cinématiques (les déplacements linéaires ou angulaires de repères anatomiques ou articulations) ciblées sur un ou deux segments corporels. Ces analyses simples font partie des explorations cliniques de routine de services spécialisés. On peut utiliser des capteurs goniométriques ou des capteurs inertiels (inclinomètres ou accéléromètres). Une analyse dynamique (les forces et moments d'appui au sol) peut être réalisée dans un contexte clinique en utilisant une ou plusieurs plates-formes de force.

Les analyses en laboratoire associant dynamique, cinématique et électromyographie sont plus rarement réalisées. Elles permettent d'analyser le corps en marche et sont un recours en cas de trouble complexe.

# Partie II

## Médecine physique et de réadaptation

CHAPITRE
6

# Item 8 – Éthique médicale

## Protection juridique



*Objectifs pédagogiques*

- Décrire les principes éthiques et les modalités pratiques de la protection des malades vulnérables (tutelle, curatelle, sauvegarde de justice, mandat de protection future).



## I. Tutelle, curatelle, sauvegarde de justice

La maladie, le handicap, l'accident peuvent altérer les facultés d'une personne et la rendre incapable de défendre ses intérêts ou d'assumer certains actes de la vie civile. Le juge des tutelles (tribunal d'instance) peut alors décider d'une mesure de protection juridique par laquelle une autre personne l'aide à protéger ses intérêts. La protection doit être **la moins contraignante possible** et en priorité être exercée **par la famille**.

La loi prévoit trois régimes distincts de protection :

- la sauvegarde de justice ;
- la curatelle ;
- la tutelle.

### A. Cadre législatif et réglementaire

La dernière loi, votée le 5 mars 2007, est entrée en application le 1er janvier 2009.

Les principaux points sont :

- le **renforcement du rôle des familles** dans la gestion des mandats de protection ;
- au-delà des biens, le **renforcement des mesures de protection à la personne** en particulier dans le cadre des tutelles ;
- la durée limitée dans le temps : **révision régulière et systématique des mesures prises** ;
- la création du métier de « **mandataire judiciaire à la protection des majeurs** » : nécessité d'obtention d'un certificat national de compétence, d'un agrément et d'une inscription sur liste dressée par le préfet ;
- la création du **mandat de protection future** afin que chacun acquière la possibilité d'organiser par anticipation sa propre protection (*cf. infra*, II. Le mandat de protection future) ;
- de manière anecdotique, la suppression du motif de mise sous protection pour raison de prodigalité, intempérance ou oisiveté !

# B. La sauvegarde de justice

## 1. Définition et personnes concernées

La sauvegarde de justice représente la mesure de protection la plus « légère », de courte durée et susceptible d'être rapidement mise en œuvre. Elle est déclenchée dans différents cas de figure.

### Besoin de représentation temporaire

Il s'agit d'une personne majeure souffrant d'une affection entraînant des déficiences ou limitations d'activité temporaires (ou à l'issue incertaine) susceptibles d'entraver ses capacités à protéger ses intérêts et/ou assumer les actes de la vie civile.

> Par exemple : coma, confusion, mutisme, syndrome frontal (dont l'issue est incertaine).

### Situation d'attente avant mise en place d'une représentation durable

Dans ce cas, la sauvegarde de justice est déclenchée afin de protéger la personne rapidement, avant la mise en place d'une mesure plus protectrice et plus durable (tutelle ou curatelle). Les personnes concernées ont une altération considérée comme durable de leurs facultés mentales, cognitives ou corporelles empêchant l'expression de leur volonté.

> Par exemple : certains patients aphasiques, patients atteints de démence, certains patients schizophrènes, patients avec *locked-in syndrome*…



## 2. Procédures de mise en œuvre

Il existe deux procédures de déclenchement d'une sauvegarde de justice.

### La sauvegarde par déclaration médicale

Le médecin traitant ou le médecin de l'établissement de santé où se trouve la personne peuvent faire une demande d'ouverture d'une sauvegarde de justice auprès du procureur de la République.

Attention ! Cette déclaration ne suffit pas : elle doit obligatoirement être accompagnée d'un **certificat médical circonstancié établi par un médecin autorisé** (liste établie par le procureur de la République) : psychiatre, gériatre ou autre spécialité. Cette expertise médicale est à la charge du requérant. À noter que la loi stipule que « nul ne peut être à la fois médecin expert et médecin traitant pour un même malade ».

En règle générale, le certificat médical se conclut par la formule suivante : « Je soussigné Dr *X* avoir examiné M./Mme *Y* et avoir constaté une altération de ses facultés mentales/physiques empêchant l'expression de sa volonté. »

### La sauvegarde sur décision du juge des tutelles

Dans ce cas, le juge répond à une demande pouvant émaner de différentes personnes :

- la personne à protéger elle-même ;
- la personne avec qui elle vit en couple ;
- un membre de sa famille ;
- un proche entretenant des relations étroites et stables avec elle.

Là encore, la demande doit être accompagnée d'un **certificat médical circonstancié établi par un médecin autorisé**, qui décrit l'altération des facultés de la personne.

Dans la mesure du possible, le juge auditionnera le majeur à protéger ainsi qu'éventuellement ses parents ou proches. Le juge peut également ordonner une enquête sociale complémentaire.

### 3. Effets de la mesure

La sauvegarde permet de contester certains actes contraires aux intérêts du majeur, qu'il aurait passés pendant la période de sauvegarde de justice, soit en les annulant, soit en les corrigeant.

Par exemple, si la personne à protéger a signé des devis exorbitants ou a réalisé des achats inconsidérés, ces actes peuvent être annulés au-delà du délai légal de rétractation.

Mais la personne sous sauvegarde de justice conserve le droit d'accomplir tous les actes de la vie civile, sauf celui de divorcer par consentement mutuel ou accepté et ceux éventuellement confiés à un mandataire spécial nommé par le juge (par exemple, pour l'utilisation d'un placement bancaire…). La personne sous sauvegarde de justice conserve également ses droits civiques.

### 4. Fin de la mesure

La sauvegarde de justice ne peut dépasser 1 an, renouvelable une fois par le juge des tutelles. La durée totale ne peut donc excéder 2 ans.

La sauvegarde de justice cesse soit :

- à l'expiration du délai pour laquelle elle a été prononcée (1 an en général, mais la durée peut être plus courte);
- sur décision du juge des tutelles, lorsque le majeur reprend possession de ses facultés (à l'appui d'un nouveau certificat médical) ou lorsque les actes pour lesquels elle a été ordonnée ont été accomplis;
- par l'ouverture d'une mesure de curatelle ou de tutelle (personne protégée ayant des facultés altérées de manière durable).

**Remarque**

**Avant la fin de la mesure, toute personne autorisée à demander l'ouverture d'une mesure de protection juridique des majeurs peut adresser au juge des tutelles une demande de réexamen.**

## C. La curatelle

### 1. Définition et personnes concernées

La curatelle est une mesure de protection intermédiaire, destinée à protéger un majeur qui, sans être hors d'état d'agir lui-même, a besoin d'être conseillé ou contrôlé de manière durable dans certains actes de la vie civile.

Il peut s'agir par exemple de patients présentant une aphasie ou un syndrome démentiel avec déficit cognitif modéré.

### 2. Procédure de mise en œuvre

L'ouverture d'une curatelle peut être demandée au juge des tutelles par la personne à protéger elle-même, son conjoint, un membre de sa famille, un proche entretenant des relations étroites et stables avec elle. En revanche, le médecin traitant ou hospitalier n'a ici pas d'autre prérogative que d'effectuer un éventuel signalement (dit « avis ») pour décrire la situation qui justifierait le déclenchement d'une curatelle (de même que pour une tutelle).

La demande doit par ailleurs comporter (outre l'identité de la personne à protéger) :

- le **certificat médical circonstancié** établissant l'altération des facultés de la personne, établi par un **médecin autorisé** (psychiatre, gériatre ou autre spécialité) ;
- l'énoncé des faits qui appellent cette protection.

La demande est adressée au juge des tutelles du tribunal d'instance dont dépend le lieu de résidence du majeur à protéger. Le juge auditionne le majeur (si cela est possible) et examine la requête.

Il entend également la personne qui a fait la demande et éventuellement des membres de la famille ou des proches.

Le juge nomme un **curateur** qui est choisi **en priorité parmi la famille ou les proches** de la personne à protéger. Si le juge l'estime nécessaire, la curatelle est confiée à un professionnel **« mandataire judiciaire à la protection des majeurs »**. Le cas échéant, la curatelle peut être divisée par le juge entre un curateur chargé de la protection de la personne et un curateur chargé de la gestion du patrimoine.

Le curateur est tenu de rendre compte de l'exécution de son mandat à la personne protégée et au juge. En cas de curatelle renforcée *(cf. infra)*, il doit remettre chaque année au greffier en chef du tribunal d'instance un compte rendu de sa gestion.

**Remarque**

En cas d'ouverture d'une curatelle ou de refus de mettre fin à une curatelle, la personne protégée elle-même ou toute personne habilitée à demander sa mise sous curatelle peuvent faire appel de la décision.



## 3. Effets de la mesure

### Ce que la personne protégée peut faire seule

Une personne protégée par une curatelle prend seule les décisions relatives à sa personne (comme changer d'emploi) si son état le permet. Elle choisit son lieu de résidence et a le droit d'entretenir librement des relations personnelles. Elle conserve le droit de vote (mais est inéligible). Elle peut demander ou renouveler un titre d'identité, rédiger un testament. Elle peut accomplir seule les actes d'administration (effectuer des travaux d'entretien dans son logement) ou de gestion simples (gestion du compte bancaire, souscription d'une assurance, règlement de dépenses courantes…).

### Ce que la personne ne peut pas faire sans l'assistance ou l'autorisation du curateur

La personne sous curatelle doit obtenir l'autorisation du curateur ou, à défaut, celle du juge pour se marier, ou être assistée de son curateur pour conclure un pacte civil de solidarité (Pacs).

Elle doit être assistée de son curateur pour accomplir des actes de disposition (par exemple, vendre un bien immobilier) ou réaliser des actes importants de gestion (placement ou retraits de capitaux, souscription d'un emprunt…). En pratique, l'autorisation du juge est également requise pour ces actes importants.

La personne protégée peut faire des donations avec l'assistance de son curateur.

## 4. Durée et fin de la mesure

Le juge fixe la durée, qui ne peut excéder 5 ans. Au terme de la durée fixée, le juge peut décider de renouveler la curatelle pour une durée plus longue n'excédant pas 20 ans si l'altération des facultés du majeur protégé apparaît irrémédiable. L'avis conforme du médecin, inscrit sur la liste établie par le procureur de la République, est nécessaire.

La mesure peut prendre fin :

- à tout moment si le juge décide qu'elle n'est plus nécessaire, à la demande du majeur ou de toute personne habilitée à demander une mise sous tutelle, après expertise médicale ;
- à l'expiration de la durée fixée, en l'absence de renouvellement ;
- si une mesure de tutelle remplace la curatelle.

### 5. Différents degrés de curatelle

#### Curatelle simple

Elle correspond à la description faite précédemment.

#### Curatelle renforcée

Le curateur perçoit les ressources de la personne et règle l'ensemble des dépenses. Le curateur doit rendre compte au juge, chaque année, de sa gestion. Les effets de cette mesure sont proches de ceux de la tutelle mais la personne protégée conserve ses droits civiques dans le cas d'une curatelle renforcée.

#### Curatelle aménagée

Le juge énumère les actes que la personne peut faire seule ou non. Il s'agit d'une adaptation personnalisée.

## D. La tutelle

### 1. Définition et personnes concernées

La tutelle est la mesure de protection la plus complète. Elle a pour conséquence d'entraîner une incapacité civile quasi totale. Elle est ouverte lorsque la personne a besoin d'être représentée de manière continue dans les actes de la vie civile du fait d'une altération permanente et sévère des facultés mentales ou corporelles empêchant l'expression de sa volonté.

Par exemple, démences avec troubles cognitifs sévères, états végétatifs persistants…

### 2. Procédure de mise en œuvre

Elle est identique à celle de la curatelle. La désignation d'un **tuteur** par le juge des tutelles suit les mêmes règles que celles appliquées à un curateur. Le tuteur doit rendre annuellement compte de sa gestion au juge des tutelles.

### 3. Effets de la mesure

#### Ce que la personne protégée peut faire seule

Une personne protégée par une tutelle prend seule les décisions relatives à sa personne dans la mesure où son état le permet. Elle choisit notamment son lieu de résidence et a le droit d'entretenir librement des relations personnelles.

La tutelle n'entraîne pas la privation de l'autorité parentale.

#### Ce que la personne ne peut pas faire sans l'assistance ou l'autorisation du tuteur ou du juge

Tous les autres actes de gestion, d'administration ou de disposition nécessitent l'intervention du tuteur qui représente alors légalement la personne protégée. L'autorisation du juge des tutelles est également requise notamment pour les actes importants de disposition (vente d'un bien immobilier, placement bancaire…), de donation, les actes testamentaires… La personne sous tutelle ne peut pas se marier ou se pacser sans l'avis du juge. Elle perd son droit de vote.

### 4. Durée et fin de la mesure

Le juge fixe la durée, qui ne peut excéder 5 ans ou 10 ans si l'altération des facultés personnelles de la personne sous tutelle n'apparaît manifestement pas susceptible de connaître une amélioration selon les données acquises par la science. Au terme de la durée fixée, il peut décider de la renouveler si l'altération des facultés du majeur protégé apparaît irrémédiable. L'avis du médecin, inscrit sur la liste établie par le procureur de la République, est nécessaire. En cas de renouvellement de la mesure de tutelle, la durée ne peut pas excéder 20 ans.

La mesure peut prendre fin :

- à tout moment si le juge décide qu'elle n'est plus nécessaire, à la demande du majeur ou de toute personne habilitée à demander une mise sous tutelle, après expertise médicale ;
- à l'expiration de la durée fixée, en l'absence de renouvellement ;
- si une mesure de curatelle remplace la tutelle.

## II. Le mandat de protection future

> « Le mandat de protection future permet à une personne (mandant) de désigner à l'avance la ou les personnes (mandataires) qu'elle souhaite voir être chargées de veiller sur sa personne et/ou sur tout ou partie de son patrimoine, pour le jour où elle ne serait plus en état, physique ou mental, de le faire seule. Le mandat peut aussi être établi pour autrui par les parents souhaitant organiser à l'avance la défense des intérêts de leur enfant souffrant de maladie ou de handicap. » (Loi du 7 mars 2007.)



Le mandat est un contrat libre : le mandant choisit à l'avance quelle sera l'étendue des pouvoirs du (ou des) mandataires. Il peut s'agir d'un mandat notarié ou d'un mandat sous seing privé.

Tant que le mandat n'a pas pris effet, le mandant peut le révoquer ou le modifier, et le mandataire peut y renoncer.

Le mandat prend effet lorsque la personne ne peut plus pourvoir seule à ses intérêts : cela doit être médicalement constaté par un médecin inscrit sur une liste établie par le procureur de la République.

**Points clés**

- La sauvegarde de justice s'adresse aux personnes qui requièrent d'être représentées de manière temporaire. Il peut s'agir également d'une solution d'attente pour une mesure de protection plus durable (curatelle ou tutelle). Elle peut être déclenchée rapidement et permet le réexamen *a posteriori* d'actes et d'engagements pris durant la période de sauvegarde. Durée : 1 an ; renouvelable une fois.
- La curatelle s'adresse à des personnes présentant des déficiences cognitives ou corporelles qui empêchent l'expression de leur volonté et qui, sans être hors d'état d'agir elles-mêmes, ont besoin d'être conseillées ou contrôlées dans les actes de la vie civile. Il existe différents types de curatelles (simple, aménagée, renforcée). Non éligible, la personne peut voter. Durée maximale : 5 ans ; renouvelable.
- La tutelle est la mesure de protection la plus complète. Elle a pour conséquence d'entraîner une incapacité civile quasi totale. Elle est ouverte lorsque la personne a besoin d'être représentée de manière continue dans les actes de la vie civile du fait d'une altération permanente et sévère des facultés mentales ou corporelles empêchant l'expression de sa volonté. Non éligible, la personne ne peut voter. Durée maximale : 5 ans ou 10 ans ; renouvelable.
- La loi du 5 mars 2007 octroie un rôle plus important aux familles dans la gestion des mandats de protection. Le métier de mandataire judiciaire à la protection des majeurs a été créé de même que le mandat de protection future.

## Pour en savoir plus

| | |
|---|---|
| | Dossier Protection juridique. Site Service-public.fr. http://vosdroits.service-public.fr/particuliers/N155.xhtml |

CHAPITRE

7

# Item 19 – Santé des populations



***Objectifs pédagogiques***

- Préciser les principales données épidémiologiques et médico-économiques des grandes causes de handicap chez l'adulte et chez l'enfant, définir la notion de vie sans incapacité.

## I. Notion de vie sans handicap



Le handicap fait partie de la condition humaine – pratiquement tout le monde, à un moment ou l'autre de la vie, aura une déficience temporaire ou permanente et ceux qui parviendront à un âge avancé connaîtront des difficultés fonctionnelles croissantes. Le handicap est complexe et les interventions pour en surmonter les inconvénients sont multiples et générales, variant avec le contexte.

La **Classification internationale du fonctionnement, du handicap et de la santé (CIF)**, prise comme cadre conceptuel de cet item, définit le handicap comme un terme générique désignant les déficiences, les limitations d'activité et les restrictions de participation (*cf.* chapitre 13); il renvoie aux aspects négatifs de l'interaction entre un individu atteint d'un problème de santé et les facteurs personnels et environnementaux (comme les attitudes négatives, l'inaccessibilité des transports et des bâtiments publics, et des soutiens sociaux limités).

Le handicap étant multifactoriel et dépendant des pays où se trouvent les populations étudiées, cette synthèse comporte deux parties : la première est assez généraliste et traite du handicap dans le monde, la seconde est plus précise et porte sur la population française (adultes et enfants).

## II. Le handicap dans le monde

Le rapport mondial sur le handicap a été commandé par l'Organisation mondiale de la santé (OMS) en 2011, il s'appuie sur une évaluation épidémiologique précise du handicap dans le monde.

### A. Prévalence

On estime que plus d'un milliard de personnes vivent avec un handicap, sous une forme ou une autre, soit environ 15 % de la population mondiale (sur la base des estimations démographiques pour 2010). Ce chiffre est plus élevé que l'estimation antérieure de l'OMS, qui date des années 1970 et évoquait une proportion aux alentours de 10 %. Selon l'**enquête sur la santé dans**

**le monde**, environ 785 millions (15,6 %) de personnes âgées de 15 ans et plus vivent avec un handicap, tandis qu'à partir de l'évaluation de la **charge mondiale du handicap**, un chiffre aux alentours de 975 millions (19,4 %) est avancé. L'**enquête sur la santé dans le monde** estime que 110 millions de personnes (2,2 %) ont de très grandes difficultés fonctionnelles, tandis que l'évaluation de la **charge mondiale du handicap** indique 190 millions de personnes (3,8 %) ayant un « handicap sévère » – équivalant à des déficiences provoquées par des problèmes de santé comme la quadriplégie, la dépression sévère ou la cécité. Pour la **charge mondiale de morbidité**, on mesure aussi le handicap chez les enfants (0–14 ans), et on estime qu'il concerne 95 millions d'enfants (5,1 %), dont 13 millions (0,7 %) ayant un « handicap sévère ».

Dans les prochaines années, le handicap deviendra une préoccupation encore plus grande du fait de l'augmentation de sa prévalence, qui s'explique par le vieillissement des populations et le risque plus élevé de handicap chez les personnes âgées, mais aussi par l'accroissement mondial des problèmes de santé chroniques comme le diabète, les maladies cardiovasculaires, le cancer et les troubles de la santé mentale.

Ainsi, dans les pays où l'espérance de vie est de plus de 70 ans, chaque individu passera en moyenne 8 ans ou 11,5 % de sa vie à vivre avec un handicap.

## B. Espérance de vie et espérance de vie sans handicap

Dans la littérature internationale, l'impact des maladies et leurs poids en termes de handicap sont souvent exprimés sous la forme d'un indice composite appelé DALY (*disability adjusted life years* = années de vie ajustées sur l'incapacité) ou YLD (*years lived with disability* = années de vie avec une incapacité).

Les YLD correspondent au nombre moyen d'années vécues avec une incapacité (pondérée en fonction des maladies) dans les conditions de mortalité et de santé du moment. Son complément, l'espérance de vie sans incapacité, correspond au nombre moyen d'années vécues sans incapacité, la somme des deux étant égale à l'espérance de vie. De nombreux calculs sur les tendances de l'espérance de vie sans incapacité ont déjà été publiés pour la France ou pour l'Europe, en particulier ces dernières années. Les points forts de ces études sont d'avoir montré que les tendances varient selon les indicateurs d'incapacité utilisés, en particulier entre les indicateurs portant sur les limitations fonctionnelles et les indicateurs portant sur les restrictions d'activité. Ces études ont généralement montré que les années de vie supplémentaires vécues par les femmes étaient le plus souvent des années vécues avec un certain niveau d'incapacité et que, par conséquent, la proportion de l'espérance de vie sans incapacité au sein de l'espérance de vie était plus faible chez ces dernières que chez les hommes. Ces études ont aussi montré une grande variété de résultats entre les États de l'Union européenne. Des travaux récents ont montré, par la combinaison de plusieurs enquêtes, que la France avait vraisemblablement connu une compression de l'incapacité dans les années 1980, suivie d'une période d'équilibre dynamique entre l'augmentation de l'espérance de vie et l'augmentation de l'espérance de vie sans incapacité dans les années 1990, pour connaître dans les années 2000 une certaine forme d'expansion de l'incapacité, en particulier chez les femmes et avant l'âge de 65 ans.

Le DALY est une mesure de plus en plus utilisée en santé publique, notamment pour l'évaluation des systèmes de soins. Cette mesure a le mérite de prendre en compte la mortalité et l'impact fonctionnel des maladies. Par exemple, une femme de 45 ans dont l'espérance de vie standard est de 82,5 ans, meurt à l'âge de 50 ans dans les suites d'un accident vasculaire cérébral (AVC). Elle aura 32,5 années de vie perdues. Si de surcroît, lors de son AVC à l'âge de 45 ans, elle a une cécité corticale, on ajoute 5 années d'invalidité (avec un coefficient de pondération « cécité » de 0,33), ce qui donne $0,33 \times 5 = 1,65$ année de vie avec un handicap (l'équivalent du YLD). Au total, cela équivaut à 34,15 DALY. Cette mesure a été retenue par l'OMS parmi ses cinq axes et outils d'évaluation des systèmes de santé pour mesurer le « niveau de santé général » d'une population. Le calcul du DALY permet, par exemple, de se rendre compte qu'en Europe, en 2014, les maladies psychiatriques représentaient la troisième cause d'années de vie en bonne santé perdues (10,9 % des DALY) derrière les maladies cardiovasculaires (26,6 %) et les cancers (15,4 %), alors qu'elles étaient pourtant associées à une bien plus faible mortalité les rendant beaucoup moins visibles que ces derniers.

## C. Pathologie à l'origine d'un handicap dans le monde

L'origine des principales pathologies en cause est dépendante de l'environnement et des politiques de santé des pays. Ainsi dans les pays en voie de développement, ce sont les pathologies infectieuses et infantiles qui sont les principales causes de diminution des DALY. Dans les pays développés, ce sont des pathologies dues au vieillissement, et en particulier les pathologies cardio-neuro-vasculaires qui sont le plus souvent à l'origine d'une situation de handicap (tableau 7.1).

Finalement plus que les maladies elles-mêmes, les facteurs personnels et environnementaux sont souvent à l'origine des situations de handicap.

# III. Principales données épidémiologiques et médico-économiques chez l'adulte et chez l'enfant en France

## A. Généralités



Connaître l'état de santé de la population française, ainsi que les possibilités d'activités et d'intégration sociale a été possible grâce à la réalisation d'enquêtes dirigées par l'Institut national de la statistique et des études économiques (Insee) et la Direction de la recherche, des études, de l'évaluation et des statistiques (Drees) en collaboration avec la Caisse nationale de l'assurance maladie (CNAM), l'Institut de veille sanitaire (InVS) et l'Institut fédératif de recherche sur le handicap (IFRH). L'enquête Handicap–santé ou HS (2008–2009) a ainsi succédé aux enquêtes décennales Santé

**Tableau 7.1** **Pathologies et handicap dans le monde, impact en termes de DALY**

| Pays en voie de développement | | | Pays développés | | |
|---|---|---|---|---|---|
| **Pathologies** | **DALY (million/an)** | **% du total des DALY** | **Pathologies** | **DALY (million/an)** | **% du total des DALY** |
| Infections périnatales | 89,07 | 6,4 % | Cardiopathies ischémiques | 12,39 | 8,3 % |
| Infections respiratoires | 83,61 | 6,0 % | Pathologies cérébrovasculaires | 9,35 | 6,3 % |
| Cardiopathie ischémique | 71,88 | 5,3 % | Pathologies dépressives unipolaires | 8,41 | 5,6 % |
| Sida | 70,80 | 5,1 % | Alzheimer et autres démences | 7,47 | 5,0 % |
| Pathologies cérébrovasculaires | 62,67 | 4,5 % | Cancers bronchopulmonaires | 5,40 | 3,6 % |
| Diarrhée | 58,70 | 4,2 % | Déficience auditive | 5,39 | 3,6 % |
| Pathologies dépressives unipolaires | 43,43 | 3,1 % | BPCO | 5,28 | 3,5 % |
| Malaria | 39,96 | 2,9 % | Diabète | 4,19 | 2,8 % |
| Tuberculose | 35,87 | 2,6 % | Alcoolisme chronique | 4,17 | 2,8 % |
| BPCO | 33,45 | 2,4 % | Pathologies ostéo-articulaires | 3,79 | 2,5 % |

BPCO : bronchopneumopathie chronique obstructive ; DALY : *disability adjusted life years.*

(2003) et Handicaps–incapacités–dépendance ou HID (1998). Avec l'enquête HS, pour la première fois les thèmes de la santé et du handicap sont associés.

Si l'exploitation de l'enquête HS est encore en cours, celle de l'enquête HID a permis d'obtenir de solides informations que nous reprenons largement ici.

L'enquête HID estime à environ 23 millions le nombre de personnes concernées par le handicap en France. Il ressort de l'enquête HS, chez les hommes ou chez les femmes, qu'une personne sur dix indique être fortement limitée depuis au moins 6 mois dans les activités quotidiennes en raison d'un problème de santé. Jusqu'à 40 ans, seules 5 % des personnes interrogées se déclarent fortement limitées. Dans la deuxième moitié de la vie active, de 40 à 65 ans, cette proportion double, mais reste faible. En revanche, à partir de 65 ans, elle s'accroît nettement, chez les hommes comme chez les femmes : une personne sur quatre à 75 ans se déclare fortement limitée dans ses activités quotidiennes. Se considérer en mauvaise santé va généralement de pair avec le fait de déclarer un problème de santé chronique. Parmi les personnes qui ne se considèrent ni en bonne ni en très bonne santé, 80 % des femmes et 82 % des hommes déclarent une maladie ou un problème de santé chronique ou durable, ce qui peut recouvrir des pathologies très diverses (asthme, séquelle permanente d'accident, diabète, cancer…).

## B. Déficience

Près de 40 % des personnes vivant en domicile ordinaire déclarent vivre avec une déficience, qu'elle soit physique, sensorielle, intellectuelle ou mentale. Cependant, toutes les déficiences ne présentent pas un handicap : seule une minorité entraîne une limitation d'activité.

Les origines les plus fréquentes des déficiences sont les maladies (environ un quart de la population handicapée souffre d'une déficience due à une maladie), les problèmes socio-familiaux (13 %) et la vieillesse (11 %). Les déficiences dues aux maladies augmentent régulièrement avec l'âge et subissent une forte hausse entre 50 et 60 ans (passant de 28 % à 52 %). L'origine accidentelle du handicap des personnes jeunes est finalement assez rare puisqu'ils sont moins de 1 % jusqu'à 20 ans.

Bien qu'il soit à ce jour impossible de l'affirmer, l'AVC, les démences, les pathologies de l'appareil locomoteur (arthrose, lombalgie chronique…) et certaines pathologies évolutives telles que les maladies endocriniennes ou les cancers semblent être les principales pathologies entraînant des déficiences invalidantes.

De manière générale, les déficiences qui affectent le plus la population sont les déficiences motrices et intellectuelles (16 %) et les déficiences dites viscérales ou métaboliques (15 %). Dans l'ensemble, les femmes sont plus touchées que les hommes.

On remarque que les courbes de prévalence des déficiences ont toutes le même profil à savoir qu'elles augmentent avec l'âge et particulièrement à partir de 50 ans (tableau 7.2).

On constate dans l'enquête HID qu'exception faite pour les déficiences liées au langage, les problèmes sensoriels se développent nettement avec l'âge. En particulier les déficiences auditives qui croissent extrêmement vite avec l'âge (21 % des personnes de 60 ans et 65 % des personnes de 90 ans se déclarent atteintes d'une déficience auditive).

**Tableau 7.2 Déficience et restriction d'activité par tranches d'âge**

| | Limitation physique absolue | Limitation cognitive grave | Restriction pour les activités simples de vie quotidienne | Restriction pour les activités instrumentales de vie quotidienne |
|---|---|---|---|---|
| **20–39 ans** | 2,0 % | 7,9 % | 0,4 % | 1,7 % |
| **40–59 ans** | 6,8 % | 9,0 % | 0,5 % | 3,5 % |
| **60–79 ans** | 17,8 % | 11,0 % | 1,9 % | 11,9 % |
| **80 ans et plus** | 51,6 % | 26,2 % | 11,9 % | 44,1 % |
| **Total (20 ans et plus)** | 10,2 % | 10 % | 1,4 % | 7,1 % |

Les déficiences d'origine motrice, intellectuelle, mentale ou métabolique apparaissent dès le plus jeune âge et se développent plus tôt dans la vie adulte que les déficiences sensorielles. Par exemple, les déficiences motrices des enfants ou des adolescents sont rares (respectivement 1 % et 3 %), mais ces déficiences se développent rapidement dès la trentaine (13 %) pour atteindre un tiers des sexagénaires et 69 % des nonagénaires.

Les déficiences viscérales ou métaboliques apparaissent dès les premières années (6 % des enfants), se maintiennent entre 6 et 10 % jusqu'à 50 ans et augmentent après 50 ans assez régulièrement.

En ce qui concerne les déficiences intellectuelles ou mentales, les difficultés touchent les personnes dès le plus jeune âge (10 % des enfants et 15 % des adolescents), augmentent ensuite modérément en fréquence (18 % des sexagénaires), pour finalement toucher pratiquement une personne sur deux de 90 ans.

De manière générale, on peut constater que les jeunes souffrent plutôt de monodéficience, et les sujets âgés de pluridéficiences.

## C. Limitation d'activités

Les déficiences peuvent entraîner des limitations d'activités (anciennement appelées des incapacités), c'est-à-dire des difficultés à accomplir certains actes de la vie quotidienne.

L'incapacité à réaliser des activités liées à l'effort (comme celles liées aux déplacements lointains) est celle la plus souvent rapportée au sein de la population française.

En termes de prévalence, les incapacités à réaliser seul les activités de vie quotidienne se distribuent de la manière suivante :

- 2,11 % de la population est en difficulté pour faire sa toilette, 1,75 % pour s'habiller et se déshabiller, 0,34 % pour manger et boire un repas prêt ;
- 0,79 % de la population rapporte une incontinence urinaire ou fécale.

Concernant les activités motrices, 5 % de la population rapporte des difficultés pour sortir seul de son domicile et 1,8 % pour monter ou descendre un étage.

Globalement, plus les personnes vieillissent plus les difficultés pour réaliser les activités simples de la vie quotidienne apparaissent (tableau 7.2).

## D. Aides techniques

Dans l'ensemble de la population, les aides techniques les plus fréquemment employées sont celles utilisées pour le déplacement (3,7 % de la population) : 3,3 % de la population interrogée utilise une canne ou des béquilles pour se déplacer et 0,7 % se sert d'un fauteuil roulant (manuel ou électrique). Ces moyens sont plutôt utilisés par les personnes de plus de 60 ans. La moitié des utilisateurs de ces fauteuils a 80 ans ou plus.

## E. Restrictions de participation

Le fait d'avoir une déficience handicapante entraîne, au-delà des restrictions d'activité pour les actes simples de vie quotidienne, des difficultés de participation à la vie sociale. Cela impacte directement la qualité de vie des personnes en situation de handicap.

L'enquête HID a permis d'obtenir quelques données sur les restrictions de participation des personnes handicapées.

Il en ressort que 25 % des personnes déclarant au moins une déficience ne partent presque jamais ou jamais en vacances (contre 11,6 % dans la population française ne déclarant pas de déficience), 25 % ne vont jamais voir de spectacle (contre 13 %) et 66 % ne font pas de sport (contre 51 %).

Concernant l'insertion professionnelle des personnes de moins de 60 ans, là aussi, celles qui déclarent un handicap ont un taux d'emploi nettement diminué comparé au reste de la population. Ainsi, en 2009, il y avait 322 300 travailleurs handicapés travaillant en milieu ordinaire de travail, ils étaient majoritairement sur des emplois de type ouvrier, et deux fois plus souvent en CDI à temps partiel que le reste de la population.

Les demandeurs d'emploi ayant une reconnaissance de la qualité de travailleur handicapé représentent 6 % de la totalité des demandeurs d'emploi et sont majoritairement des chômeurs de longue durée (de plus d'un an). Le taux de chômage des personnes ayant une reconnaissance administrative du handicap s'établit à 22 %, soit plus du double de celui atteint pour l'ensemble des personnes de 15 à 64 ans.

## F. Données médico-économiques

Les prestations de protection sociale liées au handicap représentaient 6,6 % de l'ensemble des prestations sociales en 2007. Entre 1990 et 2007, elles sont passées de 17,8 à 36,1 milliards d'euros. Les pensions d'invalidité (y compris militaires) demeuraient le principal poste de dépenses : 26,1 % du total. Entre 2000 et 2007, leur croissance a été soutenue par l'augmentation du nombre de bénéficiaires, liée au vieillissement de la population active. Les régimes de sécurité sociale versaient la majorité des prestations liées au handicap (fig. 7.1).

# IV. Particularités épidémiologiques du handicap de l'enfant en France

Bien que les enquêtes précédemment citées incluent le plus souvent les personnes âgées de moins de 18 ans, il semble important de préciser dans une rubrique spécifique la particularité du handicap chez l'enfant. En effet, dans ces enquêtes en population générale, la prévalence du handicap chez l'enfant étant faible, il est souvent mal évalué, voire sous-estimé. En France, quelques travaux ont été réalisés pour le préciser. Ils reposent à la fois sur des registres de population et des enquêtes transversales ainsi que des suivis prospectifs à long terme de cohortes, caractérisés par la survenue d'un événement périnatal, qui permettent de préciser le devenir en termes de handicap de ces enfants.

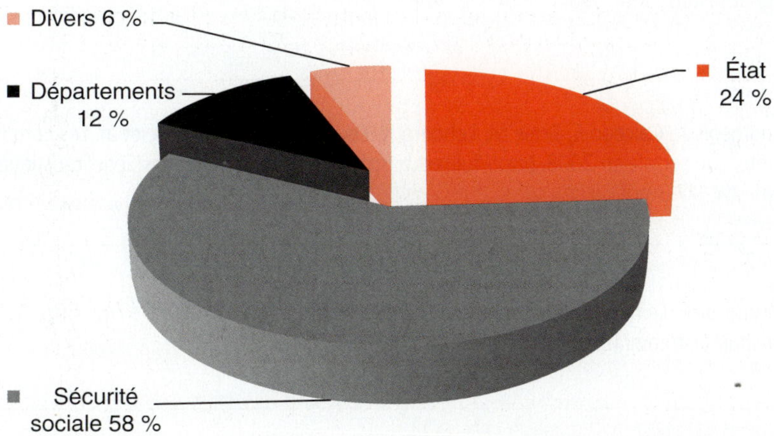


**Fig. 7.1 Répartition de la charge du coût du handicap en France.**

En population générale, les malformations congénitales touchent 2 à 3 % des naissances vivantes ; une part minoritaire de ces enfants (environ 20 %) seront porteurs d'une déficience sévère (soit moins de 1 % de la totalité des naissances). En extrapolant ce résultat à la France, on peut considérer que ce sont 7000 enfants par génération qui présenteront au moins une déficience sévère, soit environ 140 000 enfants âgés de 0 à 20 ans, en supposant une mortalité nulle ou très faible avant 20 ans.

Le taux de prévalence du handicap sévère dans la huitième année de vie est estimé entre 6,2 et 6,6 pour 1000 enfants. La prévalence de la paralysie cérébrale serait de 2 pour 1000, des déficiences motrices hors paralysie cérébrale de 1 pour 1000, de la trisomie 21 de 1 pour 1000, des déficiences intellectuelles sévères (hors trisomie 21) de 2,2 pour 1000. Les déficiences visuelles ou auditives sévères toucheraient quant à elles entre 0,5 et 0,8 enfant pour 1000.

La paralysie cérébrale (PC) est le handicap moteur le plus fréquent de l'enfant. Une étude européenne, SPARCLE, a permis de mieux caractériser cette population d'enfants. Les principales déficiences rapportées pour les enfants atteints de PC sont : la présence de douleurs (71 %), les difficultés motrices (69 %), les déficiences intellectuelles (53 %) et les difficultés de communication (43 %). On peut noter que 20 % de ces enfants ont eu une crise d'épilepsie au moins dans l'année écoulée.

En moyenne, les enfants atteints de PC capables de s'exprimer rapportaient une qualité de vie (QdV) similaire à celle d'enfants en population générale. Les déficiences expliqueraient une part importante de la variation des scores de QdV ; la douleur était toujours associée à une dégradation de la QdV. La concordance entre les réponses des enfants et des parents d'une part, des parents et des professionnels d'autre part, était faible, soulignant des différences de perspectives.



## *Pour en savoir plus*

Cambois E, Blachier A, Robine JM. Aging and health in France : an unexpected expansion of disability in mid-adulthood over recent years. Eur J Public Health 2013 ; 23(4) : 575–81.

Goillot C, Mormoche P. Enquête handicaps-incapacités-dépendance en institution en 1998 : résultats détaillés. INSEE 2001 ; Vol. 83 : .

Montaut A. Santé et recours aux soins des femmes et des hommes. Premiers résultats de l'enquête. Handicap Drees 2008 ; 1–8.

Murray CJL, Vos T, Lozano R, Naghavi M, Flaxman AD, et al. Disability-adjusted life years (DALYs) for 291 diseases and injuries in 21 regions, 1990–2010 : a systematic analysis for the Global Burden of Disease Study 2010. Lancet 2013 ; 380(9859) : 2197–223.

Numéro thématique – Handicaps de l'enfant. Bulletin Épidémiologique Hebdomadaire. 4 mai 2010173–200. n° 16–17.

Robine J, Cambois E. Estimation de l'espérance de vie sans incapacité en France en 2015 et évolution depuis 2004 : impact de la diminution de l'espérance de vie en 2015. BEH 2017 ; 294–300.

Bourgeois A, Caicedo E, Duée M, Lebourg N, Levrey P, Yanat-Irfane A, et al. Les comptes de la protection sociale en 2008. http://fulltext.bdsp.ehesp.fr/Ministere/Drees/SerieStatistiques/2010/147/seriestat147-3.pdf

Mormiche P. Le handicap se conjugue au pluriel. Insee Première 2000 ; 742. http://www.epsilon.insee.fr/jspui/bitstream/1/557/1/ip742.pdf

OMS. Rapport mondial sur le handicap. http://www.who.int/entity/disabilities/world_report/2011/accessible_fr.pdf

CHAPITRE

8

# Item 54 – L'enfant handicapé



*Objectifs pédagogiques*

- Argumenter les principes d'orientation et de prise en charge d'un enfant handicapé.
- Connaître les filières de prise en charge médicale, médico-sociale et de scolarisation de l'enfant handicapé : décrire le rôle de la maison départementale des personnes handicapées et identifier les interlocuteurs du médecin dans le système éducatif.



## I. Pour bien comprendre

### A. Introduction

La survenue d'un handicap ou d'une maladie chronique chez l'enfant est une situation fréquente en France :

- la **paralysie cérébrale** est la première cause de handicap moteur. La paralysie cérébrale est liée à une lésion du cerveau survenue dans la période anténatale ou périnatale. **Le facteur de risque principal de paralysie cérébrale est la prématurité** ;
- la **trisomie 21** et le **syndrome d'alcoolisation fœtale** (SAF) sont la première cause de retard mental, respectivement héréditaire et non héréditaire ;
- la **dyslexie-dysorthographie** est la première cause des troubles spécifiques des apprentissages ;
- les troubles envahissants du développement sont la première cause de handicap d'origine psychiatrique.

### B. Définitions

L'**enfant handicapé** est un enfant n'ayant ni les activités ni la participation attendues, selon la classification internationale du fonctionnement, du handicap et de la santé (CIF), pour son groupe d'âge dans la société dans laquelle il vit.

Le **multi-handicap** ou pluri-handicap est la coexistence de plusieurs déficiences à l'origine du handicap.

Exemple : l'enfant traumatisé crânien sévère peut présenter des séquelles neurologiques motrices mais également neuropsychologiques comme des troubles de l'humeur ou de la mémoire.

Le **polyhandicap** est un handicap sévère associant l'existence de déficiences graves et durables à un retard mental grave ou profond.

Le **sur-handicap** est l'ajout de déficiences secondaires ou de troubles du comportement à un handicap préexistant. En effet, le handicap de départ peut provoquer des difficultés relationnelles ou des difficultés d'apprentissage et conduire ainsi à une aggravation du handicap.

> Exemple : chez un enfant atteint de malvoyance, cette déficience peut entraîner des difficultés d'apprentissage.

Le handicap peut être :

- **acquis** (ex. : le traumatisme crânien) ou **congénital** génétique (ex. : trisomie 21) ou non génétique (ex. : agénésie de membre) ;
- **transitoire** (ex. : ostéochondrite de hanche) ou **durable** (ex. : déficience intellectuelle) ;
- **stable** (ex. : déficience visuelle) ou **évolutif** (ex. : dystrophie musculaire de Duchenne).

Ces grandes caractéristiques modifient le projet thérapeutique. Par exemple, chez un enfant ayant une paralysie cérébrale, un des enjeux principaux sera la marche au prix de prises en charge parfois contraignantes, alors que chez un enfant ayant une maladie neuromusculaire, l'évolution naturelle se faisant vers la perte inéluctable de la marche, le projet sera plus orienté vers une préparation de la perte de la marche.

## C. Particularités de la rééducation et de la réadaptation d'un enfant handicapé



> L'enfant est **un être en développement** ! Ce n'est pas un adulte en miniature.

Sa croissance et son développement lui confèrent des particularités physiques, mentales et psychologiques. **Les déficiences et limitations d'activités retentissent sur la croissance musculo-squelettique et sur les acquisitions psychomotrices et cognitives.**

> Exemple : une lésion cérébrale chez l'enfant intervient sur un cerveau en cours de maturation. Le but de la prise en charge rééducative est d'évaluer et de limiter les conséquences de cette lésion et de stimuler le développement de l'enfant (plasticité cérébrale).

Le dépistage, la rééducation et l'accompagnement doivent être **précoces**, dès le diagnostic posé. Toutefois, une prise en charge rééducative peut démarrer avant de connaître précisément le diagnostic étiologique d'une affection chronique. De même un diagnostic peut être reconsidéré devant une évolution clinique inhabituelle. Par exemple, l'aggravation clinique d'un tableau de diplégie spastique en contexte de paralysie cérébrale doit faire rechercher une pathologie évolutive dégénérative autre.

Le **projet de l'enfant est triple** : **thérapeutique** (médicale, paramédicale…), **éducatif** (scolarité), **social** (familial, activités de vie, environnement, maintien à domicile, compensations…). Ces trois domaines de prise en charge interagissent entre eux mais, pour chaque enfant, des objectifs dans chacun de ces trois champs doivent être fixés et doivent être évoqués systématiquement en consultation de médecine physique et de réadaptation (MPR) pédiatrique (fig. 8.1).

**Prévenir les complications potentielles liées au handicap est un objectif thérapeutique.** Il faut **dépister les causes de sur-handicap**.

> Exemple : certains enfants présentant un handicap moteur important sont à risque d'obésité du fait de leur faible mobilité. L'obésité en elle-même peut aggraver les limitations d'activités.

Il faut également **minimiser les conséquences du handicap**.

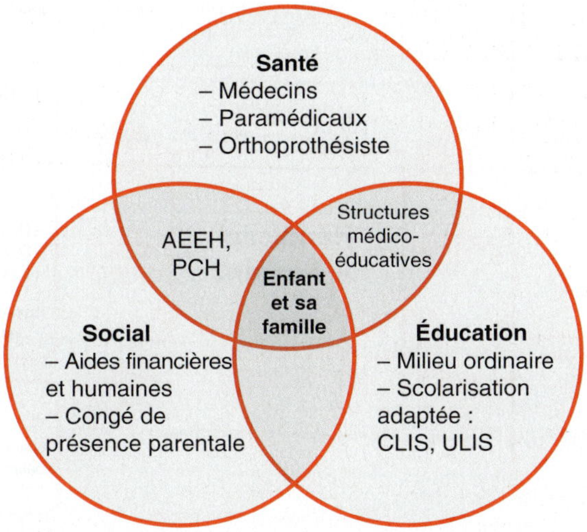


**Fig. 8.1 Prise en charge triple et interaction des différents domaines de prise en charge.**
AEEH : allocation éducation enfant handicapés ; CLIS : classe d'inclusion scolaire, PCH : prestation de compensation du handicap ; ULIS : unité localisée d'inclusion scolaire.

> Exemple : un enfant ayant une paralysie cérébrale présente une structure musculo-squelettique normale à la naissance. Mais, du fait du déficit moteur, de l'hypertonie spastique et de la croissance, il va développer des rétractions musculaires induisant des limitations d'amplitudes articulaires et parfois des déformations osseuses à l'origine d'une dégradation fonctionnelle. L'objectif thérapeutique sera donc de prévenir ou de traiter **ces troubles dits neuro-orthopédiques**.

La scolarité à envisager en premier lieu est la **scolarité ordinaire**. Une orientation scolaire différente pourra être envisagée dans un second temps.

L'objectif à long terme est d'**amener l'enfant à l'âge adulte vers un projet personnalisé de vie autonome** dans une situation médico-chirurgicale, cognitive et psychique optimale. L'élaboration de ce projet se fait de façon progressive et conjointe avec l'enfant et sa famille et conduit à une **transition fluide vers la vie adulte**.

# II. Origines du handicap

Les différentes origines du handicap de l'enfant sont présentées dans la figure 8.2.

# III. Évaluation et prise en charge médicale, scolaire et sociale

## A. Évaluation

Toute prise en charge est précédée d'une évaluation. Chez l'enfant elle procède, comme chez l'adulte, de la CIF : déficiences/activités/participation (*cf.* chapitre 13). Cette évaluation est du domaine de compétence des praticiens de MPR qui agissent au sein d'une équipe pluridisciplinaire. **Les déficiences sont évaluées au cours d'un examen clinique (douleur, inégalités de longueur de membre, hypertonie…).** En consultation, la simple information concernant le niveau scolaire, le réseau d'amis et les activités périscolaires (sports, musique…) permet

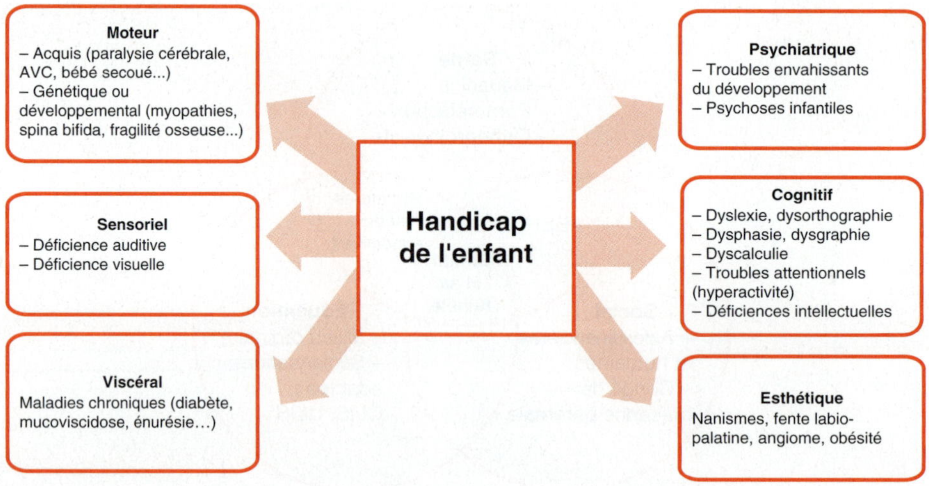


**Fig. 8.2 Les différentes origines d'un handicap.**

d'avoir un bon reflet des activités et de la participation de l'enfant. Cependant, le suivi de ces enfants se fait sur une durée prolongée et incite à l'utilisation de **bilans standardisés**. Une des échelles génériques communément utilisée pour mesurer l'autonomie est la **MIF-môme** (mesure d'indépendance fonctionnelle pour les enfants de 0 à 8 ans : activités de base, déplacements et manipulations, langage et cognition). L'**analyse quantifiée de la marche** en laboratoire est un des outils d'évaluation spécifique de la marche qui permet de guider le suivi longitudinal et les décisions médico-chirurgicales (fig. 8.3 et 8.4).



# B. Prise en charge

## 1. Pluridisciplinaire et coordonnée

La prise en charge d'un enfant handicapé doit être globale : sur le plan **médical**, **psychologique**, **scolaire** et **social**. Il s'agit d'une procédure complexe qui nécessite une bonne connaissance du rôle des différents acteurs au sein des différentes structures, afin de proposer la prise en charge la plus pertinente. Ces aspects de la prise en charge coexistent habituellement au sein d'une même structure dont la fonction est à la fois éducative et médicale (institut d'éducation motrice ou IEM, services d'éducation spéciale et de soins à domicile ou SESSAD). De même, à n'importe quel moment de sa scolarité, l'enfant peut avoir besoin d'une hospitalisation pour un bilan de rééducation, un séjour chirurgical, ou en service de MPR pédiatrique après réanimation ou intervention chirurgicale… Dans certains cas, il bénéficiera d'une prise en charge ambulatoire ponctuelle en secteur libéral (kinésithérapie, orthophonie).

La prise en charge est **personnalisée**. Elle tient compte du projet de l'enfant et de sa famille. Le rôle de l'équipe est de les soutenir, de les informer et de les guider.

## 2. Intervenants principaux

Les professionnels sont nombreux, au service d'un projet pluri- et interdisciplinaire. Ils peuvent intervenir individuellement ou en groupe, la caractéristique principale de leur organisation est de rechercher la concertation afin de proposer un projet d'accompagnement cohérent, coordonné et applicable dans la durée. Les professionnels peuvent officier en secteur libéral (masseurs-kinésithérapeutes, orthophonistes, psychologues…) ou au sein de structures ambulatoires (centre d'action médico-sociale précoce ou CAMSP, centre médico-psycho-pédagogique ou CMPP, SESSAD…) et institutions diverses (institut médico-éducatif ou IME, IEM, hôpital de jour…) (fig. 8.5).

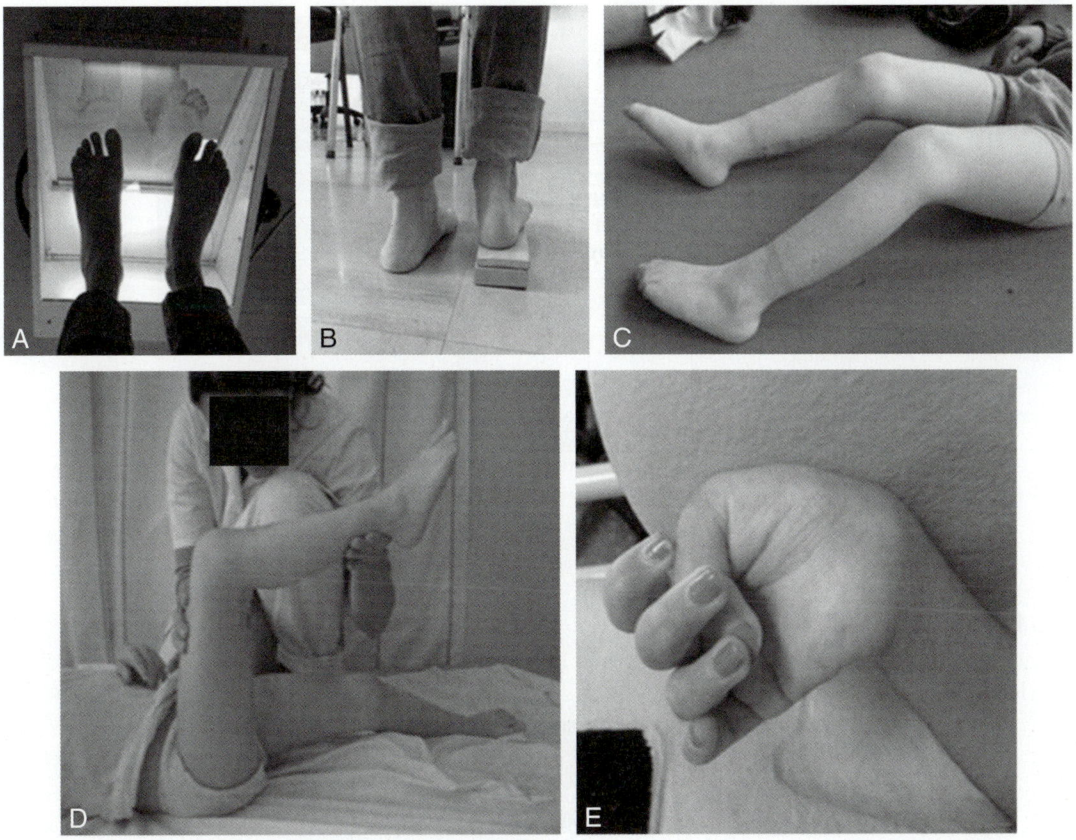


**Fig. 8.3** **Examen clinique *(voir aussi cahier couleur).***

A. Podoscopie : pied plat ou creux. B. Mesure de l'inégalité de longueur de membres inférieurs. C. Pied en équin et flessum de genou. D. Mesure des amplitudes articulaires : angle poplité. E. Déformation du membre supérieur : pouce adductus, inclinaison ulnaire du poignet.

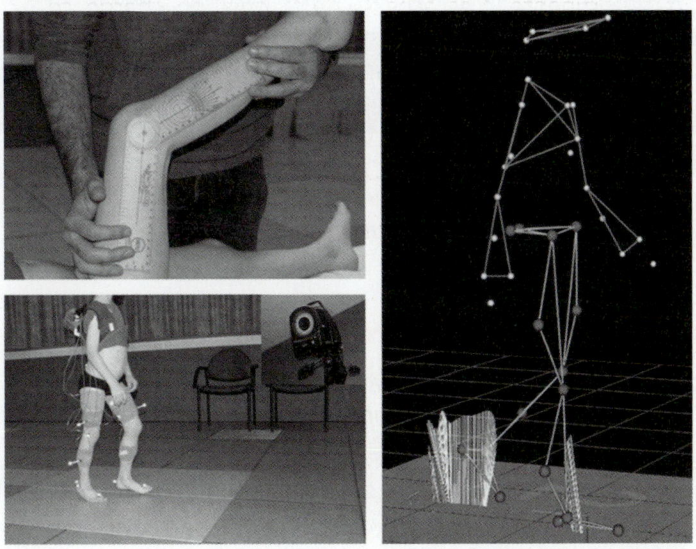

**Fig. 8.4** **Analyse quantifiée de la marche *(voir aussi cahier couleur).***

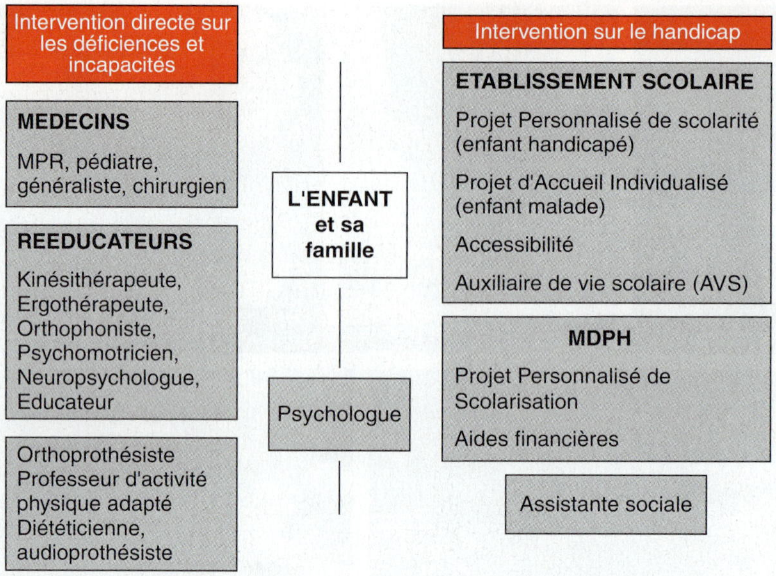


**Fig. 8.5** **Prise en charge pluridisciplinaire.**

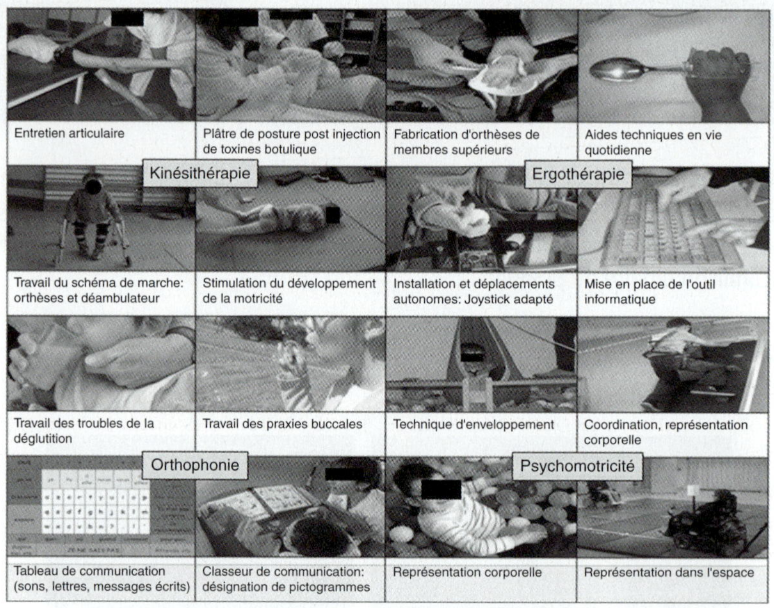


**Fig. 8.6** **La diversité des prises en charge *(voir aussi cahier couleur).***

## *3. Prise en charge médicale et rééducative*

Le médecin spécialisé en MPR reçoit l'enfant au cours de consultations externes et/ou pluridisciplinaires à l'hôpital et au sein de structures médico-éducatives (SESSAD, CAMPS, IEM, IME).

Le médecin a plusieurs missions (fig. 8.6 et 8.7) :

- évaluer et surveiller la croissance et le développement staturo-pondéral de l'enfant ;
- évaluer le développement, l'état neuro-orthopédique, la douleur, l'état psychologique et neurocognitif de l'enfant ;
- prendre en compte les demandes de la famille ;

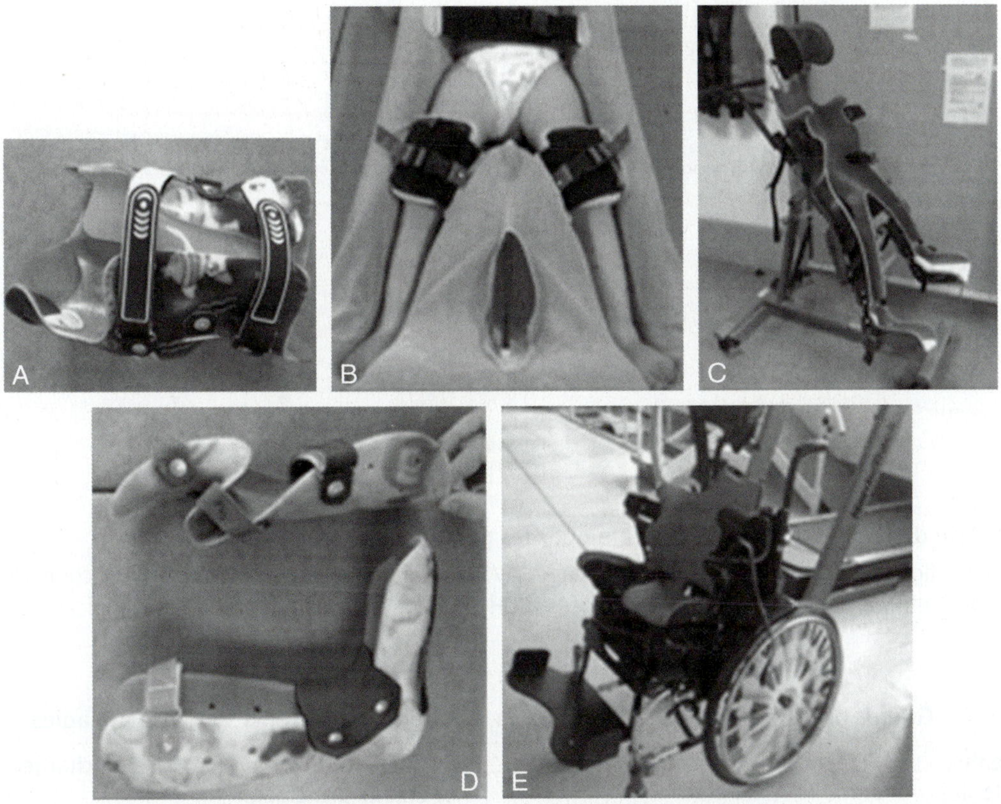


**Fig. 8.7 Illustration d'appareillage en pédiatrie *(voir aussi cahier couleur)*.**
A. Corset lors de scolioses. B. Matelas mousse : installation de nuit. C. Coquille de verticalisation. D. Orthèse de posture nocturne de membre supérieur et de membre inférieur. E. Coquille de station assise.

- coordonner et réévaluer la pertinence des prises en charge rééducatives en fonction de leur tolérance et de leur efficacité. Il veille particulièrement à éviter la surcharge des emplois du temps et à **définir les priorités**, **fixer l'intensité** et **établir la chronologie des prises en charge** parmi l'ensemble des problèmes identifiés ;
- réévaluer l'utilisation, la bonne tolérance, l'adaptation des différents appareillages et aides techniques ;
- organiser des examens ou prises en charge particulières si nécessaire : analyse quantifiée du mouvement (AQM), évaluations uro-dynamiques pour les troubles vésicosphinctériens, injections de toxine botulique en cas de spasticité gênante ;
- réévaluer l'orientation au sein du système éducatif et la prise en charge sociale ;
- aider à définir le projet de vie et préparer l'âge adulte.

Les principes de la prise en charge sont indiqués dans le tableau 8.1.

## C. Rôle de la maison départementale des personnes handicapées (MDPH) via les commissions des droits et de l'autonomie des personnes handicapées (CDAPH)

Selon le texte de la loi du 11 février 2005, la MDPH doit « offrir un accès unique aux droits et prestations, à toutes les possibilités d'appui dans l'accès à la formation et à l'emploi, et à l'orientation vers des établissements et services, ainsi que faciliter les démarches des personnes handicapées et de leur famille » (fig. 8.8).

PAS = x besoin de MDPH

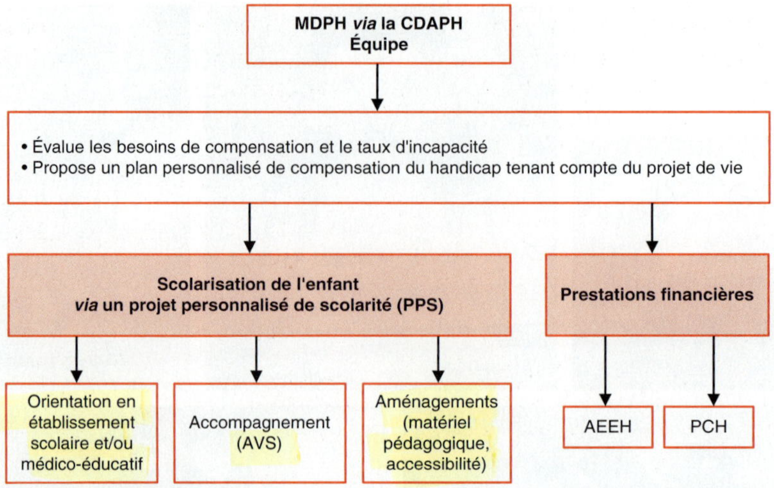


**Fig. 8.8 Rôle de la maison départementale pour les personnes handicapées (MDPH).**

AEEH : allocation d'éducation de l'enfant handicapé ; AVS : auxiliaire de vie scolaire ; CDAPH : commission des droits et de l'autonomie des personnes handicapées ; PCH : prestation de compensation du handicap.

**Tableau 8.1 Grands principes de prise en charge en fonction de différents types de maladies**

| Principales pathologies | Fréquence | Description | Problématiques et enjeux principaux | Prise en charge |
|---|---|---|---|---|
| Paralysie cérébrale | 2/1000 | Troubles moteurs ou de posture touchant un ou plusieurs membres, dus à des lésions non progressives sur un cerveau immature (lésion anté-, péri- ou post-natale) | Déficit moteur, retard de développement psychomoteur : marche, préhension | Kinésithérapie, ergothérapie, appareillage de fonction |
| | | | Troubles neuro-orthopédiques, spasticité | Mobilisation articulaire, orthèses de posture, injections de toxine botulique, chirurgie |
| | | | Troubles neuropsychologiques et du langage | Remédiation neuropsychologique, orthophonie, synthèse vocale |
| | | | Troubles sensoriels | Dépistage et corrections par lunettes ou appareil auditifs |
| Dystrophie musculaire de Duchenne | 1 garçon sur 3300 | Maladie neuromusculaire caractérisée par une atrophie et une faiblesse musculaire progressive, due à une dégénérescence des muscles squelettiques, lisses et cardiaques | Acquisition puis perte de la marche, préhension | Kinésithérapie, ergothérapie, corticothérapie |
| | | | Troubles neuro-orthopédiques, scolioses | Mobilisation et posture, orthèses, corsets, chirurgie |
| | | | Atteinte cardiorespiratoire | Surveillance, assistance respiratoire (ventilation non invasive, trachéotomie), prévention des déformations rachidiennes et des troubles de la déglutition |

| | | | | |
|---|---|---|---|---|
| Traumatisme crânien (TC) | 3/10 000 TC sévères/an | Lésions cérébrales acquises secondaires à un traumatisme responsable de lésions péri- et/ou intracérébrales | Troubles neurocognitifs : mémoire, attention, fonctions exécutives, troubles du comportement → répercussion sur les apprentissages scolaires | Remédiation neuropsychologique, orthophonie, psychomotricité |
| | | | Troubles moteurs | Kinésithérapie |
| | | | Épilepsie | Traitement médicamenteux |
| Brûlures | 3/10 000 | Brûlures profondes et intermédiaires entraînant un risque de cicatrices hypertrophiques et de rétractions articulaires | Esthétique : cicatrices hypertrophiques | Pressothérapie : vêtements compressifs et orthèses rigides |
| | | | Fonctionnel : rétractions avec limitation articulaire | Orthèse de posture pour mise en tension cutanée maximale |
| | | | Retentissement psychologique, esthétique | Psychologue, psychomotricien |

## IV. Orientation scolaire et structures d'accueil

La priorité est de privilégier le maintien au domicile et l'intégration en milieu scolaire ordinaire.

### A. Structures éducatives

Depuis la loi du 11 février 2005, **tout enfant présentant un handicap ou une maladie chronique doit être inscrit à l'école**.

Différentes mesures permettent l'intégration à l'école. La plus importante est la présence des **auxiliaires de vie scolaire** (AVS). Elles peuvent intervenir individuellement ou collectivement. Leur rôle est l'accompagnement des élèves dans les actes de la vie quotidienne, dans l'accès aux activités d'apprentissage, dans les activités de la vie sociale et relationnelle. L'attribution d'une AVS est validée par la MDPH (tableau 8.2 et fig. 8.9).

### B. Transition vers l'âge adulte

Quatre-vingt-dix pour cent des enfants atteints d'une maladie chronique ou d'un handicap vont atteindre l'âge adulte. L'anticipation de l'âge adulte représente l'un des enjeux majeurs de la prise en charge de l'enfant.

La Haute Autorité de santé (HAS) en 2012 a émis les recommandations suivantes pour l'amélioration du passage de l'enfant à l'adulte :

- domaine du soin : transformer progressivement le jeune en interlocuteur principal ; éducation à la santé et à ses besoins médicaux spécifiques ;
- cadre administratif : bilan social et accès au guide des démarches administratives avant la majorité ;
- participation sociale : relais entre projets scolaires et professionnels, choix du lieu de vie, associations de personnes handicapées ;
- cadre médico-social : interlocuteur référent et programme de transition écrit.

**Tableau 8.2 Orientation scolaire et médico-sociale (à titre indicatif)**

| | | | Public visé | Rôle |
|---|---|---|---|---|
| Structures éducatives : scolarisation ordinaire | Scolarisation | Classe ordinaire<br>± PAI, AVS… | Tous dans la mesure du possible | Scolarisation ordinaire |
| | | CNED | Élèves de 6 à 16 ans ne pouvant fréquenter physiquement un établissement scolaire | Formation scolaire et professionnelle par correspondance |
| | | Enseignement en structure sanitaire | Tout enfant hospitalisé | Continuité scolaire pendant l'hospitalisation |
| | Dispositifs collectifs de scolarisation adaptée | CLIS[1]<br>ULIS[1] | Enfants ayant des troubles spécifiques des apprentissages :<br>– CLIS : 3 à 12 ans<br>– ULIS : 12 à 18 ans | En établissement ordinaire, accueil :<br>– en petits groupes<br>– par un professeur spécialisé |
| | | SEGPA[2] | Enfant de niveau collège ayant :<br>– des difficultés scolaires globales | – Enseignements généraux adaptés aux difficultés (petits groupes, professeurs spécialisés)<br>– Préparation à l'accès à une formation professionnelle |
| | | EREA[2] | – des difficultés scolaires et sociales | |
| Structures médico-éducatives | Prise en charge éducative et rééducative en complément de la scolarisation | CAMSP[3] | Enfants de moins de 6 ans à risque de présenter ou présentant un handicap | Dépistage prévention et prise en charge précoce des déficiences motrices, sensorielles ou mentales |
| | | Services médicosociaux d'accompagnement[1]<br>SESSAD = moteur, cognitif<br>SSAD = polyhandicap<br>SAFEP, SSEFIS, SAAAIS = sensoriel | Enfants de 0 à 20 ans nécessitant un soutien spécialisé :<br>– éducation, scolarité<br>– soins, rééducation | – Intervention dans tous les lieux fréquentés (domicile, école)<br>– Équipe pluridisciplinaire : éducateur, enseignant spécialisé, kinésithérapeute, ergothérapeute |
| | | CMPP[3] | Enfant de 0 à 20 ans ayant :<br>– des troubles psycho-comportementaux, d'apprentissage ou de développement | – Équipe pluridisciplinaire : orthophoniste, psychomotriciens, psychothérapeute…<br>– Dépistage et prise en charge psychopédagogique |
| | | CMP | – des troubles psychiatriques | – Prévention, diagnostic et soins psychothérapeutiques |
| | Structures intégrant la scolarisation et la rééducation | IEM[1] | Enfant de 3 à 20 ans nécessitant une prise en charge éducative et thérapeutique incompatible avec une scolarisation en milieu ordinaire présentant :<br>– des troubles moteurs | – Équipe pluridisciplinaire :<br>• rééducateurs : kinésithérapeute, orthophoniste…<br>• éducateurs : apprentissages de l'autonomie<br>• scolarisation par des professeurs spécialisés<br>– Prise en charge en internat ou en externat |
| | | IES[1] | – des troubles visuels ou auditifs | |
| | | ITEP[1] | – des troubles du comportement | |
| | | IME[1] | – des troubles des fonctions cognitives ou TED | |

| | | | | |
|---|---|---|---|---|
| Structures sanitaires | En libéral | Prise en charge libérale | Tout enfant qui le nécessite | Kinésithérapie, orthophonie… |
| | En hospitalier | MPR à orientation pédiatrique : hospitalisation continue ou de jour | Prise en charge spécifique de durée déterminée : lors du diagnostic, en postopératoire… | – Équipe coordonnée par le médecin MPR :<br>• soins : infirmière, puéricultrice<br>• rééducation : kinésithérapeute, orthophoniste, ergothérapeute… |

(1) Sur orientation de la maison départementale pour les personnes handicapées (MDPH) (2) sur orientation de l'Éducation nationale (3) accès libre possible.

AVS : auxiliaire de vie scolaire; CAMSP : centre d'action médico-sociale précoce; CLIS : classe d'inclusion scolaire; CMP : centre médico-psychologique; CMPP : centre médico-psycho-pédagogique; CNED : Centre national d'enseignement à distance; EREA : établissement régional d'enseignement adapté; IEM : institut d'éducation motrice; IES : institut d'éducation sensoriel; IME : institut médico-éducatif; ITEP : institut thérapeutique éducatif et pédagogique; MRP : médecine physique et de réadaptation; PAI : projet d'accueil individualisé; SAAAIS : service d'aide à l'acquisition de l'autonomie et à l'intégration scolaire; SAFEP : service d'accompagnement familial et d'éducation précoce; SEGPA : section d'enseignement général et professionnel adapté; SESSAD : service d'éducation spéciale et de soins à domicile; SSAD : service de soins à domicile; SSEFIS : service de soutien à l'éducation familiale et à l'intégration scolaire; TED : trouble envahissant du développement; ULIS : unité localisée d'inclusion scolaire.

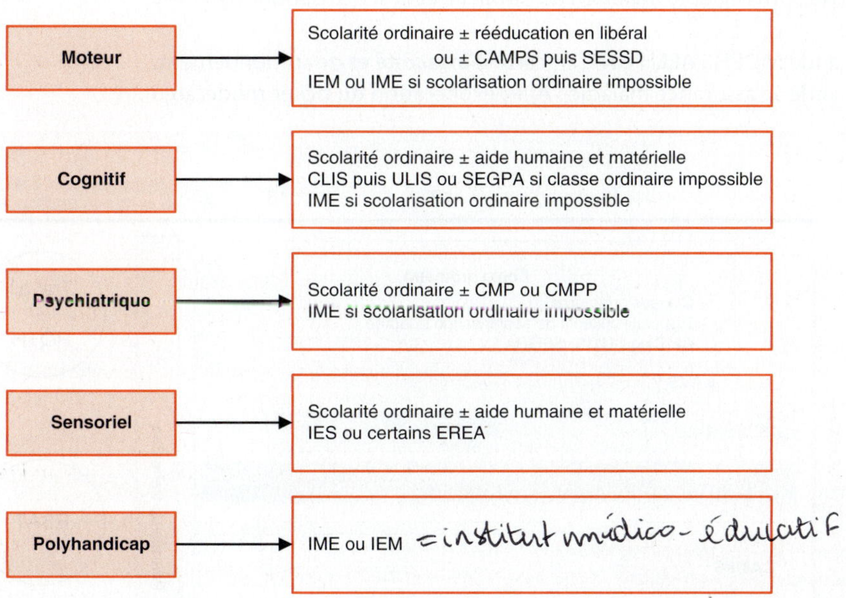


**Fig. 8.9 Les grandes lignes de l'orientation médico-éducative en fonction de l'origine du handicap.**

CAMSP : centre d'action médico-sociale précoce; CLIS : classe d'inclusion scolaire; CMP : centre médico-psychologique; CMPP : centre médico-psycho-pédagogique; EREA : établissement régional d'enseignement adapté; IEM : institut d'éducation motrice; IES : institut d'éducation sensoriel; IME : institut médico-éducatif; SEGPA : section d'enseignement général et professionnel adapté; SESSD : service d'éducation et de soins spécialisés à domicile; ULIS : unité localisée d'inclusion scolaire.

# V. Prise en charge sociale

La prise en charge sociale repose sur la rédaction de certificats médicaux et pour cela tout médecin qui suit l'enfant peut être sollicité. La rédaction de ces certificats est soumise au secret médical. Elle doit être précise, claire et contenir des éléments pertinents.

Les aides financières pour la compensation du handicap sont l'allocation d'éducation de l'enfant handicapé (AEEH) et la prestation de compensation du handicap (PCH). Les parents peuvent augmenter leur temps de présence parentale en demandant un congé de présence parentale ou une allocation journalière de présence parentale (AJPP). L'exonération du ticket modérateur et la carte d'invalidité sont deux demandes à remplir par le médecin.

**Points clés**

**Définition :**

- handicap de l'enfant/pluri-handicap/polyhandicap;
- acquis *versus* congénital/transitoire *versus* durable/stable *versus* évolutif.

**Spécificités :**

- prise en charge pluridisciplinaire et coordonnée médico-socio-éducative;
- développement et croissance à prendre en compte.

**Filières de prise en charge médicale, médico-sociale et de scolarisation :**

- médicale :
  - évaluation clinique et paraclinique,
  - rôle du médecin MPR, des professionnels de rééducation,
  - principes de prise en charge;
- éducative : privilégier le maintien au domicile et la scolarisation (fig. 8.10);
- sociale :
  - demande MDPH : AEEH et PCH; carte d'invalidité et de stationnement,
  - demande à l'assurance maladie : AJJP; exonération du ticket modérateur.



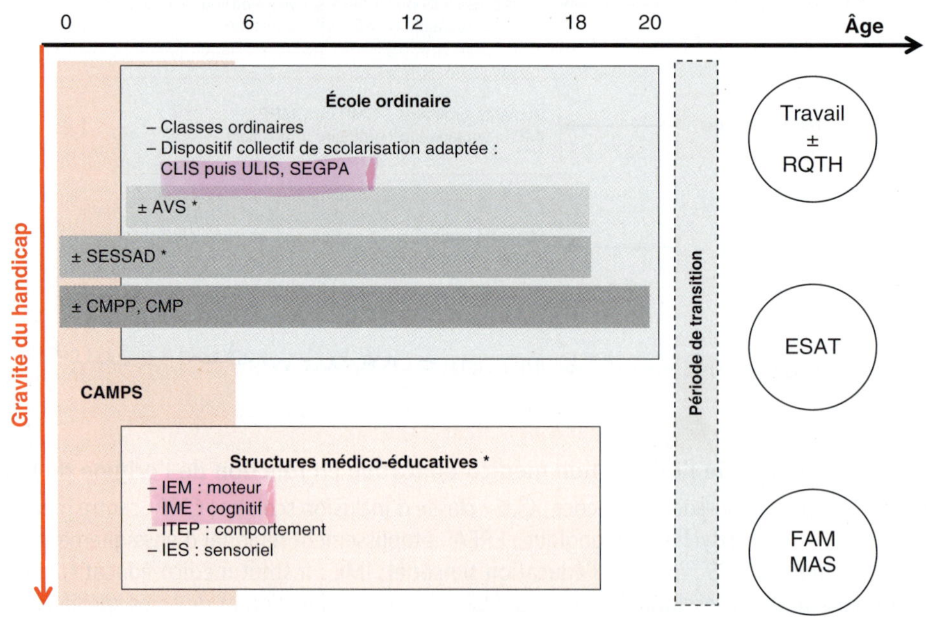


**Fig. 8.10 Orientation médico-éducative en fonction de l'âge et de la gravité du handicap.**

* soumis à accords MDPH.

ESAT : établissement et service d'aide par le travail; FAM : foyer d'accueil médicalisé; MAS : maison d'accueil spécialisée; RQTH : reconnaissance travailleur handicapé.

## Pour en savoir plus

| | |
|---|---|
| | Collège des enseignants de médecine physique et réadaptation (Cofemer). http://www.cofemer.fr/ |
| | Maison départementale des personnes handicapées. http://www.mdph.fr/ |
| | Orphanet. www.orphanet-france.fr |
| | Société francophone d'étude et de recherche sur le handicap de l'enfant (SFERHE). http://www.sferhe.org/ |

CHAPITRE

# 9

# Item 91 – Compression médullaire non traumatique et syndrome de la queue de cheval



## *Objectif pédagogique*

- Décrire les principes de prise en charge des déficiences, incapacités et du handicap secondaires à une compression médullaire non traumatique et un syndrome de la queue de cheval.



Les compressions non traumatiques de la moelle spinale et de la queue de cheval représentent une situation clinique fréquente dont le diagnostic doit être fait très précocement dès le début des signes afin d'en limiter les conséquences physiopathologiques et fonctionnelles. On classe habituellement les étiologies en trois grandes catégories :

- extradurales : ce sont les plus fréquentes, avec en particulier les métastases vertébrales et épidurales, les infections (spondylodiscites) et les compressions d'origine dégénérative (hernie discale, canal rachidien étroit) ;
- extramédullaires, intradurales, dont les deux principales étiologies sont le méningiome et le neurinome ;
- intramédullaires plus rares (exemple : épendymome).

Pour la conduite diagnostique et la prise en charge en urgence, on se reportera aux référentiels ECN des collèges des enseignants de neurologie et de neurochirurgie[4]. Les caractéristiques sémiologiques du syndrome rachidien souvent associé et du syndrome lésionnel et sous-lésionnel doivent être parfaitement maîtrisées. L'analyse du niveau de la lésion est déterminante pour guider le niveau exploré par le seul examen de référence qu'est l'imagerie par résonance magnétique (IRM).

4 Voir Collège de neurochirurgie. *Neurochirurgie*. Issy-les-Moulineaux : Elsevier Masson.

# I. Rappel anatomophysiologique

## A. Moelle spinale et queue de cheval

La moelle épinière s'étend chez l'adulte du foramen magnum jusqu'au disque intervertébral L1-L2. Elle se poursuit par le filum terminal entouré des racines lombaires et sacrées. En dessous de la vertèbre L2, il ne peut donc y avoir de compression médullaire, il s'agit d'un syndrome de la queue de cheval. La moelle est constituée de 31 segments (8 cervicaux, 12 thoraciques, 5 lombaires, 5 sacrés, 1 coccygien) donnant naissance à 31 paires de racines. La croissance différentielle entre la moelle et le rachis pendant la vie embryonnaire et les premières années de la vie est à l'origine d'un décalage entre niveau vertébral et niveau métamérique et d'une obliquité progressive des racines. Le décalage niveau vertébral/niveau métamérique est d'un niveau au niveau du rachis cervical inférieur, de deux au niveau thoracique supérieur, et de trois à quatre au niveau thoracique inférieur, l'interligne L1-L2 étant en regard du cône terminal (derniers métamères sacrés). L'approche diagnostique doit tenir compte de ce décalage, une lésion vertébrale de niveau T11 sera à l'origine d'une atteinte médullaire de niveau métamérique L2-L3.

## B. Notion de syndrome lésionnel et sous-lésionnel

Le syndrome lésionnel correspond à l'atteinte au niveau du siège de la compression et à l'étendue en hauteur de l'atteinte de la substance grise et ou de plusieurs racines contiguës. Son expression clinique est le plus souvent une douleur de topographie métamérique/radiculaire, par exemple une classique douleur en hémi-ceinture thoracique lors de compression thoracique, ou une névralgie cervico-brachiale lors de compressions cervicales. Ce syndrome lésionnel associe parfois un aspect déficitaire sensitif ou moteur notamment en cervical et une modification des réflexes ostéo-tendineux (ROT) dans le territoire métamérique en cause (diminution, inversion, abolition). Le syndrome sous-lésionnel correspond à l'expression de l'atteinte des voies longues descendantes et ascendantes au niveau de la lésion, c'est-à-dire les troubles sensitifs, le syndrome pyramidal. L'intensité et la typologie du syndrome sous-lésionnel dépendent de l'intensité et de la localisation de la lésion dans le plan transversal (fig. 9.1).

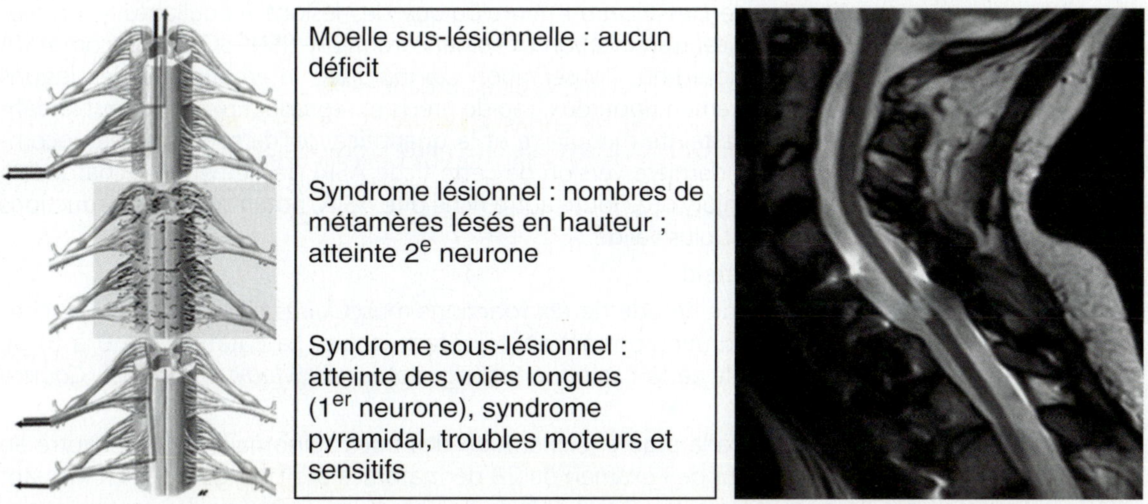


**Fig. 9.1 Notion de syndrome lésionnel et sous-lésionnel.**

## II. Définitions

Ces définitions sont des définitions validées et intégrées au livret de l'observation de l'*American Spinal Injury Association* (ASIA) *(cf. infra)*.

- Tétraplégie (terme préféré à quadriplégie) : ce terme correspond à un déficit ou à la perte des fonctions motrices et sensitives dans les segments cervicaux de la moelle épinière dû à une lésion du névraxe à l'intérieur du canal rachidien. La tétraplégie se manifeste par un déficit de fonction des membres supérieurs aussi bien que du tronc, des membres inférieurs et des organes pelviens. Ceci n'inclut pas les lésions du plexus brachial et les traumatismes des nerfs en dehors du canal rachidien.
- Paraplégie : ce terme correspond à un déficit ou perte des fonctions motrices et/ou sensitives dans les segments thoraciques, lombaires et sacrés, mais non cervicaux de la moelle épinière, dû à une lésion du névraxe à l'intérieur du canal rachidien. Lors de la paraplégie, le fonctionnement des membres supérieurs est préservé, mais en fonction du niveau de la lésion, le tronc, les membres inférieurs et les organes pelviens peuvent être atteints. Le terme est utilisé dans le cadre des lésions de la queue de cheval et du cône terminal, et non lors d'atteintes du plexus lombo-sacré ou traumatismes des nerfs périphériques en dehors du canal rachidien.
- Tétraparésie et paraparésie : l'utilisation de ces termes est déconseillée car ils décrivent les lésions incomplètes de façon très imprécise et sous-entendent que les termes tétraplégie et paraplégie ne devraient être utilisés que pour les lésions complètes. À la place, il convient donc d'utiliser l'échelle de déficience ASIA *(ASIA impairment scale)* qui permet une approche plus précise de la description de la sévérité (c'est-à-dire caractère complet/incomplet) de la lésion médullaire *(cf. infra)*.



## III. Bilans et prises en charge des déficiences constituées

### A. Évaluation de la déficience neurologique liée à la lésion de la moelle spinale ou de la queue de cheval

Les normes internationales de classification neurologique des lésions médullaires – *international standards for neurological classification of spinal cord injury* (ISNCSCI) ou encore *ASIA standards* – représentent aujourd'hui l'observation standardisée internationale des lésions médullaires, permettant un examen rigoureux, rapide précis et reproductible et surtout la définition précise du niveau de l'atteinte médullaire et la quantification de son caractère incomplet. L'annexe 9.1 propose la dernière version de cette fiche ASIA, facilement téléchargeable sur le site Internet asia-spinalinjury.org. Toute autre fiche dite ASIA, notamment les traductions francophones anciennes, n'est plus valide.

Cette observation ASIA comprend :

- un score moteur à partir de l'étude de dix fonctions musculaires clés droites et gauches en incluant la recherche d'une contraction volontaire anale. La cotation (de 0 à 5) de chaque muscle/fonction clé se fait selon le testing moteur du *Medical Research Council* ou MRC ;
- deux scores sensitifs, l'un à la piqûre (exploration des tracti spinothalamiques), l'autre au tact (tracti dorsaux), à partir de l'examen de 28 dermatomes droits et gauches en incluant l'examen des derniers métamères sacrés et la recherche d'une sensation de pression endo-anale profonde. Chaque dermatome est coté de 0 à 2 (0 : anesthésie, 1 : hypoesthésie, 2 : normale) sur chaque modalité sensitive.

À partir de ces données, on définit :

- le niveau neurologique de la lésion (*neurologic level of injury* ou NLI) : niveau métamérique le plus caudal avec une fonction motrice et sensitive normale ;
- le niveau moteur (muscle/fonction clé le plus caudal ≥ 3 à condition que fonction/muscle clé sus-jacent soit coté à 5) ;
- le niveau sensitif (dernier niveau sain) ;
- la quantification du déficit qui se fait par l'établissement de scores moteurs et sensitifs ;
- le caractère complet ou incomplet de la lésion qui est défini par l'analyse des derniers segments sacrés ;
- la quantification du caractère incomplet de la lésion qui se fait sur l'échelle de déficience ASIA *(ASIA impairment scale)* qui comprend cinq grades de A à E :
  - grade A : lésion complète sans préservation motrice ni sensitive au niveau des segments sacrés S4-S5,
  - grade B : préservation d'une fonction sensitive mais non de la fonction motrice au niveau des derniers segments sacrés (S4-S5),
  - grade C : préservation d'une contraction volontaire anale OU le patient remplit les critères d'une lésion sensitive incomplète et présente une préservation motrice au-delà de trois niveaux en dessous du niveau moteur avec plus de la moitié des muscles clés ayant une cotation inférieure à 3,
  - grade D : préservation motrice en dessous du niveau neurologique de la lésion avec au moins la moitié des muscles clés avec une cotation supérieure à 3,
  - grade E : fonctions sensitive et motrice normales.

La systématisation de l'examen du blessé médullaire, comprenant notamment l'examen de la sphère sacrée, permet de dégager des facteurs pronostiques initiaux de récupération lors de l'examen initial (persistance de passages sensitifs algiques dans tout le secteur sous-lésionnel, d'une sensibilité algique sacrée, d'une contraction volontaire anale).

Cet examen standard, minimum recommandé de l'évaluation neurologique d'un patient porteur de lésion médullaire, doit être complété par :

- un testing moteur complémentaire des muscles non-clés ;
- une évaluation de la proprioception ;
- une analyse des ROT afin de déterminer l'étendue du syndrome lésionnel ;
- une évaluation de la spasticité (échelle d'Ashworth modifiée, échelle de spasmes de Penn) et de son retentissement sur le contrôle moteur et sur le plan fonctionnel.

Les compressions médullaires réalisent le plus souvent des tableaux incomplets lorsque le diagnostic n'est pas trop tardif. Certains syndromes cliniques médullaires sont caractéristiques de certaines étiologies (compressions tumorales et tableau de sclérose combinée de la moelle, par exemple).

**Spécificité du syndrome de la queue de cheval** : une des grandes étiologies du syndrome de la queue de cheval est la décompensation brutale d'une hernie discale lombaire ou lombo-sacrée. Le syndrome de la queue de cheval doit être suspecté et recherché lors de toute sciatique, la décompensation est souvent très brutale non forcément précédée de l'aggravation d'un syndrome rachidien, mais parfois accompagnée de douleurs pluriradiculaires et/ou périnéales. Le syndrome de la queue de cheval obéit aux mêmes principes d'évaluation. Il s'agit d'une paraplégie basse, le plus souvent de niveau L3, L4 ou L5 ou parfois le déficit est purement sacré. Ce syndrome de la queue de cheval peut être latéralisé et incomplet. L'examen doit inclure l'examen moteur des membres inférieurs, les ROT, les réflexes du cône (bulbocaverneux S3 et anal S4) qui seront abolis et surtout la motricité périnéale (contraction volontaire anale) et la sensibilité périnéale (région bi-ischiatique S3, et péri-anale S4, classique anesthésie dite en selle). Le tableau est dominé par les troubles vésicosphinctériens (neurovessie périphérique), génitosexuels et anorectaux. Le déficit moteur est le plus souvent distal (releveurs, triceps suraux) et intéressant aussi la motricité pelvienne (grands et moyens fessiers).

## B. Prise en charge de la lésion médullaire et des déficiences associées

La grande spécificité des lésions médullaires est d'être à l'origine d'un tableau de déficiences multi-organes et multi-systèmes, véritable néophysiologie spinale à l'origine de complications potentielles spécifiques. La prise en charge des lésions médullaires relève de services de médecine physique et de réadaptation (MPR) spécialisés (unités spinales) maîtrisant la physiopathologie de chaque dysfonction d'organe. Chaque phase, chaque déficience d'appareil fait l'objet de programmes de soins spécifiques et d'une approche globale (holistique) de l'ensemble de ces déficiences (tableau 9.1).

**Tableau 9.1 Principales déficiences liées à la lésion médullaire et prise en charge**

| Déficiences | Prise en charge |
|---|---|
| Déficit moteur membres supérieurs (paralysie) | Mobilisation membres supérieurs<br>Renforcement si syndrome lésionnel<br>Contrôle moteur, étirement des muscles spastiques<br>Travail des prises en ergothérapie<br>Orthèses de posture si déformation/rétraction<br>Orthèse de fonction |
| Déficit moteur membres inférieurs | Mobilisation et bonne installation<br>Syndrome sous-lésionnel : postures et étirements des muscles spastiques. Travail de contrôle moteur<br>Travail de la marche si lésion incomplète grade AIS ≥ C (marche en suspension, exosquelette robotisé) ou renforcement (syndrome de la queue de cheval)<br>Orthèses de marche si lésions basses (releveur)<br>Prescription et apprentissage du maniement d'un fauteuil roulant électrique (tétraplégie) ou manuel (paraplégie) si grade AIS lésion ≤ C |
| Troubles sensitifs (anesthésie–hypoesthésie) | Prévenir les complications cutanées (bonne installation lit et fauteuil), retournements toutes les 3 h, surveillance des points d'appui, supports d'aide à la prévention des escarres (matelas, coussin de fauteuil)<br>Réafférentation proprioceptive, travail de l'équilibre |
| Troubles du tonus musculaire | Étirements, postures des muscles hypertoniques<br>Cryothérapie<br>Traitement oral antispastique (baclofène) |
| Syndrome restrictif respiratoire | Explorations fonctionnelles respiratoires (suivi syndrome restrictif), lutte contre l'encombrement, renforcement diaphragmatique et des muscles respiratoires présents |
| Troubles vésicosphinctériens (neurovessie) | Phase initiale : drainage en urgence (recherche de globe), sonde à demeure 48 h, puis sondage intermittent<br>Phase secondaire : fonction du niveau et du caractère complet ou incomplet. Évaluation clinique et urodynamique<br>Paraplégie complète suprasacrée : autosondage et traitement de l'incontinence liée à l'hyperactivité détrusorienne (anticholinergiques)<br>Syndrome de la queue de cheval : autosondages et traitement de l'incompétence sphinctérienne |
| Troubles du transit<br>Troubles anorectaux | Massages abdominaux, mucilages, boissons et alimentation riche en fibres<br>Déclenchement réflexe d'exonération quotidien (suppositoire Éductyl®)<br>Stimulation digitale anale pour les lésions supra-sacrées, évacuation anale digitale pour les lésions de la queue de cheval |
| Troubles végétatifs et vasculaires<br>Hypotension orthostatique<br>Risque thromboembolique | Sangle abdominale et contention des membres inférieurs<br>Verticalisation progressive<br>Éviter distension vésicale, fécalome<br>HBPM phase initiale, pressothérapie, bas de contention |
| Douleurs neuropathiques, lésionnelles, sous-lésionnelles | Prescription de gabapentinoïdes (gabapentine, prégabaline)<br>Antidépresseurs |
| Troubles génitosexuels | Aide pharmacologique à l'érection (inhibiteurs de la phosphodiestérase de type 5, injection intracaverneuse) |

Les grands principes de cette prise en charge sont la prévention des complications à la phase aiguë, puis l'aide à la restitution en présence de lésions incomplètes ou la mise en place de techniques de substitution lors de lésions complètes. Le schéma de rééducation des lésions médullaires non traumatiques répond aux mêmes principes que celui des lésions traumatiques, tout en tenant compte du caractère parfois évolutif de la maladie causale (compressions médullaires par lésions néoplasiques secondaires). Enfin qu'elle qu'en soit l'origine, après la phase de rééducation initiale, les lésions médullaires doivent bénéficier d'un suivi spécialisé au long cours avec bilan de toutes les déficiences d'appareil, afin de prévenir et dépister les complications potentielles spécifiques : urinaires et cutanées (premières causes de morbidité), respiratoires et cardiovasculaires (premières causes de mortalité).

## 1. Prévention des complications et prise en charge des principales déficiences

### Complications cutanées

La lésion médullaire est un terrain à risque majeur de survenue d'escarres dès la phase initiale et tout au long de la vie du patient. La physiopathologie des escarres chez le médullo-lésé est liée aux troubles sensitifs et moteurs induits par la lésion spinale mais aussi à la paralysie végétative associée (défaut d'adaptation microcirculatoire à la pression). L'incidence et la prévalence des escarres, que ce soit à la phase aiguë ou chronique, sont de l'ordre de 30 %, et l'escarre constitue une des premières causes de ré-hospitalisation chez le médullo-lésé. Ceci justifie des programmes de prévention drastique dès la phase initiale : une bonne installation au lit et au fauteuil avec décharge des zones d'appui et à risque, des retournements toutes les trois heures à la phase aiguë et la mise en place de supports d'aide à la prévention des escarres de haut niveau (matelas dynamique à air alterné, coussin de fauteuil), une hygiène et un nursing soigneux, la maîtrise des incontinences (voir chapitre 14). Secondairement, le patient doit bénéficier d'une éducation lui apprenant à maîtriser ce risque : autosurveillance et éducation thérapeutique, s'il est autonome ; formation des auxiliaires de vie et tiers soignants chez les tétraplégiques.

### Complications neuro-orthopédiques

La prévention des complications neuro-orthopédiques (raideurs, déformations) des segments paralysés se fait par :

- la mobilisation biquotidienne des segments paralysés pour éviter l'installation de toute attitude vicieuse/rétraction musculo-tendineuse ;
- la posture et l'installation des membres dans le sens inverse des déformations liées à la paralysie (ex. systèmes anti-équin), à la spasticité et/ou au déséquilibre agoniste–antagoniste fonction du niveau de la lésion (ex. flexum de coude du tétraplégique C5-C6).

### Problèmes respiratoires

Les lésions thoraciques et cervicales hautes sont caractérisées par un syndrome restrictif (atteinte des muscles intercostaux externes) et l'absence de toux efficace et d'expiration active (paralysie des muscles abdominaux et intercostaux internes). Les risques sont notamment à la phase aiguë (tétraplégies), l'hypoventilation, l'encombrement, l'atélectasie et la détresse respiratoire aiguë nécessitant dans les lésions cervicales hautes une prise en charge réanimatoire (trachéotomie et ventilation assistée). Le bilan de cette atteinte doit comprendre : une évaluation clinique, une évaluation et un suivi par épreuves fonctionnelles respiratoires et gazométries. Les atteintes cervicales hautes (C1-C4) imposent une évaluation électrophysiologique du diaphragme. La prise en charge rééducative de ce syndrome restrictif inclut un travail de renforcement du diaphragme et de l'ensemble des muscles respiratoires présents en fonction de la lésion, et des manœuvres de désencombrement pluriquotidiennes (accélération du flux expiratoire, posture de drainage).

### Déficiences cardiovasculaires

Les atteintes thoraciques (Th6 et au-dessus) sont caractérisées par une atteinte sympathique et une préservation parasympathique. L'interruption des voies efférentes du baro-réflexe est à l'origine d'une hypotension orthostatique (HO) majeure à la phase initiale par vol sanguin sous-lésionnel pouvant parasiter la rééducation. La prévention de l'HO passe par une verticalisation progressive sur plan incliné associée au port de contention efficace systématique (sangle abdominale et bas de contention) et parfois aidée de la prescription d'α-stimulants (midodrine). À l'inverse secondairement, lors de lésions médullaires ≥ T6, il existe un risque d'hyperactivité réflexe du système sympathique déafférenté en réponse à une complication sous-lésionnelle (globe vésical, fécalome) appelée hyper-réflexie autonome (HRA). Caractérisée par une poussée systolique aiguë ≥ 20 mm Hg, accompagnée souvent d'une céphalée brutale, son traitement passe par le traitement de la cause déclenchante.

Le risque thromboembolique est majeur à la phase aiguë des lésions médullaires, *a fortiori* s'il existe une étiologie carcinologique à la lésion, et impose une prévention d'emblée par héparine de bas poids moléculaire (HBPM) dont la durée minimum est de 8 semaines, l'association du port de contention de membres inférieurs efficace et de techniques kinésithérapiques à type de massages circulatoires et de pressothérapie.

## Troubles vésicosphinctériens (*cf.* chapitre 16)

Ces troubles constituent encore aujourd'hui une des premières causes de morbidité et de réhospitalisations justifiant une prise en charge spécialisée et un suivi au long cours.

À la phase initiale, notamment lors de l'installation subaiguë d'une lésion médullaire ou de la queue de cheval, la rétention aiguë est la règle. Il est impératif, lors de la prise en charge à la phase initiale, de faire le diagnostic de globe vésical, de ne pas se laisser leurrer par d'éventuelles mictions par regorgement et de drainer immédiatement la vessie. Si le drainage continu en urgence s'impose (sonde à demeure) à la phase initiale (premières 48 heures), il est de règle de le remplacer très rapidement par le sondage intermittent 6 à 7 fois/24 h, afin de diminuer le risque infectieux urogénital, lithiasique et de détérioration de l'arbre urinaire.



Secondairement, l'évolution sur le plan mictionnel et la prise en charge seront fonction du niveau de la lésion, de son caractère complet ou incomplet et du sexe du patient.

Schématiquement, on distingue (fig. 9.2) :

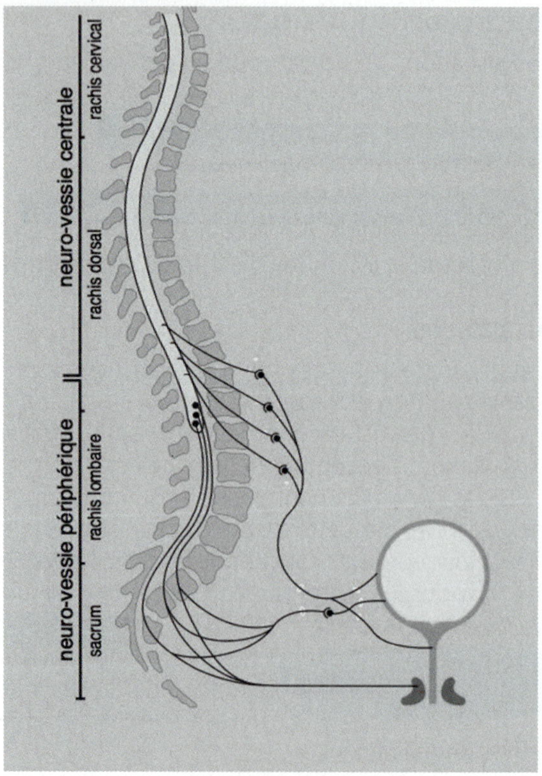


**Fig. 9.2 Type de neurovessies en fonction du niveau de la lésion.**
(Source : J.-M. Buzelin.)

- les neurovessies centrales dues à des lésions de la moelle épinière situées au-dessus des centres sacrés;
- les neurovessies périphériques dues à soit une atteinte, soit des racines de la queue de cheval, soit de la substance grise du cône terminal.

Lors de lésion complète, la neurovessie centrale est caractérisée par l'absence de contrôle de la fonction vésicosphinctérienne et la survenue de contractions détrusoriennes réflexes (hyperactivité détrusorienne neurogène) avec incontinence (fig. 9.3). Ces contractions réflexes sont souvent associées à une contraction concomitante du sphincter strié (dyssynergie vésicosphinctérienne), avec résidu post-mictionnel et hautes pressions intravésicales à l'origine d'un risque sur le haut appareil (reflux urétérovésical, dilatation des cavités pyélocalicielles) (fig. 9.4).

Le gold standard de la prise en charge de ces neurovessies centrales est l'autosondage intermittent, chez les patients dont la préhension est possible (paraplégies, tétraplégies basses), associé au traitement de l'hyperactivité vésicale (anticholinergiques oraux, toxine botulique intradétrusorienne).

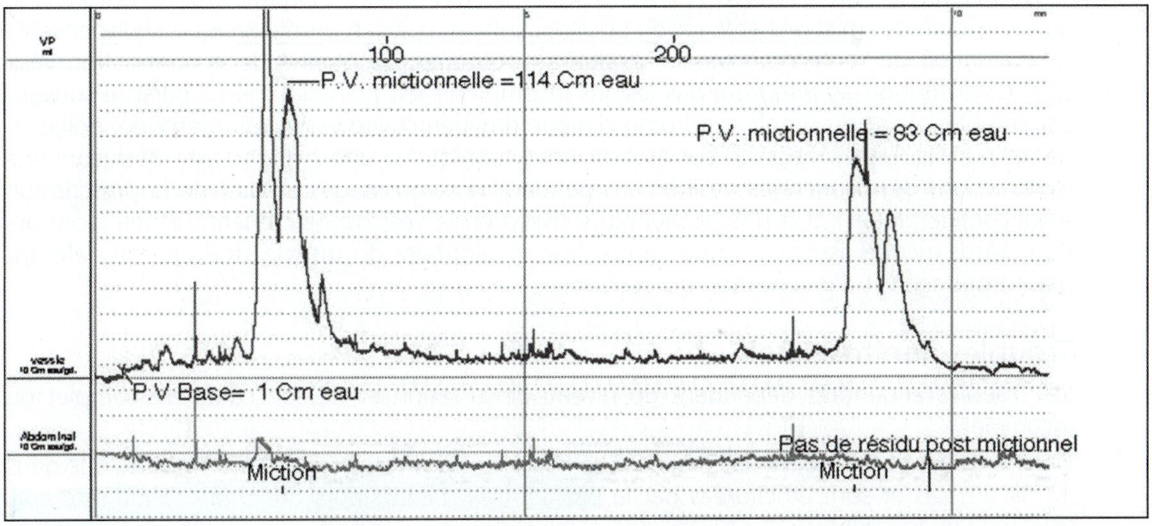


**Fig. 9.3** **Cystomanométrie objectivant la survenue de contractions désinhibées réflexes.**

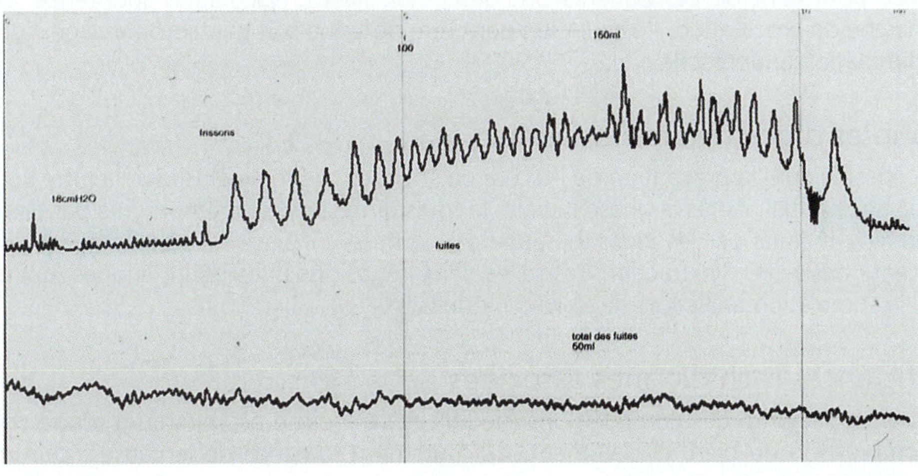

**Fig. 9.4** **Dyssynergie vésicosphinctérienne (contraction détrusorienne prolongée luttant contre la co-contraction du sphincter).**

Chez les patients incapables de s'autosonder (tétraplégiques dont le niveau est $\geq$ C5), le mode mictionnel définitif sera fonction du sexe (pas de mictions réflexes chez la femme), de la capacité contractile réflexe de la vessie, de l'existence d'une dyssynergie vésicosphinctérienne. Chez l'homme tétraplégique, la technique mictionnelle par fuites et percussions sus-pubiennes est souvent proposée ; les urines étant drainées par un étui pénien, cette technique nécessite parfois la réalisation d'une sphinctérotomie en cas de dyssynergie.

Retenons que les drainages continus (sonde à demeure, cathéter sus-pubien) au long cours doivent être systématiquement proscrits en raison du risque majeur d'infection, de lithiase, de dégradation de la fonction rénale et de fistule péno-scrotale chez l'homme et uréthro-vaginale chez la femme.

La neurovessie périphérique (queue de cheval) est caractérisée par un détrusor acontractile, une incompétence sphinctérienne : les mictions sont possibles par poussée abdominale, et les patients présentent une incontinence d'effort. Là encore, la technique d'autosondage est la technique de référence, préservant un périnée dénervé de poussées excessives. Il faudra y associer dans certains cas une chirurgie de l'incontinence d'effort (bandelette sous-urétrale, ballonnets périnéaux, sphincter artificiel).

Lors de lésions incomplètes, la récupération de mictions spontanées sera suivie sur un catalogue mictionnel, qui évaluera l'existence d'un besoin fiable, d'impériosité et de fuites, la quantification des mictions et le résidu post-mictionnel. Le bilan urodynamique, indispensable à l'évaluation de toute neurovessie, évaluera notamment la qualité de la contraction vésicale. La restitution *ad integrum* des lésions incomplètes est possible, mais il persiste souvent des troubles allant du simple syndrome clinique d'hyperactivité vésicale (urgenturie, pollakiurie, et parfois fuites) rapporté sur le plan urodynamique à une hyperactivité détrusorienne (contractions détrusoriennes désinhibées pendant le remplissage relevant de la prescription d'anticholinergiques) et à une authentique dyssynergie vésicosphinctérienne striée (contraction détrusorienne associée à une contraction involontaire du muscle strié urétral), relevant d'autosondages et d'inactivation du détrusor.



## Troubles génitosexuels

Les troubles engendrés dépendent du niveau de la lésion et de son caractère complet ou incomplet.

Dans les lésions médullaires, les érections réflexes sont possibles mais ne sont stables que dans 13 % des cas et sont améliorées par la prescription d'inhibiteurs des 5-phosphodiestérases (sildénafil et apparentés).

Dans le syndrome de la queue de cheval, seule la part psychogène est préservée avec des érections molles qui peuvent être améliorées par des injections intracaverneuses de prostaglandine E1.

Quinze pour cent de ces patients ont des possibilités d'éjaculation spontanée. Lors d'une démarche de procréation, l'éjaculation peut être obtenue soit par vibromassage, soit par électrostimulation endorectale.

## Troubles digestifs et anorectaux

À la phase aiguë, la prévention de l'ulcère de stress est de règle ainsi que la lutte contre l'iléus paralytique initial. Après la phase initiale, le transit intestinal doit être régulé par des massages abdominaux (faits par les kinésithérapeutes), la mise en place de suppositoires favorisant la descente des selles, l'extraction des selles dans les lésions dites périphériques (queue de cheval), la stimulation anale lors de lésions médullaires.

## Déficiences rachidiennes associées

La grande majorité des compressions médullaires bénéficie au minimum d'une chirurgie de décompression ou bien, évidemment, du traitement *princeps* de la cause : chirurgie d'exérèse par exemple d'un épendymome, d'un méningiome ; traitement chirurgical d'une sténose canalaire ; cure chirurgicale d'une hernie discale. Le bilan du rachis fait partie intégrante du bilan du patient : recherche de déstabilisation lors de laminectomie étendue, suivi de matériel d'arthrodèse. Sur le plan rééducatif, un travail des érecteurs du rachis permet de lutter contre les déstabilisations rares post-laminectomie.

Les spondylodiscites sont une étiologie fréquente de compression médullaire ou de la queue de cheval. Sur le plan vertébral, elles sont à l'origine d'un processus de destruction majeure et de déstabilisation du rachis risquant d'aggraver la situation neurologique. La prise en charge inclut :

- une antibiothérapie adaptée aux résultats des prélèvements initiaux, dont la durée et la typologie seront discutées avec les infectiologues ;
- une immobilisation par corset ou corset minerve pour éviter toute déstabilisation pendant cette phase de destruction ;
- un suivi rachidien par radiographies standard, scanners et IRM pour juger de l'évolution et de la phase de reconstruction.

## 2. Rééducation spécifique : prise en charge des déficiences neuromotrices et de certaines limitations d'activité

### Lésions médullaires incomplètes

Elles sont caractérisées par un trouble du contrôle moteur d'origine central. Les techniques de rééducation visant à guider la récupération sont essentiellement :

- la poursuite d'un entretien orthopédique des segments paralysés en visant spécifiquement à lutter contre les rétractions tendineuses, liées aux déséquilibres musculaires et à la spasticité ;
- les techniques visant à inhiber la spasticité (postures d'étirement), la balnéothérapie froide ;
- un travail du contrôle moteur et de la sélectivité de la commande ;
- plus récemment, les techniques de rééducation fondées sur la répétition de l'activité : travail de la marche en suspension sur tapis roulant ou exosquelettes robotisés d'entraînement ;
- la reprise de la marche progressivement : tout d'abord travail de l'équilibre debout, puis travail de la marche entre deux barres parallèles, puis cannes anglaises ;
- les techniques de rééducation proprioceptive : elles sont utilisées lors de troubles sensitifs proprioceptifs avérés.

Le syndrome de la queue de cheval constitue une atteinte neurologique périphérique. La rééducation est fondée sur le renforcement moteur analytique des muscles déficitaires. Les techniques utilisées seront fonction de la cotation de chaque muscle (testing MRC) : techniques actives aidées (cotation 2) ou : technique contre pesanteur et résistance (cotations 3 et 4).

### Paraplégies complètes

Les grandes lignes de la rééducation du paraplégique sont :

- l'athlétisation des membres supérieurs et du tronc en fonction du niveau ;
- le travail de l'équilibre assis ;
- l'acquisition des transferts et l'autonomie de tous les gestes de la vie quotidienne ;
- la préservation du segment sous-lésionnel par une mobilisation régulière des membres inférieurs ;
- l'apprentissage de la verticalisation passive ;
- surtout, l'éducation thérapeutique du patient quant à la connaissance de sa néophysiologie spinale et de son autosurveillance (cutanée et urinaire). Le sport, véritable discipline de rééducation, renforcera ses acquis par la poursuite de la musculation sus-lésionnelle, certains sports travaillant l'équilibre du tronc (lancer, ping-pong). Dès la mise au fauteuil, le patient apprendra les *push-up* (autosoulèvements) pour prévenir le risque cutané. Le choix du fauteuil sera fonction du niveau, de la morphologie du patient et de son mode vie futur (fauteuils allégés à cadres rigides ou pliables).

## Tétraplégies complètes

Les objectifs d'autonomie sont fonction du niveau de la lésion cervicale. Les sujets avec atteintes hautes C3-C4 n'ont comme seule autonomie que le déplacement en fauteuil roulant électrique à commande céphalique. Le déplacement en fauteuil roulant manuel est possible à partir du niveau C6. Les sujets avec atteinte C7 et en dessous (présence d'un triceps brachial $\geq 3$) pourront acquérir une autonomie de transfert. Le travail des membres supérieurs est un enjeu majeur pour prévenir les complications neuro-orthopédiques (enraidissement post-syndrome douloureux régional complexe, attitudes vicieuses liées aux déséquilibres musculaires et/ou à la spasticité) et renforcer les muscles déficitaires. Les mobilisations biquotidiennes, les orthèses de posture permettent de lutter contre les rétractions ; les injections de toxine botulique dans les muscles hypertoniques et/ou rétractés aident à la préservation/récupération des amplitudes. L'ergothérapie prend ici toute sa place : travail des préhensions et de l'autonomie de vie quotidienne (enjeux majeurs) en association avec la kinésithérapie ; confection d'orthèses de fonction pour améliorer la préhension ; adaptation de la conduite du fauteuil électrique ; maîtrise de nouvelles technologies (contrôle d'environnement, accès à l'informatique).

## Contexte étiologique

Si le schéma de rééducation est assez codifié dans la prise en charge des lésions médullaires, il doit cependant tenir compte de l'âge du patient, d'un éventuel contexte polypathologique et de l'étiologie de la lésion.

Lors de compressions médullaires sur métastases ostéo-épidurales, la prise en charge rééducative et ses objectifs doivent tenir compte du type de néoplasie (évolutivité et pronostic à moyen terme), de sa dissémination, de l'état général du patient et des traitements complémentaires (chimiothérapie, radiothérapie).



## Spécificité de la spasticité dans les lésions médullaires

D'un point de vue clinique, la libération de l'automatisme médullaire, notamment dans les lésions complètes, est à l'origine de spasmes incontrôlés (en extension ou en flexion) notamment aux membres inférieurs et parfois du tronc pouvant gêner la station assise et l'autonomie de transfert.

Toute recrudescence de la spasticité quelle qu'en soit la forme doit faire rechercher une épine irritative sous-lésionnelle : complications urinaires, infectieuses, cutanées, fécalome, dysfonction d'organe… Le traitement de la spasticité chez ces patients ne doit donc se faire qu'après avoir éliminé toute épine irritative par un bilan soigneux.

Les outils thérapeutiques de la spasticité sont les mêmes que dans toute pathologie neurologique centrale :

- thérapeutiques orales : GABA-ergiques (baclofène, benzodiazépines) et antispastiques d'action périphérique (dantrolène) ;
- traitements focaux lors de spasticités localisées (gêne à la marche ou à la préhension) : injections de toxine botulique intramusculaire, neurotomies ;
- pompe à baclofène intrathécal lors de spasticités invalidantes et généralisées.

## Appareillage et lésions médullaires acquises

Le type d'appareillage à prescrire chez un patient porteur de lésion médullaire/radiculaire est fonction du niveau de la lésion et des objectifs d'autonomie.

Les orthèses de fonction visant à faciliter la préhension et les gestes de la vie quotidienne sont le plus souvent réalisées par les ergothérapeutes chez les patients tétraplégiques.

Schématiquement, un paraplégique complet doit bénéficier de la prescription d'un fauteuil roulant manuel adapté à son niveau et sa morphologie, d'un coussin d'aide à la prévention des escarres et d'un appareil de verticalisation passive pour entretenir ses amplitudes articulaires. D'autres aides techniques visant à réduire les limitations d'activité (fauteuil douche) peuvent être envisagées dans le cadre de la préparation du retour à domicile.

Le type d'appareillage prescrit chez le patient tétraplégique dépend de son niveau : un fauteuil électrique s'impose dans les atteintes cervicales et l'interface est fonction du niveau (commande à la tête des niveaux hauts, *joystick* dans les niveaux plus bas). À partir du niveau C6-C7, la conduite du fauteuil roulant manuel est possible.

#### *Orthèse de marche/releveurs*

Les orthèses de marche chez le patient porteur d'une lésion médullaire ou radiculaire, tels les grands appareillages de marche (orthèses cruropédieuses), sont peu utilisées car peu fonctionnelles et souvent abandonnées. En revanche dans les paraplégies basses (niveau L3 et en dessous), des orthèses type releveurs sont souvent prescrites pour compenser le déficit des releveurs et éviter les chutes liées au steppage.

#### *Prise en charge des appareillages et aides techniques*

Le remboursement des appareillages (fauteuil roulant, aides techniques à l'autonomie) est effectué pour partie par la Sécurité sociale pour les produits figurant sur la liste des prestations et produits remboursables (LPPR) et pour partie par la mutuelle, mais il n'en couvre souvent pas le coût. Ainsi, des compléments de financement au titre de la prestation de compensation du handicap peuvent être demandés à la maison départementale pour les personnes handicapées (MDPH) pour les patients de moins de 60 ans.

## C. Limitations d'activité et restrictions de participation liées à la lésion médullaire

### *1. Limitations d'activité*

Elles désignent les difficultés que rencontre une personne dans l'exécution de certaines activités et/ou d'une tâche. Elles sont le plus souvent évaluées par la mesure de l'indépendance fonctionnelle ou MIF (*cf.* chapitre 13) pour chaque domaine (soins personnels, mobilité-transferts, locomotion, communication, conscience du monde extérieur). Ainsi, pour chaque item appartenant à ces domaines, les mesures rééducatives ou substitutives seront déclinées en termes d'objectifs de rééducation, d'aides techniques, d'appareillage de fonction ou de substitution et d'aides humaines. Les limitations d'activité relèvent du champ de la fonction. Pour chaque niveau d'atteinte, il est possible de déterminer les objectifs fonctionnels à atteindre, qui devront être pondérés par l'âge, l'état général du patient et les comorbidités du patient. Les tableaux 9.2 et 9.3 récapitulent les objectifs fonctionnels envisageables en fonction du niveau de la lésion ; ils sont donnés uniquement à titre d'exemple, ceci afin de mieux comprendre les limitations d'activité potentielles de ces patients en fonction du niveau neurologique de la lésion.

### *2. Restrictions de participation (cf. chapitre 13)*

Elles concernent les problèmes qu'une personne peut rencontrer pour participer à une situation de vie réelle. Dans ce contexte de lésions médullaires, elles seront fonction bien sûr du niveau de la lésion et du caractère complet ou incomplet de la lésion, de l'âge du patient, du contexte étiologique et du contexte environnemental :

- actes de la vie quotidienne et nécessité ou non d'une aide humaine (tierces personnes, soins infirmiers) ;
- aménagement du domicile après visite à domicile par les ergothérapeutes : l'adaptation de l'environnement est cruciale chez les patients en fauteuil roulant manuel ou électrique ;
- mobilité et déplacement dans la cité : permis de conduire, transport adapté personnel ou communautaire ;

**Tableau 9.2 Objectifs fonctionnels chez le tétraplégique en fonction du niveau de la lésion**

| | C1-C4 | C5 | C6 | C7 | C8-T1 |
|---|---|---|---|---|---|
| Alimentation | Dépendant | Indépendant avec aides techniques (mise en place par un tiers) | Indépendant avec ou sans aides techniques | Indépendant | Indépendant |
| Soins de l'apparence | Dépendant | Assistance minime après mise en place d'aides techniques | Assistance partielle à indépendant si aides techniques | Indépendant avec aides techniques | Indépendant |
| Habillage du haut | Dépendant | Assistance partielle | Indépendant | Indépendant | Indépendant |
| Habillage du bas | Dépendant | Dépendant | Assistance partielle | Assistance minime ou indépendant avec aides techniques | Indépendant |
| Toilette | Dépendant | Dépendant | Assistance partielle ou indépendant avec aides techniques | Assistance partielle ou indépendant avec aides techniques | Autonome avec ou sans aides techniques |
| Mobilité au lit | Dépendant | Dépendant | Assistance partielle | Assistance partielle ou indépendant | Autonome |
| Soulagement d'appui | Indépendant si FRE avec verticalisation électrique et bascule du dossier électrique | Assistance partielle sauf si FRE avec bascule électrique du dossier et de l'assise | Indépendant | Indépendant | Indépendant |
| Transferts | Dépendant | Dépendant | Assistance partielle ou indépendant si planches de transfert et surfaces au même niveau | Indépendant avec ou sans planche de transfert | Indépendant |
| Propulsion d'un fauteuil | Indépendant en FRE à commande céphalique<br>Dépendant en FRM | Indépendant en FRE<br>Possible indépendance en FRM avec aides techniques et sur terrain plat | Indépendant en FRM sur terrain plat | Indépendant en FRM sauf sur terrain irrégulier | Indépendance complète |
| Conduite automobile | Dépendant | Indépendant avec adaptations | Indépendant avec adaptations | Indépendant avec adaptations | Indépendant avec adaptations |

FRE : fauteuil roulant électrique ; FRM : fauteuil roulant manuel.

- insertion professionnelle et/ou scolaire/universitaire : intérêt majeur d'un dispositif d'insertion précoce (DPI) ;
- vie communautaire sociale et civique ;
- ressources.

**Tableau 9.3 Objectifs fonctionnels chez le paraplégique en fonction du niveau de la lésion**

| | T2-T9 | T10-L2 | L3-L5 |
|---|---|---|---|
| Activités de vie quotidienne (soins de l'apparence, alimentation, toilette, habillage) | Indépendant | Indépendant | Indépendant |
| Vessie, intestin | Indépendant | Indépendant | Indépendant |
| Transferts | Indépendant | Indépendant | Indépendant |
| Marche | Possible marche d'exercice ± orthèse de tronc, orthèses cruropédieuse et cannes/déambulateur | Possible marche avec orthèses cruropédieuses et cannes en intérieur | Autonomie de marche avec orthèses type releveurs et cannes |

# IV. Conclusion

Les lésions de la moelle épinière qu'elles soient d'origine traumatique ou médicale créent un tableau de déficiences multi-systèmes et multi-organes. Leur prise en charge impose une connaissance parfaite de la physiopathologie de toutes ces déficiences et des programmes de soins adaptés de façon à éviter les nombreuses et graves complications potentielles. Ces patients doivent être pris en charge dans des unités de MPR spécialisées et, lors de séquelles persistantes, ils doivent bénéficier d'un suivi spécialisé au long cours.





**Points clés**

- **Compression médullaire :** situation fréquente, urgence diagnostique, IRM en urgence.
- **Lésion médullaire, évaluation de la déficience neurologique –** maîtriser l'observation ASIA :
  - les différents muscles clés;
  - les points clés sensitifs;
  - savoir définir les différents niveaux : niveau moteur; niveau sensitif; niveau neurologique de la lésion; dernier niveau sain d'un point de vue moteur et sensitif;
  - maîtriser les différents grades (A à E) en comprenant le caractère déterminant de la présence d'une motricité et/ou d'une sensibilité sacrée dans les derniers métamères sacrés S4-S5.
- **Lésion médullaire/queue de cheval** :
  - déficiences multi-systèmes, sources de complications graves, notamment urinaires, cutanées, respiratoires et cardiovasculaires (tétraplégies et paraplégies hautes);
  - programmes de soins spécifiques dès la phase initiale pour prévenir ces complications. Sur le plan urinaire, la vessie doit être drainée d'emblée : initialement par sonde à demeure le temps de la prise en charge neurochirurgicale, puis très vite (48 h) par hétérosondages intermittents pour diminuer les complications liées au drainage continu et préserver la capacité vésicale. Tout drainage continu (sonde à demeure, cathéter sus-pubien) au long cours doit être banni;
  - ces déficiences multi-systèmes nécessitent une prise en charge de ces patients dans des services de MPR spécialisés (unités spinales) et un suivi au long cours, notamment sur le plan urinaire.

## Cas clinique 1

Madame Z., née en août 1974, est d'origine russe, parle peu français, est mariée, a trois enfants et est femme de ménage. Madame Z. présente des lombalgies invalidantes depuis 1 mois, quand apparaît lors d'un effort de soulèvement, une sciatique S1 droite; 48 heures plus tard, elle est hospitalisée aux urgences pour une rétention aiguë. Un simple sondage évacuateur est effectué et elle est renvoyée chez elle, mais 48 heures plus tard, elle revient pour persistance de la rétention, l'examen neurologique (enfin !) révèle :

- un déficit complet des deux triceps suraux et une abolition des réflexes achilléens;
- une anesthésie complète S1-S2-S3-S4-S5;
- l'absence de contraction volontaire anale et de réflexe anal.

Au total, le diagnostic indique une paraplégie de niveau L5 AIS A sur syndrome de la queue de cheval.

L'IRM confirme le diagnostic en révélant une volumineuse hernie exclue en L5-S1.

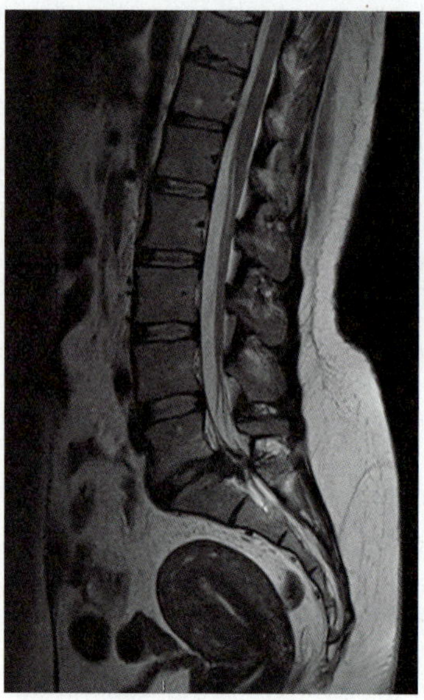

Madame Z. n'est opérée que 4 jours après le début des troubles (laminectomie-discectomie).

À 6 mois postopératoires, elle garde le même examen, la seule modification étant la récupération de triceps suraux à 2.

Sur le plan urinaire, elle est aux autosondages, le bilan urodynamique confirme un détrusor inactif et compliant, une pression urétrale basse. Elle ne peut reprendre son travail et n'a pas de droits ouverts à une pension d'invalidité.

Ses principales déficiences sont :

- le déficit moteur des deux triceps suraux, et l'absence de commande périnéale;
- l'anesthésie périnéale;
- le trouble de la commande anorectale, l'acontractilité vésicale et l'incompétence sphinctérienne;
- la persistance de lombalgies.

Ses principales limitations d'activité sont :

- la marche (elle s'effectue en talonnant), l'impossibilité de courir et la difficulté à porter des charges lourdes;
- une dysurie et une incontinence d'effort : mise aux autosondages et ballonnets périnéaux;
- une difficulté à retenir gaz et matière et la nécessité d'effectuer une vidange digitale à l'ampoule rectale quotidienne;
- l'absence de sensations lors des rapports sexuels et de survenue d'orgasme.

Ses principales restrictions de participation concernent :

- sa situation professionnelle et ses ressources : impossibilité de reprendre son travail antérieur, pas de formation, pas de droit ouvert à une pension d'invalidité;
- sa vie affective et conjugale.

## Cas clinique 2

Madame C.J., âgée de 34 ans, présente en août 2009 des douleurs dorsales irradiant aux deux épaules, augmentées lors des efforts mais aussi lors des efforts de toux. Des radiographies standard lui sont prescrites, et des décontracturants lui sont proposés. S'associent à ses douleurs qui augmentent progressivement, une sensation de marche instable, une pollakiurie pour laquelle un examen cytobactériologique des urines (ECBU) et traitement antibiotique sont prescrits. Dans le courant de l'année 2010, elle se plaint de dysesthésies des membres inférieurs, une consultation auprès d'un neurologue et la réalisation de potentiels évoqués somesthésiques conduisent à la prescription de semelles orthopédiques et à la proposition d'une consultation auprès d'un psychiatre.

Les troubles de la marche s'aggravent, la patiente fait des chutes et constate des troubles sensitifs aux membres inférieurs (ne sent plus la chaleur de l'eau lors de la douche). Elle consulte son médecin traitant (août 2011) qui met en évidence un signe de Babinski bilatéral et des troubles sensitifs à type d'hypoesthésie thermo-algique de limite supérieure T4. Une IRM est demandée et met en évidence une lésion intramédullaire (épendymome avec cavité syringomyélique sus- et sous-tumorale).

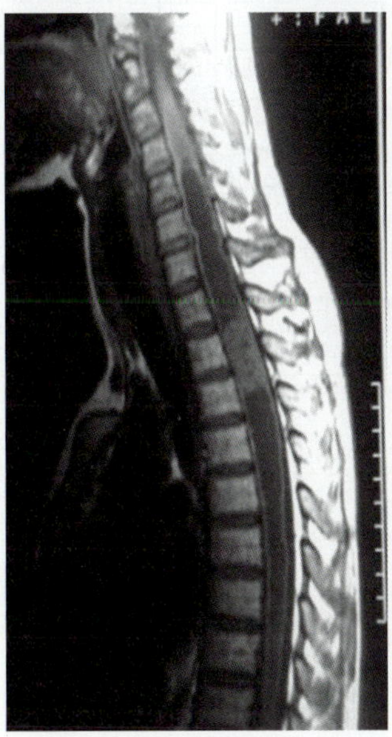

Le diagnostic est fait 2 ans après l'apparition des premiers signes. Une exérèse de la tumeur est effectuée et la patiente est prise en charge en MPR en septembre 2011. À l'arrivée, elle présente une paraplégie de niveau T4 AIS C avec une ébauche de syndrome de Brown-Séquard gauche. L'analyse des troubles du tonus objective des spasmes en flexion très invalidants empêchant tout travail de contrôle moteur. Le bilan à la recherche d'une épine irritative objective une lithiase vésicale chez cette patiente qui est restée 1 mois en sonde à demeure. Après ablation de la lithiase, les spasmes en flexion s'amendent, et l'évolution est favorable.

Sur le plan neurologique, elle présente une paraplégie de niveau T4 AIS D avec un tableau de Brown-Séquard gauche.

Sur le plan fonctionnel, sa marche est parasitée par sa spasticité du triceps sural (équin dynamique et inhibition des releveurs), mais elle marche avec une canne en T portée à droite. La spasticité du triceps sural est traitée dans un premier temps par de la toxine botulique, puis secondairement par une neurotomie tibiale.

Sur le plan vésicosphinctérien, l'existence d'une vessie hyperactive avec dyssynergie, source d'épisodes d'incontinence, de résidus et de hautes pressions endovésicales, conduit à la mise sous autosondages associée à un traitement anticholinergique. Secondairement, l'échappement au traitement anticholinergique, conduit à la réalisation d'injection de toxine dans sa vessie tous les 9 mois et la poursuite des autosondages. Sur le plan professionnel, elle était secrétaire et n'a pu être reprise par son employeur. Après une reconnaissance travailleur handicapé, elle a trouvé un travail avec poste aménagé.

Ses principales déficiences sont :

- la monoparésie centrale gauche ;
- les troubles sensitifs thermo-algiques droits ;
- la spasticité du membre inférieur gauche ;
- la neurovessie centrale.

Ses principales limitations d'activité sont :

- le trouble de la marche ;
- l'absence de contrôle de sa vessie conduisant à la technique d'autosondage + toxine.

Ses restrictions de participation sont :

- d'ordre professionnel : nécessité de poste aménagé (ne peut porter de dossiers par exemple) ;
- d'ordre affectif : n'a plus de compagnon.

# Annexe

## Annexe 9.1 – Normes internationales de classification neurologique des blessés médullaires (*international standards for neurological classification of spinal cord injury* ou ISNCSCI)

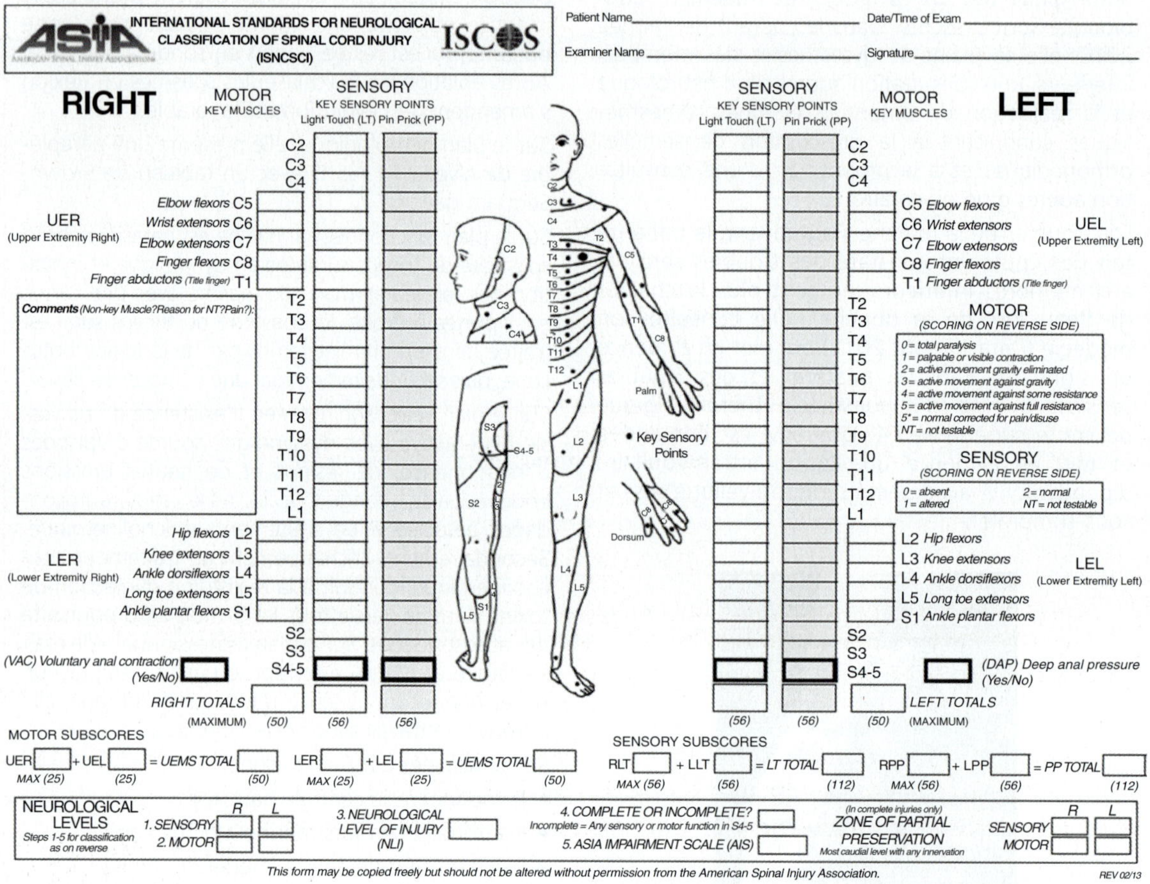
ASIA — AMERICAN SPINAL INJURY ASSOCIATION
INTERNATIONAL STANDARDS FOR NEUROLOGICAL CLASSIFICATION OF SPINAL CORD INJURY (ISNCSCI)
ISCOS

Patient Name ______ Date/Time of Exam ______
Examiner Name ______ Signature ______

**RIGHT**

MOTOR — KEY MUSCLES
SENSORY — KEY SENSORY POINTS — Light Touch (LT) Pin Prick (PP)

C2
C3
C4
UER (Upper Extremity Right)
*Elbow flexors* C5
*Wrist extensors* C6
*Elbow extensors* C7
*Finger flexors* C8
*Finger abductors (Title finger)* T1
T2 T3 T4 T5 T6 T7 T8 T9 T10 T11 T12 L1

***Comments** (Non-key Muscle?Reason for NT?Pain?):*

LER (Lower Extremity Right)
*Hip flexors* L2
*Knee extensors* L3
*Ankle dorsiflexors* L4
*Long toe extensors* L5
*Ankle plantar flexors* S1
S2
S3
S4-5
*(VAC) Voluntary anal contraction (Yes/No)*

*RIGHT TOTALS* (MAXIMUM) *(50) (56) (56)*



**LEFT**

SENSORY — KEY SENSORY POINTS — Light Touch (LT) Pin Prick (PP)
MOTOR — KEY MUSCLES

C2
C3
C4
C5 *Elbow flexors*
C6 *Wrist extensors*
C7 *Elbow extensors*
C8 *Finger flexors*
T1 *Finger abductors (Title finger)*
UEL (Upper Extremity Left)
T2 T3 T4 T5 T6 T7 T8 T9 T10 T11 T12 L1
L2 *Hip flexors*
L3 *Knee extensors*
L4 *Ankle dorsiflexors*
L5 *Long toe extensors*
S1 *Ankle plantar flexors*
LEL (Lower Extremity Left)
S2
S3
S4-5
*(DAP) Deep anal pressure (Yes/No)*

*LEFT TOTALS* (MAXIMUM) *(56) (56) (50)*

MOTOR
*(SCORING ON REVERSE SIDE)*

*0 = total paralysis*
*1 = palpable or visible contraction*
*2 = active movement gravity eliminated*
*3 = active movement against gravity*
*4 = active movement against some resistance*
*5 = active movement against full resistance*
*5* = normal corrected for pain/disuse*
*NT = not testable*

SENSORY
*(SCORING ON REVERSE SIDE)*

*0 = absent* *2 = normal*
*1 = altered* *NT = not testable*

MOTOR SUBSCORES

UER ☐ + UEL ☐ = *UEMS TOTAL* ☐ — *MAX (25) (25) (50)*
LER ☐ + LEL ☐ = *UEMS TOTAL* ☐ — *MAX (25) (25) (50)*

SENSORY SUBSCORES

RLT ☐ + LLT ☐ = *LT TOTAL* ☐ — *MAX (56) (56) (112)*
RPP ☐ + LPP ☐ = *PP TOTAL* ☐ — *MAX (56) (56) (112)*

NEUROLOGICAL LEVELS
*Steps 1-5 for classification as on reverse*

| | R | L |
|---|---|---|
| *1. SENSORY* | | |
| *2. MOTOR* | | |

*3. NEUROLOGICAL LEVEL OF INJURY (NLI)* ☐

*4. COMPLETE OR INCOMPLETE?* ☐
*Incomplete = Any sensory or motor function in S4-5*
*5. ASIA IMPAIRMENT SCALE (AIS)* ☐

*(In complete injuries only)*
*ZONE OF PARTIAL PRESERVATION*
*Most caudial level with any innervation*

| | R | L |
|---|---|---|
| SENSORY | | |
| MOTOR | | |



*REV 02/13*

CHAPITRE

10

# Item 92 – Rachialgie



*Objectifs pédagogiques*

- Diagnostiquer une rachialgie.
- Argumenter l'attitude thérapeutique et planifier le suivi du patient.

**Item transversal :** rhumatologie.
**Connaissances requises :**
- anatomie du rachis (voir Netter F. *Atlas d'anatomie humaine*. 5e éd. Elsevier Masson ; 2011) ;
- item 118– les principales techniques de rééducation et de réadaptation (*cf.* chapitre 15).

**Connaissances de base :** non.

Les rachialgies sont très fréquentes dans la population générale. Elles sont classées selon l'étage anatomique douloureux du rachis : cervicalgies, dorsalgies et lombalgies.

Sont traitées ici uniquement les rachialgies sans atteinte neurologique, en particulier sans radiculalgies associées.

Les rachialgies sont classées de la manière suivante, selon leur durée d'évolution :

- aiguë : < 6 semaines ;
- subaiguë : 6 semaines à 3 mois ;
- chronique : > 3 mois.

# Lombalgies

## I. Définitions

Définitions d'après la Haute Autorité de santé (HAS) et la classification issue des recommandations européennes COST B13 :

- lombalgies : « douleurs de la région lombaire, pouvant s'accompagner d'une irradiation à la fesse, à la crête iliaque, voire à la cuisse, et ne dépassant pas le genou » ;
- récidive de lombalgies : nouvel épisode de lombalgies après une période minimum de 6 mois sans douleur.

# II. Étiologies

## A. Lombalgies symptomatiques

- En faveur d'une fracture : notion de traumatisme, prise de corticoïdes, âge supérieur à 70 ans, ostéoporose, antécédent de tassement vertébral.
- En faveur d'une néoplasie : âge supérieur à 50 ans ou inférieur à 20 ans, perte de poids inexpliquée, antécédent tumoral ou échec du traitement symptomatique.
- En faveur d'une infection : fièvre, douleur à recrudescence nocturne, contexte d'immunosuppression, infection urinaire récente, sonde urinaire à demeure, prise de drogue intraveineuse, prise prolongée de corticoïdes.
- En faveur d'une inflammation : début progressif avant 40 ans, raideur matinale majeure, atteinte des articulations périphériques, uvéite, psoriasis, signes d'appel cutanés, colites, écoulement urétral, antécédent familial de spondylarthropathie.

## B. Lombalgies non spécifiques : pathologies disco-vertébrales

Toujours **éliminer une lombalgie symptomatique** avant de conclure à une lombalgie non spécifique (commune).

Les *red flags*, ou drapeaux rouges, évocateurs d'une lombalgie symptomatique (recommandations européennes), sont les suivants :

- âge < 20 ans ou > 55 ans ;
- antécédent de traumatisme violent récent ;
- douleur d'horaire non mécanique, progressive ;
- douleur thoracique ;
- antécédent de tumeur maligne ;
- prise de corticoïdes au long cours ;
- toxicomanie intraveineuse, immunosuppression, virus de l'immunodéficience humaine (VIH) ;
- perte de poids inexpliquée ;
- fièvre ;
- signes neurologiques étendus (par exemple, syndrome de la queue de cheval) ;
- déformation structurale (scoliose, cyphose) ;
- douleurs constantes.



# III. Lombalgies non spécifiques aiguës (aussi appelées lumbagos)

## A. Bilan clinique

### 1. Interrogatoire

- Douleur d'apparition brutale, d'horaire mécanique, en barre, au maximum pouvant empêcher le redressement (malade plié en deux), impulsive à la toux.
- Si un facteur déclenchant est souvent recherché à l'interrogatoire, il n'est pas systématiquement retrouvé.
- Recherche d'antécédents de lumbago.

- Pratique d'une activité physique régulière antérieure.
- Poids, taille, indice de masse corporelle (IMC).
- Contexte socio-professionnel (profession, type de profession – physique/sédentaire –, statut marital, mode de vie…).

## 2. Examen physique

- Déviation antalgique du rachis.
- Contracture paravertébrale.
- Douleur à la palpation des épineuses.
- Raideur du rachis souvent localisée à un secteur (indice de Schober limité, fig. 10.1).
- Signes négatifs : examen neurologique normal (pas de signes de souffrance nerveuse ni de déficit neurologique), absence de fièvre.

La position permettant un examen optimal du rachis lombaire est la position mettant le patient en décubitus ventral en travers de la table : cette position détend les fléchisseurs de hanche et corrige la lordose lombaire.

Il est important de rechercher les facteurs de risque de passage à la chronicité des lombalgies (facteurs psycho-sociaux), ce sont les *yellow flags*, ou drapeaux jaunes, suivants :

- fausses croyances (FABQ, BBQ : annexes 10.1 et 10.2) ;
- insatisfaction au travail (facteur de risque essentiel), bénéfices secondaires ;
- troubles psychologiques (dépression, anxiété...) ;
- sévérité de l'incapacité fonctionnelle (questionnaire de Québec : annexe 10.3) ;
- comportement inadapté (réduction importante de l'activité physique).





# B. Examens complémentaires

**Aucun examen d'imagerie n'est pratiqué devant une lombalgie de moins de 7 semaines d'évolution**, sauf lorsque certains éléments amènent à rechercher une lombalgie symptomatique

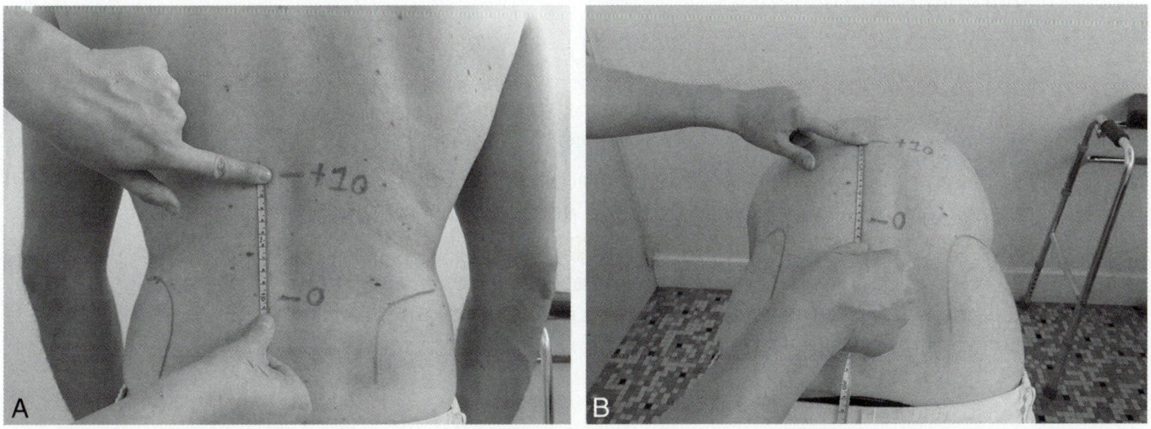


**Fig. 10.1 Indice de Schober.**
On place un repère 10 cm au-dessus de l'épineuse de L5, lorsque le sujet est debout, puis on note l'augmentation et la diminution de la distance entre ces deux repères lors de la flexion et de l'extension du tronc ; la norme varie en fonction de la taille et du sexe.
A. Repères. B. Flexion antérieure.

ou lorsque les modalités du traitement choisi (manipulation vertébrale) exigent d'éliminer formellement toute lombalgie spécifique (recommandations HAS, 2000).

L'absence d'évolution favorable conduira à raccourcir ce délai (HAS 2000, accord professionnel).

En cas de nécessité de réaliser des examens morphologiques, des radiographies sont effectuées en première intention : **rachis lombaire face et profil, bassin de face**.

En cas de recherche d'une lombalgie symptomatique, numération formule sanguine, protéine C-réactive et vitesse de sédimentation seront demandées, en complément des examens d'imagerie.

## C. Traitement des lombalgies aiguës non spécifiques (recommandations européennes COST B13)

La plupart des épisodes de lumbagos évoluent naturellement vers la guérison en quelques jours.

### Objectif du traitement

Calmer la douleur, restaurer la mobilité et la fonction, et **éviter le passage à la chronicité et les arrêts de travail prolongés**.

- Délivrer une information adaptée et rassurer le patient **(éducation thérapeutique)**.
- **Proscrire l'alitement systématique !** Conseiller aux patients de rester actifs et de poursuivre leurs activités quotidiennes normalement, ainsi que leur activité professionnelle, si l'intensité de la douleur le permet.
- **Une ceinture de maintien lombaire peut être prescrite, en particulier pour la reprise des activités physiques et professionnelles** ou pour les efforts physiques sollicitant le rachis lombaire.
- Traitement essentiellement médicamenteux : antalgique de palier 1 ou 2, en fonction de l'intensité des douleurs ou anti-inflammatoires non stéroïdiens (AINS) en prenant en compte le rapport bénéfice/risque. Préférer une prise à intervalles réguliers (plutôt qu'à la demande). Il n'y a pas de place pour la corticothérapie (orale ou infiltration).
- Discuter l'ajout de myorelaxants, sur une courte durée, en cas d'échec des antalgiques, pour contrôler la douleur.
- Pas de prescription initiale de masso-kinésithérapie : absence de réelle efficacité prouvée dans la lombalgie aiguë.
- Une prise en charge en kinésithérapie de ville peut être envisagée en l'absence d'amélioration après 4 semaines de traitement médicamenteux ou en cas d'antécédents d'épisodes analogues.
- Les programmes multidisciplinaires de reconditionnement à l'effort en milieu professionnel peuvent être une option thérapeutique pour les actifs en arrêt de travail depuis au moins 4 à 8 semaines.
- Les manipulations vertébrales peuvent être utilisées. Cependant, ces techniques sont formellement contre-indiquées en présence de signes de souffrance nerveuse (elles nécessitent des radiographies au préalable).

Les ceintures de maintien lombaire et corsets lombaires n'entraînent pas d'amyotrophie des muscles du tronc. En effet, en orthostatisme, les muscles érecteurs du rachis sont soumis en permanence à la force de la gravité et sont donc stimulés en continu. Le port d'orthèse peut par contre entraîner un trouble de la proprioception, facilement rééducable.
Ce raisonnement ne s'applique pas à l'immobilisation du rachis cervical, car ce dernier possède des amplitudes articulaires plus grandes et plus variées, ainsi que des groupes musculaires plus nombreux et qui ne sont pas tous soumis à la pesanteur lors de la position d'orthostatisme.

## IV. Lombalgies non spécifiques chroniques

La lombalgie chronique est une pathologie courante. Avec une incidence comprise entre 60 et 90 % et une prévalence estimée entre un quart et un tiers de la population générale, elle constitue le trouble musculosquelettique le plus fréquent devant les scapulalgies (20,9 %) et les cervicalgies (20,6 %). On considère actuellement que moins de 10 % des lombalgies aiguës évoluent vers la chronicité, mais ce faible pourcentage représente la majorité du coût de cette pathologie.

### A. Examen clinique

#### *1. Interrogatoire*

- Date de début des douleurs, facteur déclenchant, antécédents de lumbagos, pratique d'une activité physique, mode de vie (escaliers), poids, taille, IMC.
- Évaluation de la douleur : siège et irradiation, horaire, impulsivité à la toux, facteurs aggravants/atténuants, échelle visuelle analogique (EVA), traitements antalgiques déjà tentés et leur efficacité, port d'une ceinture lombaire.
- Cinésiophobie (peur du mouvement).
- Retentissement socio-professionnel : arrêt de travail initial, accident du travail, temps d'arrêt de travail cumulé sur les deux dernières années, satisfaction professionnelle (EVA/100), description du contexte professionnel.

#### *2. Examen physique*

Examen du rachis lombaire

- Recherche d'un trouble de la statique rachidienne dans les plans frontal (déviation rachidienne d'un côté), sagittal (évaluation des courbures) et axial (recherche d'une gibbosité) (fig. 10.2).
- Recherche d'une inégalité de longueur des membres inférieurs.
- Examen de la mobilité rachidienne (fig. 10.3 et 10.4).

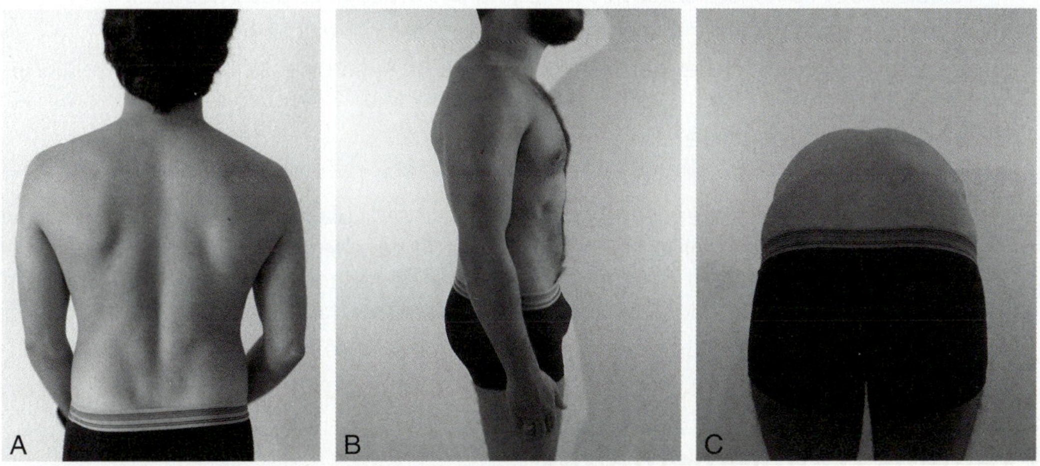


**Fig. 10.2 Évaluation de la statique rachidienne.**
A. Plans frontal (A), sagittal (B) et axial (C) : recherche de l'apparition d'une gibbosité (= bosse) lors de la flexion antérieure du tronc signant une rotation vertébrale axiale que l'on retrouve dans les scolioses. Absence de gibbosité en C.

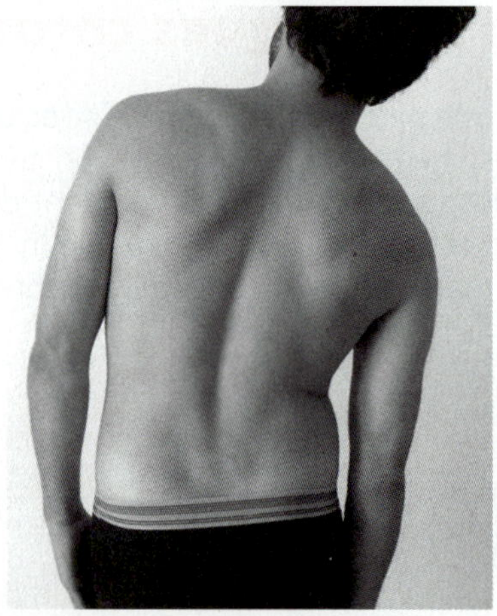

**Fig. 10.3 Évaluation de la mobilité en inclinaison.**

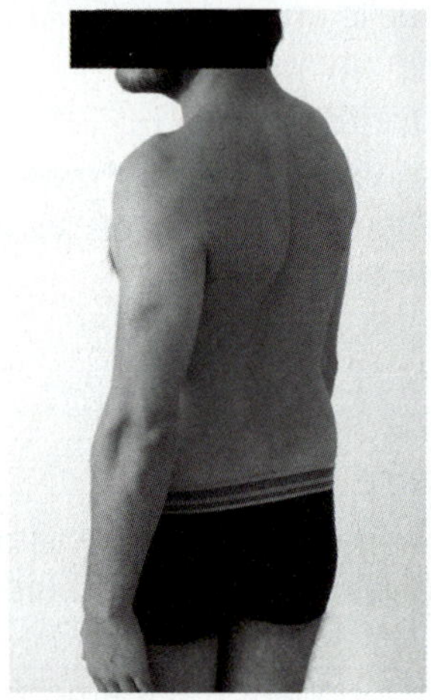

**Fig. 10.4 Évaluation de la mobilité en rotation.**



- Palpation des épineuses axiales et en regard des articulaires postérieures.
- Recherche d'une douleur à la charnière thoraco-lombaire (T12-L1).
- Recherche de contractures paravertébrales et d'un syndrome cellulo-téno-myalgique.

### Examen neurologique

- Absence de signes neurologiques.
- Absence de signe de Lasègue radiculaire (douleur radiculaire dans un ou les deux membres inférieurs, déclenchée par la flexion passive de la hanche, genou en extension, patient en décubitus dorsal), mais il peut exister un signe de Lasègue lombaire (qui dans la même position déclenche une douleur lombaire uniquement) (fig. 10.5).
- Recherche également d'un signe de Léri (Lasègue inversé).

## B. Examens complémentaires

- Radiographies du rachis lombaire (face et profil) et bassin (face) systématique.
- Scanner ou IRM en fonction du contexte clinique, en privilégiant l'IRM autant que possible (examen non irradiant).

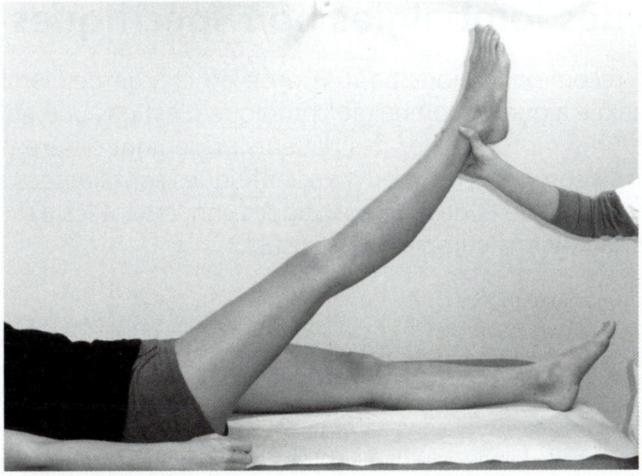

**Fig. 10.5 Recherche d'un signe de Lasègue (radiculaire ou lombaire).**

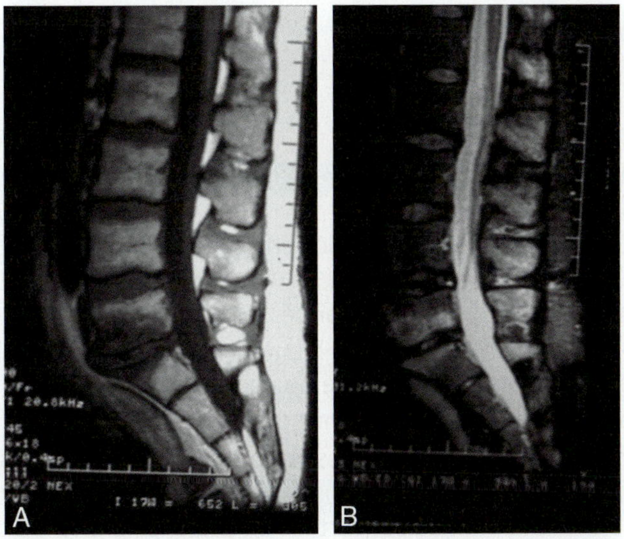


**Fig. 10.6 Modifications de signal IRM des plateaux vertébraux L5 et S1 de type Modic I.**
A. Hyposignal T1. B. Hypersignal T2.

Il n'y a pas lieu de réaliser des examens supplémentaires dans l'année qui suit la réalisation des premiers, sauf évolution des symptômes ou pour s'assurer de l'absence de contre-indications d'une thérapie nouvelle, comme des manipulations vertébrales (recommandation HAS, 2000).

Classification IRM de Modic des discopathies érosives (modifications de signal des plateaux vertébraux associées à la dégénérescence discale) :

- type 1 – hyposignal T1 et hypersignal T2, correspondant à un œdème (Modic 1) (fig. 10.6) ;
- type 2 – hypersignal T1 et T2, correspondant à une involution graisseuse (Modic 2) ;
- type 3 – hyposignal T1 et T2, correspondant à une ostéosclérose (Modic 3).

## C. Traitements des lombalgies non spécifiques chroniques

« Il existe peu de recommandations pour la prise en charge des lombalgies chroniques, par rapport à la lombalgie aiguë. La lombalgie chronique n'est pas une entité clinique et diagnostique, mais plutôt un symptôme chez des patients présentant différents stades d'incapacité et de chronicité. Dans l'ensemble, les preuves scientifiques sont limitées sur beaucoup d'aspects de l'évaluation diagnostique et des thérapeutiques concernant les patients lombalgiques chroniques. » (Recommandations européennes CostB13.)

**Objectif du traitement**

Permettre au patient de contrôler et de gérer sa douleur, d'améliorer sa fonction et de favoriser sa réinsertion sociale et professionnelle le plus rapidement possible en collaboration avec le médecin du travail (HAS, décembre 2000).

### 1. En première intention

#### Éducation thérapeutique

Rassurer le patient, expliquer la pathologie, fournir une information structurée et validée

#### Prise en charge de la douleur

- Traitement médicamenteux : antalgique de palier 1, puis de palier 2 si nécessaire ; exceptionnellement de palier 3.
- Les AINS peuvent être proposés ; ils doivent cependant être prescrits en cure courte en prenant bien en compte le rapport bénéfice/risque.
- Les myorelaxants ne sont pas recommandés.
- Les antidépresseurs tricycliques et les inhibiteurs de la recapture de la sérotonine n'ont pas ou peu d'effet en dehors d'un contexte de dépression.
- Les corticostéroïdes par voie générale ne sont pas recommandés.
- Les infiltrations épidurales de corticoïdes ne sont pas recommandées en première intention.
- La neurostimulation électrique transcutanée (*transcutaneous electrical nerve stimulation* ou TENS) est efficace sur la douleur surtout en présence d'une radiculalgie associée.

#### Maintien des activités physiques

- Le repos au lit n'est pas recommandé.
- Poursuivre le niveau d'activité maximal compatible avec la douleur.
- Promouvoir l'activité physique régulière, éventuellement avec une ceinture lombaire souple de maintien (*cf.* chapitre 21).

#### Séances de kinésithérapie

- Limiter les techniques passives dont la physiothérapie antalgique et privilégier le travail actif.
- Renforcement musculaire : muscles abdominaux, spinaux, quadriceps (fig. 10.7).
- Étirement des plans sous-pelviens : muscles psoas, ischio-jambiers, quadriceps.
- La balnéothérapie peut être associée, elle a un effet antalgique à court terme.
- Apprentissage d'auto-exercices à poursuivre à domicile.
- Reconditionnement aérobie.
- Travail de la proprioception.

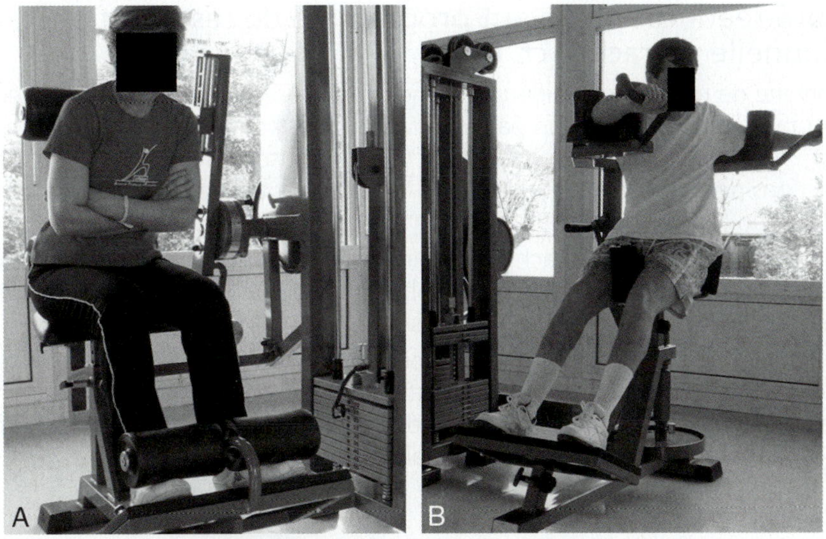


**Fig. 10.7** **Renforcement musculaire des muscles du tronc.**

### Accompagnement psychologique (si besoin)

Relaxation, sophrologie, thérapies comportementales encourageant l'activité physique.

### Reprise des activités professionnelles et sociales

Objectif de reprise du travail si le patient est en arrêt de travail.

- Contact précoce avec la médecine du travail.
- Durées indicatives des arrêts de travail pour les lombalgies aiguës, subaiguës et chroniques, recommandées par l'assurance maladie après avis de la HAS (tableau 10.1).

### Autres

Traitements n'ayant pas fait la preuve de leur efficacité concernant les lombalgies chroniques non spécifiques : tractions vertébrales, école du dos.

## 2. En seconde intention

### Prise en charge multidisciplinaire

Elle est effectuée par les médecins, masso-kinésithérapeutes, ergothérapeutes, psychologues, assistants sociaux, médecins du travail, chargés d'insertion socio-professionnelle, diététiciens, enseignants en activité physique adaptée (APA).

**Tableau 10.1** **Arrêts de travail pour les lombalgies aiguës, subaiguës et chroniques**

| Type d'emploi | | Durée de référence* |
|---|---|---|
| Sédentaire | | 1 jour |
| Travail physique léger | Charge ponctuelle < 10 kg<br>Charge répétée < 5 kg | 3 jours |
| Travail physique modéré | Charge ponctuelle < 25 kg<br>Charge répétée < 10 kg | 14 jours |
| Travail physique lourd | Charge > 25 kg | 35 jours |

* Durée à l'issue de laquelle la majorité des patients est capable de reprendre un travail ; elle est modulable en fonction des complications ou comorbidités du patient.

## Bilan pré-rééducation (avant programme de restauration fonctionnelle du rachis, *cf. infra*)

- Recherche de rétractions (raideur tendino-musculaire) des plans sous-pelviens : mesure de la distance talon–fesse sur un patient en décubitus ventral (rétraction des muscles quadriceps) ; mesure des angles poplités (rétraction des muscles ischio-jambiers). La mesure de ces rétractions permet par la suite de suivre le gain de souplesse de ces muscles au cours de la rééducation (fig. 10.8 et 10.9).
- Mesure des amplitudes du rachis lombaire (rotations, inclinaisons, flexion, extension), avec notamment mesure de l'indice de Schober qui recherche une raideur du rachis lombaire, ainsi que la mesure de la distance doigts–sol.
- Recherche d'un syndrome de déconditionnement à l'effort (décrit par T. Mayer en 1985) : perte de la mobilité rachidienne, diminution des capacités musculaires (diminution de l'endurance des fléchisseurs et extenseurs du rachis) et cardiovasculaires à l'effort, réduction des capacités fonctionnelles (questionnaire de Québec), cinésiophobie.

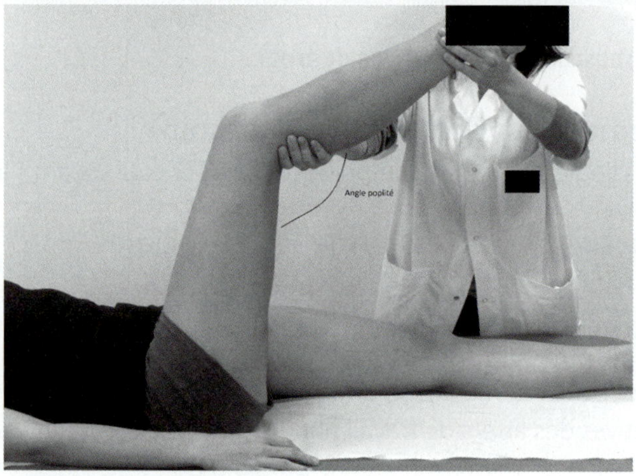


**Fig. 10.8** **Mesure de l'angle poplité (évaluant la raideur des muscles ischio-jambiers) : positionner la hanche à 90° de flexion passive en position de décubitus, et amener progressivement le genou en extension passive.**

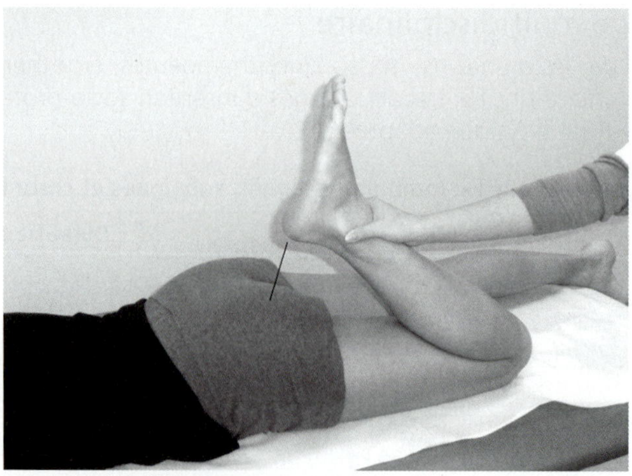

**Fig. 10.9** **Mesure de la distance talon–fesse (évaluant la raideur des muscles quadriceps).**

- Évaluation de la composante anxieuse et dépressive (score HAD ou *hospital anxiety and depression scale*) et du retentissement sur les activités de la vie quotidienne (questionnaire de Québec).
- Évaluation des croyances. Les patients présentant des lombalgies chroniques ont souvent des croyances erronées concernant leur pathologie, ainsi que le lien entre leurs symptômes et l'activité physique (personnelle et professionnelle) : *fear avoidance beliefs questionnaire* ou FABQ (croyances concernant le travail et l'activité physique) et *back beliefs questionnaire* (BBQ).
- Évaluation de la qualité de vie (autoquestionnaire de Dallas).

## Programme de restauration fonctionnelle du rachis en centre de médecine physique et réadaptation

- Groupe de patients lombalgiques, en hospitalisation.
- Séances de rééducation collectives et quotidiennes (matin et après-midi) : kinésithérapie, ergothérapie, balnéothérapie.
- Reconditionnement à l'effort en séance d'activité physique adaptée ou APA (fig. 10.10).
- Séances d'éducation thérapeutique, souvent réalisées en groupe, animées par différents intervenants (médecin, équipe infirmière, ergothérapeute, kinésithérapeute, enseignants en activité physique adaptée, psychologue…), avec différentes thématiques (les traitements antalgiques, l'activité physique et la lombalgie chronique, la reprise du sport…). Selon la HAS, « l'éducation thérapeutique du patient vise à aider les patients à acquérir ou maintenir les compétences dont ils ont besoin pour gérer au mieux leur vie avec une maladie chronique ».
- Accompagnement psychologique.
- Réinsertion socio-professionnelle (fig. 10.11).





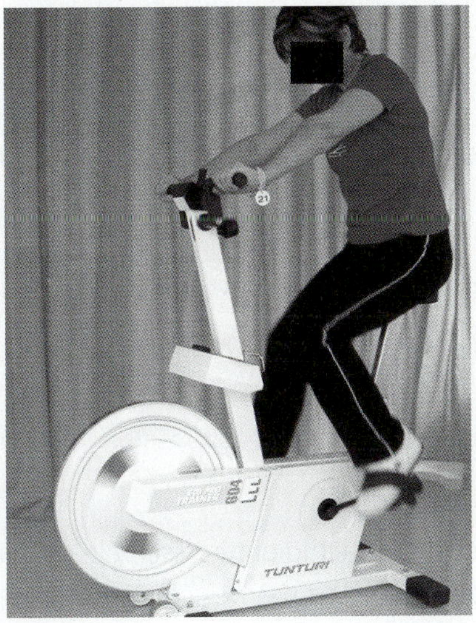


**Fig. 10.10 Reconditionnement à l'effort.**

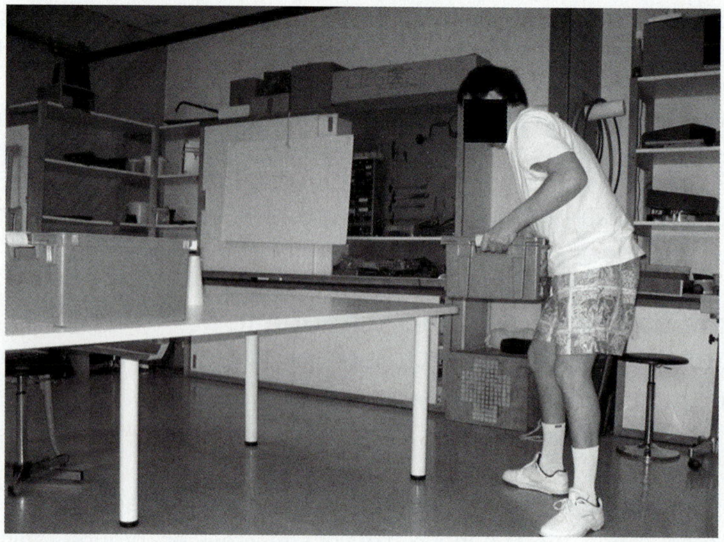

**Fig. 10.11 Ré-entrainement à l'activité professionnelle.**

> Le pronostic fonctionnel de la lombalgie chronique est sombre puisque l'on considère qu'après 6 mois d'arrêt d'activité professionnelle pour lombalgies, la probabilité de reprise du travail est d'environ 50 %, qu'après 1 an elle est de 25 %, et qu'après 2 ans elle est à peu près nulle.



# Dorsalgies

## I. Définition

Dorsalgies : douleurs ressenties en regard du rachis thoracique (T1 à T12).

> Une origine viscérale ou symptomatique est plus souvent retrouvée pour les dorsalgies que pour les lombalgies ou cervicalgies.

## II. Étiologies

L'origine des dorsalgies peut être rachidienne, viscérale ou symptomatique.

Les dorsalgies symptomatiques ont les mêmes étiologies que les lombalgies symptomatiques.

Tous les organes intrathoraciques et de l'étage sus-mésentérique peuvent être responsables de dorsalgies.

Parmi les dorsalgies rachidiennes bénignes, on peut évoquer :

- l'arthropathie costo-vertébrale ;
- la dorsalgie statique (par exemple, sur scoliose) ;
- la dorsalgie d'origine cervicale ;
- le **dérangement intervertébral mineur** (exemple : syndrome de la charnière thoraco-lombaire ou à l'insertion basse du muscle splenius).

Dans les cas sans étiologie précise, on parle de « dorsalgies fonctionnelles » (diagnostic d'élimination). Ces dorsalgies touchent plus fréquemment les femmes jeunes, associant des facteurs psychologiques avec une profession sollicitant le rachis thoracique.

À noter que les hernies discales thoraciques sont rares.

## III. Démarche diagnostique

- Caractéristiques de la douleur : siège, type, horaire, irradiation en ceinture, ancienneté, facteurs déclenchants, facteurs d'aggravation et d'atténuation, sensibilité aux médicaments (en particulier aux AINS).
- Examen clinique général : cardiaque, pulmonaire, digestif, urologique.
- Recherche d'un syndrome rachidien.
- Recherche d'un trouble de la statique rachidienne.
- Évaluation du contexte psychologique.

## IV. Examens complémentaires

- Systématique en l'absence d'orientation étiologique.
- Au minimum : radiographies du rachis thoracique.
- En fonction de l'examen clinique : IRM et/ou scanner.

## V. Traitement

Le traitement des dorsalgies extrarachidiennes et des dorsalgies symptomatiques relèvent du traitement de la pathologie en question.

Le traitement des « dorsalgies fonctionnelles » comprend, en plus d'une prise en charge antalgique, une prise en charge psychologique, ainsi qu'une éventuelle adaptation ergonomique du poste de travail. Malgré la bénignité de ces dorsalgies, l'évolution peut être longue.

# Cervicalgies

## I. Définition

Cervicalgies : douleur de la région postérieure du rachis cervical.

Deux tiers de la population sont concernés une fois dans leur vie par des cervicalgies.

À noter qu'il peut exister des cervicalgies d'origine projetée (douleur thoracique, dorsalgies).

## II. Cervicalgies aiguës

### A. Étiologies

- Post-traumatiques.
- Symptomatiques (inflammatoire, infectieuse, tumorale).
- Non spécifiques (communes) : posturales, cervicarthrose, torticolis.

## B. Diagnostic de cervicalgies aiguës non spécifiques

- Torticolis ou cervicalgies :
  - douleur d'apparition brutale, apparaissant souvent le matin au réveil, puis d'horaire mécanique ;
  - à l'examen physique : raideur du rachis souvent unilatérale entraînant une rotation de la tête, contracture paravertébrale, douleur à la palpation des épineuses ;
  - signes négatifs : examen neurologique normal (pas de signes de souffrance nerveuse ni de déficit neurologique), absence de fièvre.
- Cervicalgies posturales : elles touchent principalement l'adulte jeune, et sont liées le plus souvent à une mauvaise posture.

## C. Examens complémentaires

En cas de cervicalgies aiguës non spécifiques, sans antécédent de traumatisme du rachis cervical, aucun examen complémentaire n'est nécessaire d'emblée.

En l'absence d'évolution favorable, des radiographies du rachis cervical (face, profil, trois quarts gauche et droit) pourront être demandées.



## D. Traitement des cervicalgies aiguës non spécifiques

- Rassurer le patient.
- Prise en charge antalgique médicamenteuse et par agents physiques (thermothérapie).
- Éviter l'immobilisation par collier cervical, qui augmente la raideur. Si l'immobilisation est nécessaire (intensité douloureuse importante), elle doit être de **durée brève** (2–3 jours).

Toute manipulation vertébrale cervicale doit être précédée de radiographies du rachis cervical et doit être réalisée par un médecin formé et ayant une pratique régulière.

- Des séances de rééducation (kinésithérapie ou ostéopathie) peuvent être prescrites, pour prévenir les récidives, comprenant (recommandations de la Société française de médecine manuelle orthopédique et ostéopathique ou SOFMMOO, 2003) :
  - physiothérapie antalgique ;
  - rééducation douce et progressive par contractions isométriques (techniques myotensives) ;
  - apprentissage d'exercices d'auto-étirement.

# III. Cervicalgies chroniques

## A. Étiologies

- Symptomatiques (fracture ; origine inflammatoire, infectieuse, tumorale).
- Non spécifiques : cervicarthrose.

## B. Diagnostic de cervicarthrose

- La cervicarthrose peut se révéler par quatre tableaux différents :
  - syndrome cervical chronique ;
  - myélopathie cervicarthrosique ;
  - névralgie cervicobrachiale ;
  - insuffisance vertébrobasillaire.
- Le syndrome cervical chronique comprend :
  - une douleur diffuse ou localisée ;
  - une irradiation possible de la douleur en interscapulaire ou occipital ;
  - une raideur et limitation des amplitudes articulaires avec limitation fonctionnelle ;
  - une douleur à la palpation des processus épineux et des articulations zygapophysaires (articulaires postérieures) ;
  - la présence d'un syndrome cellulo-téno-myalgique ;
  - une contracture paravertébrale ;
  - un examen neurologique normal.

## C. Examens complémentaires dans les cervicalgies chroniques non spécifiques

Des radiographies du rachis cervical (face, profil, trois quarts gauche et droit) sont effectuées, afin d'éliminer les causes de cervicalgies symptomatiques et de rechercher des lésions radiologiques de cervicarthrose.
La réalisation de radiographies du rachis dorsal peut être utile, à la recherche de douleurs projetées (cervicalgies dont l'origine serait une lésion du rachis dorsal).

## D. Traitement des cervicalgies chroniques non spécifiques

- Informations du patient sur sa pathologie, le traitement…
- Prise en charge médicamenteuse antalgique : palier 1, éventuellement palier 2.
- Séances de masso-kinésithérapie en ville : physiothérapie antalgique, contractions isométriques et étirements, récupération de la mobilité active, travail proprioceptif.
- Le travail actif est recommandé dans le traitement des cervicalgies chroniques et aiguës.
- Éducation thérapeutique et apprentissage d'auto-exercices d'étirements musculaires.
- Proscrire l'immobilisation de longue durée du rachis cervical.

Une immobilisation prolongée par collier cervical est source de raideur, douleur et limitation d'amplitude.

**Points clés**

- Les diagnostics de rachialgies d'origine dégénératives sont des diagnostics d'élimination.
- Les dérangements intervertébraux mineurs sont fréquents, bénins, et peuvent être retrouvés à tous les étages rachidiens.
- **Lombalgies** :
  - toujours rechercher les *red flags* et les *yellow flags*;
  - approche multifactorielle;
  - importance de l'éducation thérapeutique;
  - proscrire l'alitement systématique;
  - ne pas oublier la réinsertion socio-professionnelle.
- **Dorsalgies** :
  - une origine viscérale ou symptomatique est plus souvent retrouvée que pour les lombalgies ou cervicalgies;
  - examens complémentaires systématiques.
- **Cervicalgies** : limiter à 2 ou 3 jours l'immobilisation par collier cervical si celle-ci est vraiment nécessaire.

## *Pour en savoir plus*


ANAES. Prise en charge diagnostique et thérapeutique des lombalgies et lombosciatiques communes de moins de trois mois d'évolution. Paris : ANAES; février 2000.

ANAES. Diagnostic, prise en charge et suivi des malades atteints de lombalgie chronique. Paris : ANAES; décembre 2000.

ANAES. Masso-kinésithérapie dans les cervicalgies communes et dans le cadre du coup du lapin ou whiplash. Paris : ANAES; mai 2003.

Van Tulder M, Becker A, Bekkering T, Breen A, del Real MT, et al. COST B13 Working Group on Guidelines for the Management of Acute Low Back Pain in Primary Care. Chapter 3. European guidelines for the management of acute nonspecific low back pain in primary care. Eur Spine J 2006; 15(Suppl 2) : S169–91.




# Annexe

## Annexe 10.1 – Évaluation individuelle face à la douleur : *fear avoidance belief questionnaire* (FABQ)[5]

### Pourquoi ces questions ?

Voici des notions que d'autres patients que vous nous ont exprimées au sujet de leur douleur. Pour chaque affirmation, veuillez entourer le chiffre de 0 à 6 pour indiquer combien les activités physiques telles que se pencher, soulever, marcher, conduire, influent ou pourraient influer sur votre mal de dos.

### Comment remplir ce questionnaire ?

Le chiffre que vous **entourerez** entre 0 et 6, exprimera votre degré de désaccord ou d'accord avec la proposition.

---

5 Waddell G, Newton M, Henderson I, Somerville D, Main CJ. A Fear-Avoidance Beliefs Questionnaire (FABQ) and the role of fear-avoidance beliefs in chronic low back pain and disability. *Pain* 1993; 52(2) : 157-68.
Chaory K, Fayad F, Rannou F, Lefèvre-Colau MM, Fermanian J, Revel M, Poiraudeau S. Validation of the French version of the fear avoidance belief questionnaire. *Spine* (Phila Pa 1976) 2004; 29(8) : 908-13.

| | Désaccord total | Incertain | Accord total |
|---|---|---|---|
| 1. L'activité physique aggrave ma douleur | 0 | 1 2 3 4 5 | 6 |
| 2. L'activité physique pourrait abîmer mon dos | 0 | 1 2 3 4 5 | 6 |
| 3.Je ne devrais pas faire d'activités physiques lesquelles pourraient aggraver ma douleur | 0 | 1 2 3 4 5 | 6 |
| 4. Je ne peux pas faire d'activités physiques lesquelles pourraient aggraver ma douleur | 0 | 1 2 3 4 5 | 6 |

**Les affirmations suivantes concernent la manière dont votre travail habituel influe ou pourrait influer sur votre mal de dos.**

| | Désaccord total | Incertain | Accord total |
|---|---|---|---|
| 5.La douleur a été provoquée par mon travail ou par un accident de travail | 0 | 1 2 3 4 5 | 6 |
| 6. Mon travail a aggravé ma douleur | 0 | 1 2 3 4 5 | 6 |
| 7. Mon travail est trop dur pour moi | 0 | 1 2 3 4 5 | 6 |
| 8. Mon travail augmente ou pourrait augmenter mes douleurs | 0 | 1 2 3 4 5 | 6 |
| 9. Mon travail pourrait abîmer mon dos | 0 | 1 2 3 4 5 | 6 |
| 10. Je ne devrais pas faire mon travail habituel avec ma douleur actuelle | 0 | 1 2 3 4 5 | 6 |
| 11. Je ne pense pas que je pourrai reprendre mon travail habituel avant 3 mois | 0 | 1 2 3 4 5 | 6 |

Total des items :

- échelle 1 : croyances concernant le travail (6 + 7 + 9 + 10 + 11 + 12 + 15, score qui s'étend de 0 à 42);
- échelle 2 : croyances concernant l'activité physique (2 + 3 + 4 + 5, score qui s'étend de 0 à 24).

# Annexe 10.2 – *back beliefs questionnaire* (BBQ)[6]

## Consigne

Nous essayons de comprendre ce que les gens pensent des problèmes de dos. Merci de nous donner votre avis concernant le mal de dos, même si vous n'en avez jamais souffert.

Répondez à TOUTES les questions en indiquant votre degré d'accord avec les propositions suivantes en entourant le nombre approprié sur l'échelle allant de 1 *pas du tout d'accord* à 5 *complètement d'accord*.

6 Symonds TL, Burton AK, Tillotson KM, Main CJ. Do attitudes and beliefs influence work loss due to low back trouble ? *Occup Med* (Lond)1996 ; 46(1) : 25-32.
Dupeyron A, Lanhers C, Bastide S, Alonso S, Toulotte M, Jourdan C, Coudeyre E. The Back Belief Questionnaire is efficient to assess false beliefs and related fear in low back pain populations : a transcultural adaptation and validation study. *PLoS One* 2017 ; 12(12) : e0186753.

| | |
|---|---|
| 1. Il n'existe pas vraiment de traitement pour le mal de dos | 1 2 3 4 5 |
| 2. Le mal de dos peut vous empêcher à la longue de travailler | 1 2 3 4 5 |
| 3. Le mal de dos signifie des épisodes de douleur pour le restant de la vie | 1 2 3 4 5 |
| 4. Les médecins ne peuvent rien faire contre le mal de dos | 1 2 3 4 5 |
| 5. L'exercice physique est recommandé pour le mal de dos | 1 2 3 4 5 |
| 6. Le mal de dos rend tout plus difficile dans la vie | 1 2 3 4 5 |
| 7. La chirurgie est le moyen le plus efficace pour soigner le mal de dos | 1 2 3 4 5 |
| 8. Le mal de dos peut vouloir dire que vous finirez dans une chaise roulante | 1 2 3 4 5 |
| 9. Les médecines parallèles sont la réponse au mal de dos | 1 2 3 4 5 |
| 10. Le mal de dos est synonyme d'arrêt de travail de longue durée | 1 2 3 4 5 |
| 11. Les médicaments sont le seul moyen de soulager le mal de dos | 1 2 3 4 5 |
| 12. Le dos reste toujours fragile après un premier épisode douloureux | 1 2 3 4 5 |
| 13. Il faut impérativement se reposer quand on a mal au dos | 1 2 3 4 5 |
| 14. Le mal de dos s'aggrave progressivement en vieillissant | 1 2 3 4 5 |

Le score prend en compte les items 1, 2, 3, 6, 8, 10, 12, 13, 14. Il s'obtient en inversant la valeur obtenue puis en faisant la somme des 9 items.



## Annexe 10.3 – Questionnaire de Québec *(Quebec back pain disability scale)*

### Pourquoi ces questions ?

Ce questionnaire porte sur la façon dont votre douleur au niveau du dos affecte votre vie de tous les jours. Les patients souffrant de maux de dos trouvent difficile d'entreprendre certaines activités quotidiennes. Nous aimerions savoir si vous éprouvez de la difficulté à accomplir les tâches énumérées ci-dessous en raison de votre douleur au dos.

### Comment remplir ce questionnaire ?

Veuillez entourer la case (de l'échelle de 0 à 5) qui correspond le mieux à chacune des activités (sans exception).

Éprouvez-vous de la difficulté aujourd'hui à accomplir les activités suivantes en raison de vos douleurs ?

| | Aucune difficulté (0) | Très peu difficile (1) | Un peu difficile (2) | Difficile (3) | Très difficile (4) | Incapable (5) |
|---|---|---|---|---|---|---|
| 1. Sortir du lit | | | | | | |
| 2. Dormir toute la nuit | | | | | | |
| 3. Vous retourner dans le lit | | | | | | |
| 4. Vous promener en voiture | | | | | | |
| 5. Rester debout durant 20 à 30 minutes | | | | | | |
| 6. Rester assis sur une chaise durant plusieurs heures | | | | | | |
| 7. Monter un seul étage à pied | | | | | | |
| 8. Faire le tour d'un pâté de maisons (marcher 300–400 m) | | | | | | |
| 9. Marcher plusieurs kilomètres | | | | | | |
| 10. Atteindre des objets sur des tablettes assez élevées | | | | | | |
| 11. Lancer une balle | | | | | | |
| 12. Courir à peu près 100 m | | | | | | |
| 13. Sortir des aliments du réfrigérateur | | | | | | |
| 14. Faire votre lit | | | | | | |
| 15. Mettre vos chaussettes | | | | | | |
| 16. Vous pencher pour laver la baignoire | | | | | | |
| 17. Déplacer une chaise | | | | | | |
| 18. Tirer ou pousser des portes lourdes | | | | | | |
| 19. Transporter deux sacs d'épicerie | | | | | | |
| 20. Soulever et transporter une grosse valise | | | | | | |

CHAPITRE

11

# Item 104 – Maladie de Parkinson



## I. Indications

Tout au long de l'évolution, l'activité physique occupe une place importante dans la prise en charge de la maladie de Parkinson.

L'approche rééducative est guidée par le stade d'évolution de la maladie. À un stade débutant ou modéré (capacité de marche indépendante et un certain niveau d'indépendance physique), la rééducation peut se concentrer sur l'enseignement d'exercices ciblés aujourd'hui établis comme efficaces pour améliorer les capacités motrices. Pour les stades plus avancés (perte de la capacité du lever d'une chaise, bras croisés, perte de la déambulation autonome, patients dépendants), l'approche utile peut devenir celle de l'enseignement de stratégies de compensation au patient et à son aidant, pour minimiser les effets des limitations motrices et augmenter la sécurité au domicile.



## II. Modalités organisationnelles

La kinésithérapie est réalisée le plus longtemps possible en ambulatoire, en cabinet, couplée à un travail d'auto-rééducation guidée.

Les modalités de prescription sont guidées par l'évolution des patients.

À un stade débutant ou modéré, les séances de kinésithérapie peuvent être ponctuelles (une séance par semaine sur quelques semaines, plusieurs fois dans l'année), individuelles ou en groupe. Le kinésithérapeute encadre les patients dans la réalisation de leur travail de rééducation (enseignement, correction et aide à la réalisation d'exercices ciblés). La kinésithérapie peut aussi être organisée sous forme de séances collectives dans le cadre d'hôpital de jour en médecine physique et de réadaptation (MPR), où elle sera couplée à de l'activité physique adaptée, ainsi qu'à d'autres activités telles que le tai-chi, le yoga ou encore les danses thérapeutiques. À un stade plus avancé, la kinésithérapie peut devenir plus régulière, accompagnant le patient au domicile et au cours de ses hospitalisations.

## III. Cibles thérapeutiques

Une évaluation clinique précise et quantifiée est nécessaire pour cibler au mieux les symptômes venant altérer l'autonomie des patients, quel que soit le stade d'évolution du syndrome parkinsonien.

La kinésithérapie, couplée à un travail d'auto-rééducation guidée, permet de minimiser l'hypométrie, les troubles de la marche, de l'équilibre et de la posture, la gêne aux transferts et retournements (dissociation axiale) et le déconditionnement à l'effort.

# IV. Programme de rééducation

## A. Maladie de Parkinson débutante ou à un stade modéré

Déambulation encore autonome et cognition compatible avec l'apprentissage d'exercices moteurs.

Objectifs et moyens :

- améliorer la disponibilité dopaminergique au niveau du striatum :
  - le travail physique, lorsqu'il est réalisé avant la prise de lévodopa, permet une meilleure production et disponibilité de la dopamine endogène au niveau du striatum, tout en améliorant l'absorption et l'utilisation striatale de la lévodopa exogène.
  - Travail aérobie à haute intensité : travail soutenu sur bicyclette ergométrique pendant 20 à 30 minutes (vitesse imposée, résistance adaptée au patient) ; marche sur tapis roulant.
- diminuer l'hypométrie, améliorer la marche, la posture, l'équilibre :
  - exercices de renforcement moteur contre résistance : muscles quadriceps, ischiojambiers, triceps suraux, moyens et grands fessiers aux membres inférieurs ; muscles deltoïdes, triceps brachiaux, extenseurs du carpe et des doigts aux membres supérieurs,
  - renforcement contre résistance des muscles extenseurs paravertébraux : exercices en abduction et en antépulsion d'épaule contre résistance, debout ou en décubitus ventral ;
  - travail de marche sur une distance spécifique, en se concentrant sur la longueur du pas et non sur la vitesse de marche ;
  - travail en double tâche (cognitive + motrice) afin de diminuer la fréquence et sévérité des enrayages cinétiques.
- Optimisation des transferts et retournements :
  - travail moteur par des exercices assis-debout, répétés à partir de chaises de hauteur décroissante,
  - travail de retournements au sol et de relevés du sol (échelle GMT),
  - travail de dissociation axiale, assis et debout ;
- améliorer la performance motrice pendant la séance :
  - utilisation de signaux sensoriels, acoustiques (métronome), visuels (barres sur le sol), émotionnels et cognitifs (musique, travail de groupe, instructions verbales),
- travail de la phonation et de l'articulation en orthophonie (pouvant être remplacé par du chant ou de la chorale) :
  - travail d'amélioration de l'ampliation thoracique,
  - technique de coordination souffle/voix,
  - travail des praxies buccofaciales,
  - technique LSVT *(Lee Silverman Voice Therapy)* ;
- techniques complémentaires :
  - tai-chi thérapeutique,
  - danses (tango, danses de salon, danse classique),
  - yoga thérapeutique.

## B. Maladie de Parkinson à un stade avancé

Autonomie de déambulation altérée ou cognition incompatible avec l'apprentissage d'exercices moteurs.

Objectifs et moyens :

- apprentissage de compensations pour préserver les capacités fonctionnelles :
  - séparation de tâches quotidiennes en sous-tâches : décomposer les séquences motrices nécessaires pour se lever d'un lit, d'une chaise, enfiler certains vêtements,
  - répétition mentale à effectuer avant certaines tâches difficiles (le patient peut de moins en moins compter sur sa motricité automatique et doit « recorticaliser » les efforts moteurs),
  - utilisation de signaux sensoriels au domicile : barres colorées nettes au bord de chaque marche d'escalier, sur le sol pour sortir ou rentrer dans l'espace exigu des toilettes, écouteurs avec musique rythmée ou aimée du patient pour sortir faire les courses ;
- pour prévenir les chutes :
  - apprendre à effectuer des demi-tours en arc de cercle, c'est-à-dire sur un plus grand espace que le demi-tour normal,
  - éviter les tâches simultanées, surtout lorsqu'une des deux tâches consiste à marcher,
  - enseignement de stratégies pour limiter les épisodes d'enrayage cinétique (exemple : « **stop** et **un** grand pas seulement »),
  - si une aide technique semble nécessaire, elle doit être auparavant testée, en séance et entre les séances (avec la tierce personne),
  - modification de l'environnement : surélévation des chaises, dégagement des espaces, modifications des draps (2/3 satin, 1/3 coton) ;
- pour préserver la statique rachidienne et la capacité respiratoire : renforcement des muscles extenseurs et travail de la capacité respiratoire ;
- pour préserver l'état orthopédique : mobilisations articulaires passives, maintien de postures d'étirement ;
- pour améliorer la phonation :
  - utilisation de masqueur de voix pendant les conversations,
  - poursuite du travail en orthophonie ;
- pour améliorer la déglutition : manger et boire en face d'un miroir, travail de la déglutition en orthophonie.



# V. Commentaires

À tous les stades de la maladie, il faut préférer des séances de travail physique quotidiennes, de préférence le matin avant la première prise de lévodopa. Pour une efficacité optimale, la fatigue doit être obtenue à chaque exercice réalisé.

À un stade avancé, lorsqu'il est difficile de compter sur la discipline personnelle du patient à cause des troubles dysexécutifs croissants, l'effort du rééducateur se tourne vers l'enseignement de la tierce personne autant que du patient, auxquels on apprendra une discipline de compensations pour aider le patient à préserver le maximum de fonction.

Il est souvent utile de retarder autant que possible l'usage d'aide à la marche type déambulateur et de préférer celui d'une canne simple pour éviter l'effet secondaire de rétropulsion par déconditionnement des réactions d'équilibre antéropostérieur.

CHAPITRE

12

# Item 107 – Troubles de la marche et de l'équilibre







## I. Introduction

Les maintiens de l'équilibre et la marche sont deux activités fondamentales qui peuvent être perturbées par de nombreuses déficiences (musculaires, articulaires, neurologiques, sensorielles…). Les connaissances sur la physiologie de l'équilibre et la marche sont indispensables (*cf.* chapitre 5). L'analyse des troubles de l'équilibre et des boiteries est un temps essentiel de l'examen clinique à bien connaître ; l'examen peut être effectué à visée diagnostique et/ou thérapeutique. Dans cette analyse, il peut être assez difficile de faire la part entre les déficiences primitives et les compensations mises en place par le sujet.

## II. Examen clinique de l'équilibre et de la marche

### A. Interrogatoire

En plus de l'interrogatoire habituel sur les antécédents, les traitements médicamenteux et le contexte de vie, il s'agit notamment de préciser la date de début et le mode d'installation des troubles de l'équilibre ou de la marche, ainsi que la plainte principale (douleur et sa relation avec l'effort, faiblesse, instabilité, chute, raideur, fatigue, appréhension…).

Le périmètre de marche doit être évalué ainsi que la capacité à se lever d'une chaise (signe du tabouret) avec ou sans aide, la possibilité de marcher sur différents types de terrains et celle de monter et descendre les escaliers. Il faut aussi préciser les aides techniques éventuellement utilisées (chaussures orthopédiques, orthèse, canne simple, bâton, canne tripode, déambulateur, fauteuil…).

Le retentissement des troubles de l'équilibre et de la marche dans les activités de la vie quotidienne et la participation doit être évalué (sorties seules ou accompagnées, possibilité de prendre les transports en communs).

L'existence de chutes doit être recherché (*cf.* item 128) et le cas échéant, il est important de quantifier le nombre de chutes et d'en comprendre les déterminants.

### B. Examen clinique

Un examen clinique complet est indispensable comprenant notamment les examens musculaire (connaître les muscles essentiels pour l'équilibre et la marche), ostéo-articulaire (connaître les débattements articulaires nécessaires pour la marche, les escaliers), neurologique, cardio-respiratoire et visuel. Le poids, l'indice de masse corporelle (IMC), la tension artérielle couché et debout (recherche d'une hypotension orthostatique) ainsi que la fréquence cardiaque doivent être mesurés systématiquement.

**Débattements articulaires nécessaires pour la marche** :

- membres inférieurs :
  - hanche : 10° extension/30° flexion,
  - genou : 0° extension/70° flexion,
  - cheville : 10° flexion dorsale/15° flexion plantaire,
  - orteils : extension ;
- tronc : dissociation des ceintures ;
- membres supérieurs : ballant des bras.

**Débattements articulaires nécessaires pour s'asseoir** : flexion de hanche 90°, flexion genou 90°.

**Débattements articulaires nécessaires pour monter et descendre les escaliers en enchaînant les escaliers** : flexion de hanche 110° et extension 10°.

**Muscles essentiels de la marche** :

- le quadriceps est un muscle freinateur lors de la prise d'appui en phase d'appui ;
- le tibial antérieur est un muscle freinateur en début de phase d'appui et un muscle raccourcisseur du membre inférieur en phase oscillante ;
- le triceps sural est un muscle propulseur en fin de phase d'appui ;
- le moyen fessier et le tenseur du facia lata sont des muscles stabilisateurs latéraux du bassin ;
- le psoas-iliaque et les ischio-jambiers sont des muscles assurant respectivement la flexion de hanche et la flexion de genoux, permettant le raccourcissement du membre inférieur en phase oscillante et ainsi une fluidité du passage du pas.

**Les muscles essentiels de la station debout** sont les muscles antigravitaires à savoir les muscles paravertébraux et les muscles extenseurs des membres inférieurs.



L'**examen de l'équilibre** est réalisé en statique puis dynamique.

On note la difficulté éventuelle au passage debout (signe du tabouret). Puis on commence par un examen morphologique en **position statique debout** en sous-vêtements de face et de profil. On vérifie : le bassin, qui doit être équilibré ; le rachis, qui doit être droit ; la morphologie des membres sans oublier les pieds (dépistage d'inégalités des membres inférieurs, scoliose, cyphose, genu valgum, genu varum, pieds creux, plats…) ; l'écartement spontané des pieds (si élargi = suggère un syndrome cérébelleux).

L'épreuve de Romberg permet d'observer la durée du maintien debout et celle du maintien pieds joints si cette position est possible : le patient est debout les talons joints (si cela est difficile, penser à un syndrome cérébelleux) et les pieds légèrement écartés ; les yeux sont ouverts puis fermés afin d'évaluer la contribution visuelle (si cela est difficile, penser à un déficit proprioceptif) ; les index sont tendus en avant (une déviation marque un signe vestibulaire).

L'**examen de l'équilibre dynamique** est un test de l'appui monopodal (noter le temps tenu) qui est réduit dans de nombreuses pathologies et prédit le risque de chute, en particulier chez la personne âgée. On évalue les réactions d'équilibration lorsque l'on pousse le patient en avant, en arrière ou sur les côtés après l'avoir prévenu et dans des conditions de sécurité (déséquilibre extrinsèque), ou lorsqu'il exécute lui-même un mouvement, par exemple regarder en haut, en bas, à droite, à gauche (déséquilibre intrinsèque).

Le test de Fukuda est réalisé en cas d'orientation vers un syndrome vestibulaire.

**Test de Fukuda ou piétinement aveugle :** on demande au sujet de piétiner à raison d'un pas/seconde, en levant le genou d'environ 45°, les bras tendus en avant. On notera la déviation du plan frontal du corps.

L'**examen de la marche** se fait pieds nus, sans et avec les aides techniques éventuelles de face et de profil, accompagné éventuellement d'un enregistrement vidéo. L'examen recherche des anomalies de la marche aux différents temps du cycle de marche (phase d'appui, phase oscillante), lors du demi-tour et si possible dans différentes conditions selon les difficultés rapportées par le patient (passage d'obstacles, montée et descente d'escalier…). Il faut :

- évaluer la vitesse de marche (normale ou diminuée) ;
- évaluer la régularité de la cadence (exemple : cadence irrégulière avec embardées si syndrome cérébelleux) ;
- évaluer la longueur du pas (exemple : longueur du pas diminuée si syndrome parkinsonien) ;
- rechercher un élargissement du polygone de sustentation (le plus souvent syndrome cérébelleux) ;
- décrire le demi-tour (décomposé, instable) ;
- analyser les **anomalies cinématiques articulaires** au cours du cycle de marche ; voici quelques anomalies fréquentes **à savoir reconnaître** et leurs causes habituelles :
  - pied : **attaque par la pointe** en début de la phase d'appui (pouvant correspondre à un équin fixé de cheville, une spasticité du triceps sural ou un steppage),
  - genou : **recurvatum de genou** en phase d'appui (pouvant correspondre à la compensation d'un équin de cheville, d'une spasticité du triceps sural, à une faiblesse du quadriceps…) ; **défaut de flexion de genou** en phase oscillante (par exemple, dans la marche en fauchage),
  - hanche : **défaut d'extension de hanche** à la fin de la phase d'appui (pouvant correspondre à un flessum de hanche, une spasticité du muscle droit fémoral ou psoas iliaque) ; présence d'une circumduction du membre inférieur (fauchage),
  - tronc : **manque de dissociation des ceintures** (Parkinson), inclinaison antérieure du tronc (salutation : fig. 12.1), inclinaison latérale lors de la phase d'appui par faiblesse du moyen fessier (boiterie de Trendelenburg),
  - membres supérieurs : **manque de ballant des bras** unilatéral ou bilatéral (Parkinson).

L'examen de l'équilibre et l'analyse visuelle de la marche, aidée éventuellement d'un enregistrement vidéo, permettent d'avoir un premier niveau d'analyse descriptive. Ils peuvent être complétés par l'utilisation d'échelles et/ou d'une analyse instrumentale quantifiée de la marche.

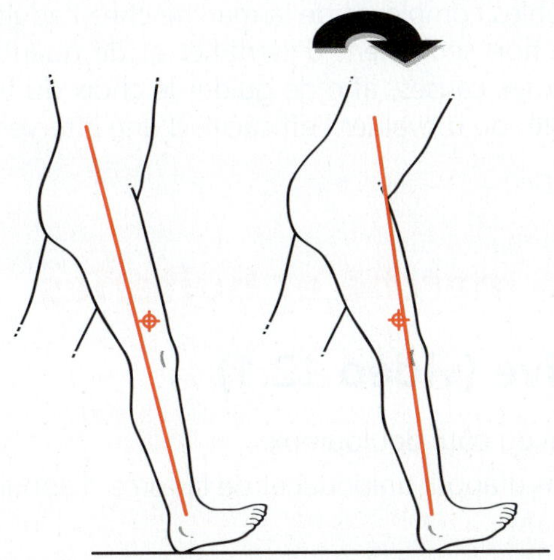

**Fig. 12.1 Salutation : c'est une inclinaison antérieure du tronc à la phase d'appui soit pour aider à verrouiller le genou en extension, soit pour faciliter la progression en avant du centre de masse en cas de flessum de hanche.**

Connaissances

## C. Échelles d'équilibre et de marche

- *Échelle d'équilibre de Berg* : il s'agit d'une évaluation de l'équilibre qui repose sur l'observation de la performance de 14 mouvements habituels de la vie quotidienne. Le score total est de 56. Les sujets ayant un score supérieur ou égal à 45 sont considérés comme ayant une bonne autonomie motrice.
- *Timed up and go test* (*cf.* item 128) : ce test chronométré évalue les transferts assis–debout, la marche et le demi-tour et le transfert debout–assis.
- Distances de marche (périmètre de marche).
- Vitesse sur 10 mètres.
- Test de marche de 6 minutes ou TDM6 (*6-minute walk test* ou 6MWT) : c'est une épreuve sous-maximale permettant d'évaluer l'endurance d'une personne. Ce test mesure la distance maximale parcourue par le sujet en 6 minutes, selon une vitesse de marche autodéterminée et sur terrain plat. Il permet une évaluation initiale du retentissement d'une pathologie sur la tolérance à l'effort sans recourir à un effort maximal. Il est notamment contre-indiqué en cas d'infarctus du myocarde datant de moins d'un mois, d'angor instable, d'hypertension artérielle systémique non contrôlée, d'insuffisance respiratoire décompensée, d'asthme sévère…
- *Functional ambulation classification* (FAC) : c'est un test de marche fonctionnelle qui évalue la capacité d'ambulation. Cette échelle numérique en 6 points évalue dans quelle mesure le patient a besoin de soutien humain lors de la marche, qu'il utilise ou non une aide technique.



## D. Analyse instrumentale quantifiée de la marche

Un premier degré d'analyse quantifiée est l'utilisation d'outils, tels que les accéléromètres, les semelles avec capteurs, les tapis de marche avec capteurs, les systèmes d'analyse vidéo du mouvement, qui permettent d'obtenir une évaluation précise des **paramètres spatio-temporaux de la marche** (vitesse de marche, cadence, longueur de cycle).

Une **analyse quantifiée de la marche (AQM)** – comprenant les paramètres spatio-temporaux, les paramètres cinématiques articulaires obtenus à partir de capteurs optiques (mouvements de chaque articulation dans les trois plans), les paramètres cinétiques articulaires obtenus à partir de plates-formes de forces intégrées au sol (mesure des contraintes appliquées aux articulations) et enfin l'activité musculaire recueillie par électromyographie – sera indiquée en cas de troubles complexes de la marche chez l'adulte ou l'enfant. Ces différentes techniques permettent non seulement d'identifier et de quantifier les anomalies mais aussi parfois d'en déterminer les causes, afin de guider le choix du traitement médicamenteux ou chirurgical le plus adapté, ou d'évaluer l'efficacité d'une intervention (fig. 12.2).

# III. Troubles de la marche et boiteries

## A. Boiterie d'esquive (vidéo 12.1)

- Évitement de l'appui du côté douloureux.
- Diminution du temps d'appui unipodal et de la force d'appui du côté de la douleur.

## B. Boiterie de Trendelenburg (fig. 12.3)

- En position debout unipodale : instabilité avec abaissement du bassin du côté non portant.

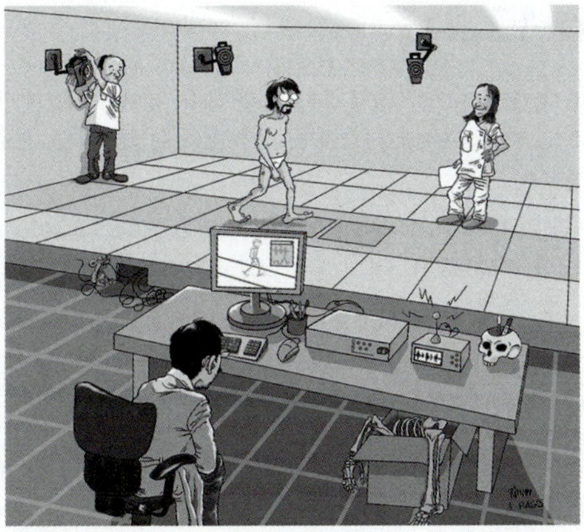

**Fig. 12.2 Dispositif expérimental et principes de fonctionnement d'un laboratoire d'analyse du mouvement *(voir aussi cahier couleur).***

Exemple de configuration de matériel d'un laboratoire d'analyse du mouvement. L'objectif est de capturer/enregistrer le mouvement (principalement la marche) et de le décrire en utilisant : les paramètres spatio-temporaux ; les paramètres cinématiques articulaires obtenus à partir de capteurs optiques (mouvements de chaque articulation dans les trois plans) ; les paramètres cinétiques articulaires obtenus à partir de plates-formes de forces intégrées au sol (mesure des contraintes appliquées aux articulations) ; l'activité musculaire recueillie par électromyographie quantitative.

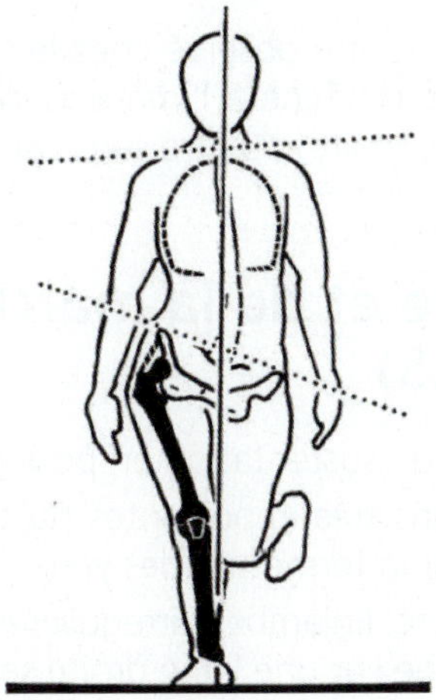

**Fig. 12.3 Boiterie de Trendelenburg : abaissement du bassin côté oscillant associé à une inclinaison compensatrice du tronc du côté de l'appui.**

- Lors de la marche, majoration de l'abaissement du bassin côté oscillant associé à une inclinaison compensatrice du tronc du côté de l'appui.
- Cause : faiblesse du moyen fessier d'origine neurologique (par exemple, par atteinte radiculaire L5), musculaire (myopathie) ou orthopédique (coxarthrose).
- Si bilatéral : démarche dandinante.

## C. Boiterie avec salutation (fig. 12.1 et vidéo 12.2)

- Flexion antérieure du tronc pendant la phase d'appui, comme pour saluer.
- Causes : défaut d'extension de hanche (rétraction des fléchisseurs, coxopathie) ou perte de force du muscle quadriceps qui ne peut plus contrôler l'extension active du genou.

## D. Steppage (vidéo 12.3)

- Défaut de dorsiflexion du pied lors de la phase oscillante en rapport avec un déficit des muscles fléchisseurs dorsaux de la cheville ; majoration de la flexion de hanche et du genou de façon compensatrice.
- Causes : atteinte neurologique périphérique (atteinte radiculaire L5, atteinte tronculaire du nerf fibulaire commun), maladie de Charcot-Marie-Tooth.

## E. Fauchage (vidéo 12.4)

- Membre inférieur décrivant un demi-cercle au sol, imitant le mouvement circulaire d'une faux. Lié à une spasticité des extenseurs du genou souvent associée à une attitude en varus équin du pied (hypertonie des muscles quadriceps et triceps sural).
- Élévation homolatérale du bassin, et abduction de hanche.
- Cause : hémiplégie spastique (accident vasculaire cérébral, traumatisme crânien, hémiplégie infantile).

## F. Astasie–abasie

- Instabilité à la station debout avec rétropulsion spontanée (astasie) et incapacité de marcher (abasie).
- Ce trouble de la marche peut être observé chez le sujet âgé en dehors de tout syndrome extrapyramidal ou peut être rattaché à l'imagerie cérébrale à une lésion frontale ou une hydrocéphalie ou un état lacunaire, ou être sans cause apparente (astasie–abasie pure).



## G. Trouble de l'équilibre et de la marche d'origine cérébelleuse (vidéo 12.5)

- Élargissement du polygone de sustentation en position debout statique et à la marche.
- Équilibre debout : oscillations très importantes ou tenue impossible les pieds joints, non majorée ou peu majorée par la fermeture des yeux.
- Marche : bras écartés du tronc. Enjambées irrégulières avec embardées. L'arrêt brusque déséquilibre le patient. La marche sur une ligne droite se fait en décrivant une ligne festonnée.

## H. Trouble de l'équilibre et de la marche d'origine vestibulaire)

- Équilibre statique : inclinaison latéralisée du corps qui se majore à la fermeture des yeux.
- Déviation latéralisée des index du côté de l'atteinte.
- La marche est précautionneuse et instable avec une déviation typiquement unilatérale, elle se fait « en étoile » aux changements de position. Elle peut être pseudo-ébrieuse. Au maximum, elle est impossible.

## I. Marche du patient parkinsonien (vidéo 12.6)

- Variable selon la sévérité des symptômes.
- Anomalie précoce : diminution du ballant du bras du côté où prédominent les signes moteurs.

- À un stade plus évolué : raccourcissement des pas, demi-tour décomposé, difficulté d'initiation de la marche, inclinaison du tronc, frottement des pieds au sol.
- Cadence irrégulière : festination (accélération soudaine de la cadence).
- *Freezing* ou enrayage cinétique.

## J. Marche de l'enfant avec paralysie cérébrale

- Les formes hypertoniques sont les plus fréquentes, elles peuvent être unilatérales ou bilatérales. Elles représentent la grande majorité des cas, environ 85 %.
- La paralysie cérébrale dyskinétique est caractérisée par des mouvements involontaires, incontrôlés, récurrents et parfois stéréotypés, coexistant avec une tonicité musculaire fluctuante. Ce groupe correspond à environ 7 % des formes de paralysie cérébrale.
- Les formes ataxiques, souvent associées à une hypotonie, sont caractérisées par un syndrome cérébelleux avec un défaut de coordination motrice volontaire tel que le mouvement est effectué avec une force, un rythme ou une précision anormaux. Ces formes ataxiques représentent environ 5 % des formes de paralysie cérébrale.
- Il existe souvent des formes associant spasticité, dyskinésie ou ataxie classées soit selon les signes neurologiques prédominants, soit dans une catégorie « mixte ».

## K. Troubles de la marche par syndrome post-chute

La marche précautionneuse est fréquemment rencontrée chez les personnes âgées, démarche prudente liée à une anxiété apparue à la suite de chutes ; on parle de syndrome post-chute.

## L. Troubles de la marche d'origine conversive

Ils sont très polymorphes et ont une présentation particulière. Le diagnostic est évoqué en l'absence de déficit neurologique systématisé, dans un contexte de traumatisme psychique, en cas de fluctuation des troubles dans le temps et/ou d'une allure grotesque voire ostentatoire (marche robotisée, marche gallinacée…).

**Points clés**

- Caractéristiques de la marche normale (*cf.* chapitre 5).
- Éléments de l'examen clinique de l'équilibre et de la marche orientant vers une étiologie.
- Description des principales boiteries.
- Débattements articulaires normaux de la hanche, du genou et de la cheville pendant la marche.
- Actions musculaires pendant la marche.
- Principales anomalies cinématiques de la marche et leurs causes.
- Descriptions des anomalies de marche sur une vidéo.

## Liste des compléments en ligne

Pour voir ces compléments, connectez-vous sur www.em.consulte.com/e-complement/475597 et suivez les instructions.

**Vidéo 12.1 Boiterie d'esquive.**

**Vidéo 12.2 Boiterie avec salutation.**

**Vidéo 12.3 Steppage.**

**Vidéo 12.4 Fauchage.**

**Vidéo 12.5 Trouble de l'équilibre et de la marche d'origine cérébelleuse.**

**Vidéo 12.6 Marche du patient parkinsonien.**

CHAPITRE

13

# Item 115 – La personne handicapée : bases de l'évaluation fonctionnelle et thérapeutique





**I. Connaître les principes de la législation française vis-à-vis de la compensation du handicap et de l'accessibilité (loi du 11 février 2005), et leurs conséquences sur les pratiques médicales**
**II. Évaluer au plan clinique et fonctionnel une incapacité ou un handicap d'origine motrice, cognitive, sensorielle, viscérale ou génito-sphinctérienne (déficit, limitation d'activité et de participation)**
**III. Analyser les principales situations de handicap par l'examen clinique, les questionnaires, les échelles génériques ou spécifiques, et les principales techniques instrumentales utilisées en pratique courante**
**IV. Acquérir les bases d'évaluation du pronostic et du traitement d'une affection incapacitante sur la base des notions générales de plasticité sous-tendant la récupération fonctionnelle**
**V. Savoir organiser le retour ou le maintien à domicile d'une personne handicapée. Connaître les principales aides humaines professionnelles pouvant intervenir au domicile de la personne handicapée**

## *Objectifs pédagogiques*

- Connaître les principes de la législation française vis-à-vis de la compensation du handicap et de l'accessibilité (loi du 11 février 2005), et leurs conséquences sur les pratiques médicales (voir item 54).
- Évaluer au plan clinique et fonctionnel une incapacité ou un handicap d'origine motrice, cognitive, sensorielle, viscérale ou génito-sphinctérienne (déficit, limitation d'activité et de participation).
- Analyser les principales situations de handicap par l'examen clinique, les questionnaires, les échelles génériques ou spécifiques, et les principales techniques instrumentales utilisées en pratique courante.
- Acquérir les bases d'évaluation du pronostic et du traitement d'une affection incapacitante sur la base des notions générales de plasticité sous-tendant la récupération fonctionnelle.
- Savoir organiser le retour ou le maintien à domicile d'une personne handicapée. Connaître les principales aides humaines professionnelles pouvant intervenir au domicile de la personne handicapée.
- Analyser les implications du handicap en matière d'orientation professionnelle et son retentissement social.
- Favoriser le maintien au travail : connaître les bases de l'organisation de la formation professionnelle et de maintien à l'emploi des personnes handicapées (maison départementale des personnes handicapées [MDPH], Association de gestion du fonds pour l'insertion professionnelle des personnes handicapées [AGEFIPH], fonds pour l'insertion professionnelle des personnes handicapées dans la fonction publique [FIPHFP], Pôle emploi).

# I. Connaître les principes de la législation française vis-à-vis de la compensation du handicap et de l'accessibilité (loi du 11 février 2005), et leurs conséquences sur les pratiques médicales

Le modèle traditionnel de la médecine repose sur l'examen et le raisonnement cliniques conduisant au diagnostic (positif, différentiel) et aux stratégies thérapeutiques des maladies. Il prend insuffisamment en compte les conséquences fonctionnelles et sociales de celles-ci pour le patient.

Ce constat a conduit l'Organisation mondiale de la santé (OMS) à adopter en 2001 un nouveau modèle pour tenir compte de tous les aspects d'une maladie : de la lésion aux répercussions sociales pour le patient dans son environnement personnel.

Ce modèle s'appelle la **classification internationale du fonctionnement (CIF)** ou *international classification of functioning* (ICF) pour les auteurs anglo-saxons. Cette classification a été adoptée par l'Union européenne en 2002. C'est un modèle structurant aussi pour l'organisation des systèmes de santé et la recherche. Il fait partie du programme de l'enseignement du deuxième cycle des études médicales (*cf.* chapitre 1).

Les intérêts du modèle de la CIF sont les suivants :

- il permet une approche globale ou holistique de tous les aspects d'une maladie ;
- il s'applique à l'enfant, à l'adulte et à la personne âgée ;
- il s'applique aux pathologies chroniques invalidantes ;
- il permet de mieux identifier les besoins (aides matérielles et humaines, compensations) ;
- il peut s'appliquer à la recherche clinique pour montrer l'effet d'un nouveau traitement avec quatre cibles possibles. Ainsi, par exemple, l'impact d'une nouvelle thérapeutique de l'accident vasculaire cérébral (AVC) comme la thrombolyse peut être mesuré sur :
  - la réduction de la taille de la lésion ischémique,
  - la récupération du déficit moteur ou cognitif,
  - l'amélioration fonctionnelle (marche pour un patient hémiplégique, communication pour un patient aphasique),
  - l'amélioration de la participation (reprise du travail, qualité de vie) ;
- il contribue à une approche différente du handicap pour que la société soit plus inclusive pour les personnes en situation de handicap dans leur vie personnelle et sociale (famille, études, travail). C'est un modèle participatif.



La CIF a été adoptée par la France en 2005 et inscrite dans la loi du 11 février 2005 « pour l'égalité des droits et des chances, la participation et la citoyenneté des personnes handicapées » qui a transformé l'approche du handicap en France.

L'article 2 de la loi donne une définition du handicap selon ce modèle : « Constitue un handicap, au sens de la présente loi, toute limitation d'activité ou restriction de participation à la vie en société, subie dans son environnement par une personne en raison d'une altération substantielle, durable ou définitive, d'une ou plusieurs fonctions physiques, sensorielles, mentales, cognitives ou psychiques, d'un polyhandicap ou d'un trouble de santé invalidant. »

Cette loi a conduit à introduire un nouveau droit : le **droit à la compensation** pour les personnes handicapées, quels que soient leur âge, leur mode de vie ou l'origine du handicap.

En fonction du projet de vie de la personne est élaboré un plan de compensation se traduisant par une **prestation de compensation du handicap** (PCH).

Cette PCH correspond aux besoins de la personne : aides humaines (y compris aux aidants familiaux), techniques ; aménagement du logement, du véhicule ; surcoût des transports ; aides animalières ; compléments de ressources ; aides pour la scolarité, le travail.

L'évaluation des besoins et l'établissement de la PCH sont sous la responsabilité de deux nouveaux organismes d'État :

- la Caisse nationale de solidarité pour l'autonomie (CNSA) au niveau national ;
- les maisons départementales des personnes handicapées (MDPH) au niveau local.

# II. Évaluer au plan clinique et fonctionnel une incapacité ou un handicap d'origine motrice, cognitive, sensorielle, viscérale ou génito-sphinctérienne (déficit, limitation d'activité et de participation)

Le modèle de la CIF distingue quatre niveaux d'expression d'une maladie :

- lésionnel = étiologie ;
- clinique = déficit = déficience ;
- fonctionnel = incapacité = limitation d'activité ;
- social = handicap = restriction de participation.

La **déficience** désigne les altérations d'une fonction ou d'une structure anatomique, telles qu'un écart ou une perte importante.

L'**activité** fait référence à l'exécution d'une tâche dans la vie quotidienne.

La **participation** fait référence au rôle social de la personne, c'est-à-dire à son implication dans une situation de vie réelle : vie personnelle, vie familiale, vie professionnelle (ou de formation) et vie sociale au sens large du terme.

La CIF identifie aussi deux types de facteurs susceptibles d'influencer la maladie et ses conséquences :

- les **facteurs personnels** comme l'âge, le sexe, la condition physique ;
- les **facteurs environnementaux** en rapport avec les conditions de vie, l'entourage ou le niveau de ressource du patient.

## A. Évaluation des déficiences

La déficience désigne les altérations d'une fonction ou d'une structure anatomique, telles qu'un écart ou une perte importante.

> Exemples de déficiences :
> – neurologiques : motrices, sensorielles ou cognitives ;
> – de l'appareil locomoteur : raideur, douleur ;
> – viscérales : ascite ;
> – vésico-sphinctériennes : urgenturie, dysurie, rétention ;
> – psychologiques : automatisme mental, hallucinations ;
> – respiratoires : dyspnée, polypnée.

En pratique, les déficiences les plus fréquemment à l'origine de limitations fonctionnelles sont les déficiences **neurologiques** et de l'**appareil locomoteur**.

### *1. Déficiences articulaires*

Une limitation des amplitudes articulaires peut être quantifiée en degrés à l'aide d'un goniomètre.

> Se référer au cours de sémiologie de l'unité d'enseignement (UE) « appareil locomoteur » pour les amplitudes articulaires normales et la définition des termes comme « raideur », « flessum », « varus », « valgus »… (*cf.* chapitre 3).

## 2. Déficiences motrices

Les déficiences motrices peuvent concerner la force, le tonus, la coordination motrice.

Les échelles à connaître sont :

- le testing musculaire manuel (*cf.* chapitre 3) ;
- le score d'Ashworth (*cf.* chapitre 9) ;
- le score ASIA *(American Spinal Injury Association)* (*cf.* chapitre 9).

## 3. Déficiences sensorielles (douleur)

L'évaluation de la douleur est d'abord qualitative.

Le type de douleur doit être précisé : douleur par excès de nociception, douleur neuropathique, douleur psychogène.

De nombreux qualificatifs peuvent être associés à une douleur et orientent l'examinateur sur le type de douleur. Par exemple, des sensations de « froid douloureux » ou de « décharges électriques » font évoquer une douleur de type neuropathique.

Il est également important d'évaluer l'intensité de la douleur et de la suivre dans le temps pour une meilleure adaptation du traitement antalgique. Pour cela, plusieurs types d'échelles cliniques sont à notre disposition :

- l'**échelle visuelle analogique** (EVA) : c'est une autoévaluation quantitative de la douleur sur réglette plastique graduée de 0 à 10 (ou de 0 à 100). L'EVA apporte une mesure sensible et assez reproductible de la douleur. Elle peut être indicée (graduation de couleur) pour les patients aphasiques ;
- l'**échelle verbale simple** (EVS) : elle peut être utilisée en l'absence de troubles cognitifs. Par exemple :
  - 0 : douleur absente,
  - 1 : douleur faible,
  - 2 : douleur modérée,
  - 3 : douleur intense,
  - 4 : douleur extrêmement intense ;
- le **questionnaire DN4**, utilisé pour les douleurs neuropathiques :
  - il s'agit d'un score reposant sur 10 questions reparties en quatre groupes. Le score total est sur 10,
  - un score $\geq 4$ est en faveur d'une origine neuropathique de la douleur.
- les **échelles comportementales de douleur** : elles peuvent être utilisées en présence de troubles cognitifs (démence). Par exemple, l'échelle DOLOPLUS 2[7] est une fiche d'observation comportant dix items répartis en trois sous-groupes (cinq items somatiques, deux items psychomoteurs, trois items psychosociaux). Chaque item est coté de 0 à 3. La douleur est clairement affirmée pour un score $\geq 5/30$.

## 4. Déficiences cognitives

Les fonctions cognitives représentent tous les processus cérébraux par lesquels l'être humain acquiert l'information, la traite, la manipule, la communique, et s'en sert pour agir.

Elles incluent l'attention, la mémoire, les fonctions exécutives, le langage oral, le langage écrit, le calcul, la représentation dans l'espace et le temps, le geste, le raisonnement, les émotions, la capacité à se connaître, à interagir avec autrui.

Les déficiences cognitives correspondent à toute altération substantielle, durable ou définitive d'une ou plusieurs fonctions cognitives résultant d'un dysfonctionnement cérébral, quelle qu'en soit l'étiologie.

7 http://www.doloplus.fr/

Les déficiences cognitives peuvent s'observer aux différents stades de la vie : congénitales, chez l'enfant, l'adolescent, l'adulte et la personne âgée.

Classification des troubles cognitifs :

- les **troubles développementaux** (ou troubles DYS) peuvent concerner :
  - le langage oral ou écrit,
  - le geste et/ou les fonctions visuo-spatiales,
  - les processus attentionnels et les fonctions exécutives,
  - les capacités mnésiques,
  - les activités numériques ;
- les **troubles envahissants du développement**, l'**autisme** (voir item 65) ;
- les **déficits cognitifs acquis** (lésion cérébrale) qui incluent tous les troubles résultant d'une lésion cérébrale évolutive (encéphalite, sclérose en plaques ou SEP, démence) ou non (AVC) : aphasies, agnosies, alexie, apraxie, héminégligence, syndrome amnésique, syndrome dysexécutif.

De nombreuses échelles cliniques peuvent être utilisées pour le dépistage et la quantification des déficiences cognitives.

Il existe des échelles simples mesurant les déficiences cognitives de façon globale (langage, attention, mémoire, praxies, gnosies, fonctions exécutives…) :

- le *mini-mental state examination* (MMSE), mis au point pour le dépistage rapide d'une détérioration intellectuelle (score sur 30) (tableau 13.1) ;
- l'échelle *Montreal cognitive assessment* (MOCA), mise au point pour le dépistage rapide d'une détérioration intellectuelle après AVC (score sur 30) (fig. 13.1).

D'autres échelles cliniques peuvent être utilisées pour tester une fonction cognitive spécifique :

- la batterie rapide d'évaluation frontale (BREF) : elle évalue les fonctions exécutives frontales (AVC de l'artère cérébrale antérieure, SEP, traumatisme crânien, tumeur cérébrale, encéphalite, démence) (tableau 13.2) ;
- le test des cinq mots de Dubois : il évalue la mémoire épisodique.

**Tableau 13.1 Mini-mental state examination (MMSE)**

| Orientation | |
|---|---|
| *Je vais vous poser quelques questions pour apprécier comment fonctionne votre mémoire. Les unes sont très simples, les autres un peu moins. Vous devez répondre du mieux que vous pouvez.* | |
| 1. En quelle année sommes-nous ? | ☐ |
| 2. En quelle saison ? | ☐ |
| 3. En quel mois ? | ☐ |
| 4. Quel jour du mois ? | ☐ |
| 5. Quel jour de la semaine ? | ☐ |
| *Je vais vous poser maintenant quelques questions sur l'endroit où nous nous trouvons :* | |
| 6. Quel est le nom de l'hôpital où nous sommes ? *(Si l'examen est réalisé en cabinet, demander le nom du cabinet médical ou de la rue où il se trouve.)* | ☐ |
| 7. Dans quelle ville se trouve-t-il ? | ☐ |
| 8. Quel est le nom du département dans lequel est située cette ville ? | ☐ |
| 9. Dans quelle région est situé ce département ? | ☐ |
| 10. À quel étage sommes-nous ici ? | ☐ |

(*Suite*)

**Tableau 13.1** **Suite**

| | |
|---|---|
| **Apprentissage** | |
| *Je vais vous dire 3 mots. Je voudrais que vous me les répétiez et que vous essayiez de les retenir car je vous les redemanderai tout à l'heure.* | |
| 11. Cigare | ☐ |
| 12. Fleur | ☐ |
| 13. Porte | ☐ |
| Répétez les 3 mots. | |
| **Attention et calcul** | |
| *Voulez-vous compter à partir de 100 en retirant 7 à chaque fois ?* | |
| 14. 93 | ☐ |
| 15. 86 | ☐ |
| 16. 79 | ☐ |
| 17. 72 | ☐ |
| 18. 65 | ☐ |
| Pour tous les sujets, même ceux qui ont obtenu le maximum de points, demander : « *Voulez-vous épeler le mot MONDE à l'envers* » : EDNOM. Le score correspond au nombre de lettres dans la bonne position. (Ce chiffre ne doit **pas** figurer dans le score global.) | |
| **Rappel** | |
| *Pouvez-vous me dire quels étaient les 3 mots que je vous ai demandé de répéter et de retenir tout à l'heure ?* | |
| 19. Cigare | ☐ |
| 20. Fleur | ☐ |
| 21. Porte | ☐ |
| **Langage** | |
| 22. Montrer un crayon. *Quel est le nom de cet objet ?* | ☐ |
| 23. Montrer votre montre. *Quel est le nom de cet objet ?* | ☐ |
| 24. *Écoutez bien et répétez après moi : « Pas de mais, de si, ni de et »* | ☐ |
| Poser une feuille de papier sur le bureau, la montrer au sujet en lui disant :<br>*Écoutez bien et faites ce que je vais vous dire :* | |
| 25. Prenez cette feuille de papier avec la main droite | ☐ |
| 26. Pliez-la en deux | ☐ |
| 27. Et jetez-la par terre | ☐ |
| 28. Tendre au sujet une feuille de papier sur laquelle est écrit en gros caractères :<br>« Fermez les yeux » et dire au sujet : *Faites ce qui est écrit* | ☐ |
| *Voulez-vous m'écrire une phrase, ce que vous voulez, mais une phrase entière.*<br>Cette phrase doit être écrite spontanément. Elle doit contenir un sujet, un verbe et avoir un sens | ☐ |
| **Praxies constructives** | |
| Tendre au sujet une feuille de papier et lui demander :<br>« *Voulez-vous recopier ce dessin ?* »<br>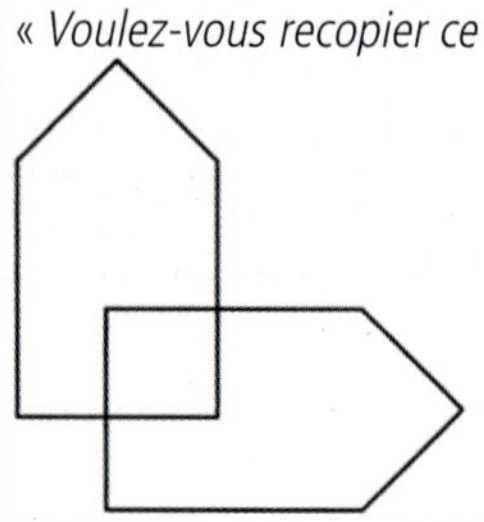 | ☐ |
| Compter 1 point pour chaque bonne réponse | |
| | Score global /30 |

Derouesné C, Poitreneau J, Hugonot L, Kalafat M, Dubois B, Laurent B. Au nom du groupe de recherche sur l'évaluation cognitive (GRECO). Le *Mental-State Examination* (MMSE) : un outil pratique pour l'évaluation de l'état cognitif des patients par le clinicien. Version française consensuelle. Presse Méd. 1999 ; 28 : 1141–8.

*Kalafat M, Hugonot-Diener L, Poitrenaud J. Standardisation et étalonnage français du « Mini Mental State » (MMS) version GRECO. Rev Neuropsycol 2003 ; 13 (2) : 209–36.*

**MONTREAL COGNITIVE ASSESSMENT (MOCA)**
Version 7.1 **FRANÇAIS**

**NOM :**
**Scolarité :** **Date de naissance :**
**Sexe :** **DATE :**

**VISUOSPATIAL / EXÉCUTIF**

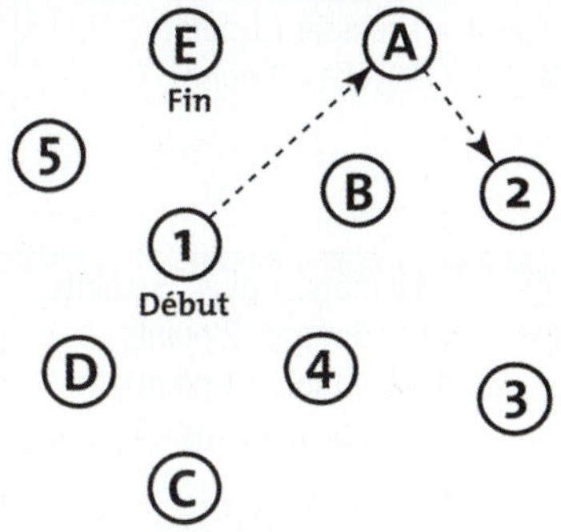


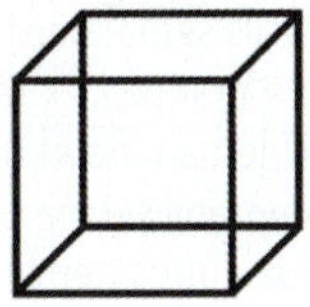

Copier le cube

Dessiner HORLOGE (11 h 10 min) (3 points)

[ ] [ ] [ ] Contour [ ] Chiffres [ ] Aiguilles — POINTS __/5

**DÉNOMINATION**

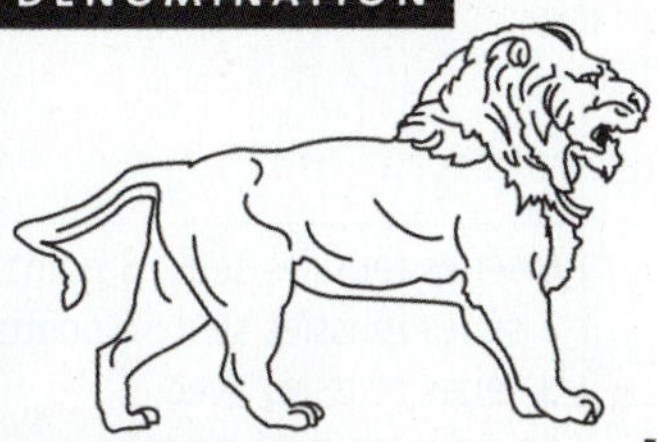

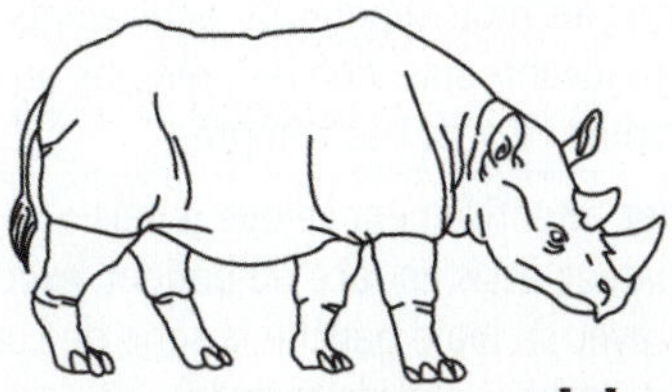

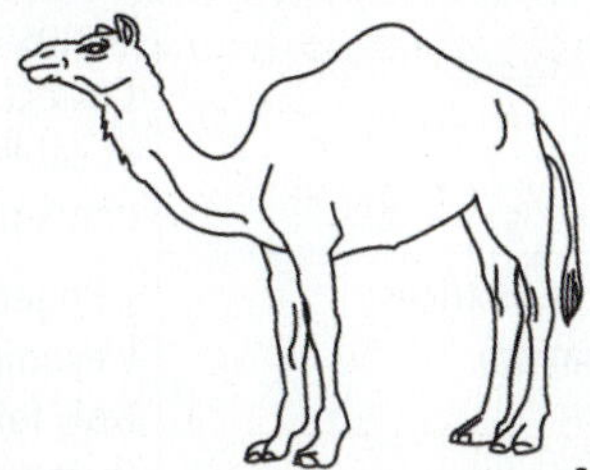

[ ] [ ] [ ] __/3

| MÉMOIRE | | VISAGE | VELOURS | ÉGLISE | MARGUERITE | ROUGE | |
|---|---|---|---|---|---|---|---|
| Lire la liste de mots, le patient doit répéter. Faire 2 essais même si le 1er essai est réussi. Faire un rappel 5 min après. | 1er essai | | | | | | Pas de point |
| | 2ème essai | | | | | | |

**ATTENTION** Lire la série de chiffres (1 chiffre/ sec.).
Le patient doit la répéter. [ ] 2 1 8 5 4
Le patient doit la répéter à l'envers. [ ] 7 4 2 __/2

Lire la série de lettres. Le patient doit taper de la main à chaque lettre A. Pas de point si ≥ 2 erreurs
[ ] F B A C M N A A J K L B A F A K D E A A A J A M O F A A B __/1

Soustraire série de 7 à partir de 100. [ ] 93 [ ] 86 [ ] 79 [ ] 72 [ ] 65
4 ou 5 soustractions correctes : **3 pts**, 2 ou 3 correctes : **2 pts**, 1 correcte : **1 pt**, 0 correcte : **0 pt** __/3

**LANGAGE** Répéter : Le colibri a déposé ses œufs sur le sable . [ ] L'argument de l'avocat les a convaincus. [ ] __/2

Fluidité de langage. Nommer un maximum de mots commençant par la lettre «F» en 1 min [ ] ____ (N≥11 mots) __/1

**ABSTRACTION** Similitude entre ex : banane - orange = fruit [ ] train – bicyclette [ ] montre - règle __/2

| RAPPEL | Doit se souvenir des mots SANS INDICES | VISAGE [ ] | VELOURS [ ] | ÉGLISE [ ] | MARGUERITE [ ] | ROUGE [ ] | Points pour rappel SANS INDICES seulement | __/5 |
|---|---|---|---|---|---|---|---|---|
| Optionnel | Indice de catégorie | | | | | | | |
| | Indice choix multiples | | | | | | | |

**ORIENTATION** [ ] Date [ ] Mois [ ] Année [ ] Jour [ ] Endroit [ ] Ville __/6

 **www.mocatest.org** Normal ≥ 26 / 30 **TOTAL** __/30
Ajouter 1 point si scolarité ≤ 12 ans

Administré par : ______________________

**Fig. 13.1** Échelle *Montreal cognitive assessment* (MOCA).
(Source : © Z. Nasreddine MD.)

**Tableau 13.2 Batterie rapide d'évaluation frontale (BREF)**

| Domaine | Instruction | Score |
|---|---|---|
| 1. Similitudes (conceptualisation) | « De quelle façon sont-ils semblables ? » :<br>– « Une banane et une orange… » (en cas d'échec, dire au patient : « Une banane et une orange sont des… », ne pas comptabiliser, ne pas aider le patient pour les deux autres items)<br>– « Une table et une chaise… »<br>– « Une tulipe, une rose et une marguerite… » | 3 réussies : 3 points<br>2 réussies : 2 points<br>1 réussie : 1 point<br>Aucune : 0 point |
| 2. Fluidité lexicale (flexibilité mentale) | « Dites le plus grand nombre de mots commençant par la lettre S, n'importe quel mot sauf des noms propres ou des prénoms »<br>Si le patient ne dit aucun mot durant les 5 premières secondes, dire « Par exemple, serpent… » ; s'il arrête durant 10 secondes, le stimuler en disant « n'importe quel mot commençant pas S… »<br>Temps alloué : 60 secondes<br>Correction : les mots répétés ou équivalents (sable et sable mouvant) ainsi que les prénoms ou les noms propres ne sont pas comptés | 10 mots et plus : 3 points<br>6 à 9 mots : 2 points<br>3 à 5 mots : 1 point<br>2 mots ou moins : 0 point |
| 3. Séquences motrices (programmation) | « Regardez attentivement ce que je fais. »<br>L'examinateur, assis en face du patient, exécute trois fois avec sa main gauche la série de Luria (poing – tranche – plat de la main).<br>« Maintenant, avec votre main droite, faites la même chose, d'abord avec moi et ensuite seul. »<br>L'examinateur exécute la série trois fois avec le patient et dit ensuite : « Maintenant, faites-le seul. » | 6 séries réussies seul : 3 points<br>3 séries réussies seul : 2 points<br>3 séries réussies avec l'examinateur : 1 point<br>Moins de 3 séries avec l'examinateur : 0 point. |
| 4. Consignes contradictoires (sensibilité à l'interférence) | « Tapez deux coups quand j'en tape un. »<br>Pour s'assurer que le patient a compris, une série de trois est exécutée : 1-1-1. « Tapez un coup quand j'en tape deux. »<br>Pour s'assurer que le patient a compris, une série de trois est exécutée : 2-2-2. Ensuite l'examinateur tape 1-1-2-1-2-2-2-1-1-2. | Aucune erreur : 3 points<br>Une ou deux erreurs : 2 points<br>Plus de deux erreurs : 1 point<br>4 erreurs consécutives : 0 point |
| 5. *Go – No Go* (contrôle inhibiteur) | « Tapez un coup quand je tape un coup. »<br>Pour s'assurer que le patient a compris, une série de trois est exécutée : 1-1-1. « Ne tapez pas quand je tape deux fois. »<br>Pour s'assurer que le patient a compris, une série de trois est exécutée : 2-2-2. Ensuite l'examinateur tape 1-1-2-1-2-2-2-1-1-2. | Aucune erreur : 3 points<br>Une ou deux erreurs : 2 points<br>Plus de deux erreurs : 1 point<br>4 erreurs consécutives : 0 point |
| 6. Comportement de préhension (autonomie environnementale) | « Ne prenez pas mes mains »<br>L'examinateur est assis en face du patient. Placez les mains du patient sur ses genoux, paume vers le haut. Sans dire un mot et sans regarder le patient, l'examinateur place ses mains près de celles du patient et touche les paumes des deux mains pour vérifier s'il les prend spontanément. Si le patient les prend spontanément, l'examinateur refait un essai après avoir dit : « Maintenant, ne prenez pas mes mains. » | Ne prend pas les mains de l'examinateur : 3 points<br>Hésite et demande ce qu'il doit faire : 2 points<br>Prend les mains sans hésitation : 1 point<br>Prend les mains même au deuxième essai : 0 point |

Dubois B, Slachevsky A, Litvan I, Pillon B. The FAB : a Frontal Assessment Battery at bedside. Neurology 2000 ; 55 : 1621–6.

## B. Échelles d'évaluation des limitations d'activité et des restrictions de participation

L'**activité** fait référence à l'exécution d'une tâche dans la vie quotidienne. En cas de handicap, on parle de limitation d'activité.

Exemples de limitations d'activité :
- la locomotion ;
- la préhension ;
- la communication ;
- les soins personnels ;
- les activités de la vie courante.

La **participation** fait référence au rôle social de la personne, c'est-à-dire à son implication dans une situation de vie réelle : vie personnelle, vie familiale, vie professionnelle (ou de formation) et vie sociale au sens large du terme.

Exemples de restrictions de participation :
- ne pas pouvoir pratiquer une activité sportive ou artistique ;
- ne pas pouvoir exercer une activité professionnelle, une responsabilité sociale.

### Pourquoi évaluer les limitations d'activité et les restrictions de participation ?

- Car c'est très souvent de cette manière que le patient exprime sa plainte et c'est ainsi qu'il évalue les traitements.
- Pour établir ainsi la réalité des handicaps : en mesurer la sévérité et en suivre l'évolution.
- Pour mieux comprendre les déficiences sous-jacentes, ce que permet parfois l'analyse du retentissement fonctionnel.
- Pour orienter les choix thérapeutiques (médicamenteux, chirurgicaux, rééducation, appareillage) en se posant chaque fois la question de l'objectif fonctionnel du traitement (par exemple, pour l'indication d'une prothèse articulaire, d'une chirurgie correctrice ou d'un appareillage).
- Pour mesurer l'efficacité des traitements.
- Pour déterminer le coût et évaluer l'intérêt des différentes techniques de rééducation et de compensation.
- Pour apporter des arguments pour les mesures de protection juridique : sauvegarde, curatelle et tutelle, ainsi que pour les indemnisations (intérêt majeur dans les barèmes de réparation d'un dommage).

Le tableau 13.3 liste les principales échelles d'évaluation et leurs caractéristiques.

**Tableau 13.3 Principales échelles d'évaluation**

| Échelle | Caractéristiques |
|---|---|
| Déficiences | |
| Testing moteur | Force musculaire |
| Echelle d'Ashworth modifiée | Spasticité (AVC, SEP, TC, lésions médullaires) |
| ASIA *(American Spinal Injury Association)* | Force, sensibilité (lésions médullaires) |
| NHISS *(National Institute of Health Stroke Score)* | Déficiences neurologiques ; spécifique de l'AVC |
| MMSE *(mini-mental state examination)* | Toutes fonctions cognitives |
| MOCA *(Montreal cognitive assessment)* | Toutes fonctions cognitives ; AVC |
| EVA (échelle visuelle analogique) | Douleur ; en l'absence de troubles cognitifs |

*(Suite)*

**Tableau 13.3 Suite**

| Échelle | Caractéristiques |
|---|---|
| EVS (échelle verbale simple) | Douleur ; en l'absence de troubles cognitifs |
| Questionnaire DN4 | Douleur neuropathique |
| Échelle DOLOPLUS 2 | Douleur ; utilisée en présence de troubles cognitifs (démence) |
| BREF (batterie rapide d'efficience frontale) | Fonctions exécutives |
| Test des 5 mots | Mémoire à long terme épisodique |
| **Limitations d'activité** | |
| Score de Rankin | Générique ; AVC |
| Index de Barthel | Générique ; AVC |
| MIF (mesure indépendance fonctionnelle) | Générique ; utilisable pour toutes les pathologies |
| IADL *(instrumental activities of daily living)* | Générique |
| AGGIR (autonomie gérontologique groupes iso-ressources) | Gériatrie après 60 ans ; pour attribution de l'APA |
| T6M (rest des 6 minutes) | Marche |
| Échelle de Berg | Équilibre |
| *Get up and go test* | Équilibre dynamique |
| *Box and block test* | Préhension |
| Échelle de Borg | Dyspnée |
| Index algo-fonctionnel de Lequesne | Coxarthrose |
| EDSS *(expanded disability status scale)* | SEP |
| IFMC (indice fonctionnel de la main de Cochin) | Polyarthrite rhumatoïde |
| HAQ *(health assessment questionnaire)* | Polyarthrite rhumatoïde |
| **Restrictions de participation** | |
| WHOQOL *(world health organization quality of life)* | Générique ; utilisable pour toutes les pathologies |
| NHP *(Nottingham health profile)* | Générique ; utilisable pour toutes les pathologies |
| SF36 *(medical outcome study short form 36)* | Générique ; utilisable pour toutes les pathologies |

APA : allocation personnalisée d'autonomie ; AVC : accident vasculaire cérébral ; SEP : sclérose en plaques ; TC : traumatisme crânien.



# III. Analyser les principales situations de handicap par l'examen clinique, les questionnaires, les échelles génériques ou spécifiques, et les principales techniques instrumentales utilisées en pratique courante

## A. Comment mesurer les limitations d'activité ?

Les limitations d'activité se mesurent :

- d'abord par l'interrogatoire et l'examen clinique ;
- à l'aide d'échelles validées et reproductibles qui sont très utiles pour structurer l'examen, évaluer l'évolution du malade dans le cadre du traitement individuel ou le comparer à d'autres dans le cadre de protocoles de recherche clinique ;
- à l'aide de l'analyse instrumentale.

Pour avoir le plus de sens possible, l'évaluation des fonctions doit être la plus proche possible de la réalité quotidienne du patient voire se faire en milieu réel ; on parle alors d'**évaluation écologique**.

On distingue deux types d'échelles :

- les **échelles génériques**, qui mesurent globalement le retentissement fonctionnel dans la vie d'un patient sur diverses activités et qui peuvent être utilisées quelle que soit la pathologie ;
- les **échelles spécifiques** d'une fonction ou d'une maladie.

Attention : il faut bien comprendre que pour toutes ces échelles fonctionnelles, un bon score ne signifie pas l'absence de déficience, mais l'absence de limitation fonctionnelle. Ainsi, par exemple, la persistance d'un déficit moteur peut ne pas avoir de retentissement fonctionnel tel qu'il est évalué par les échelles.

## B. Échelles génériques

Les cinq échelles suivantes sont utiles à connaître, car elles sont largement utilisées.

### 1. Échelle de Rankin

Il s'agit d'une échelle très globale du handicap, utilisée principalement dans les séquelles neurologiques motrices des AVC. Les travaux récents montrant le bénéfice de la thrombolyse et de la thrombectomie dans le traitement de l'AVC ont utilisé cette échelle comme critère de jugement principal (tableau 13.4).

### 2. Index de Barthel

Il est utilisé pour les pathologies neurologiques et plus particulièrement les hémiplégies. Il est simple d'emploi et mesure dix activités, avec un score global allant de 0 (dépendance totale) à 100 (aucune dépendance).

Il donne rapidement une indication sur la situation fonctionnelle : état grabataire de 0 à 20, dépendance permettant d'envisager un retour à domicile au-dessus de 60. Un score à 100 signifie que le sujet est indépendant (sur les items moteurs mesurés) mais ne signifie pas pour autant que le sujet n'a plus de déficience.

L'index de Barthel a l'inconvénient de ne pas prendre en compte les fonctions cognitives et comportementales (tableau 13.5).

**Tableau 13.4 Échelle de Rankin**

| | |
|---|---|
| 0 | Aucun symptôme |
| 1 | Pas d'incapacité significative en dehors d'éventuels symptômes<br>Capable d'assumer ses rôles et de mener ses activités |
| 2 | Légère incapacité<br>Incapable de mener à bien toutes ses activités antérieures, mais capable de mener ses propres affaires sans assistance |
| 3 | Incapacité modérée<br>Requiert certaines aides, mais capable de marcher sans assistance |
| 4 | Incapacité modérément sévère<br>Incapable de marcher sans assistance et incapable de s'occuper de ses propres besoins sans assistance |
| 5 | Incapacité sévère<br>Confiné au lit, incontinent et nécessitant une attention et des soins constants de nursing |

*D'après Rankin (1957) et Van Swieten et al. (1988).*

**Tableau 13.5 Index de Barthel**

| Items | Score |
|---|---|
| **Alimentation** | |
| Indépendante et normale | 10 |
| Aide pour couper | 5 |
| Impossible | 0 |
| **Toilette** | |
| Peut se baigner seul | 10 |
| Se rase, se peigne, se lave le visage | 5 |
| Impossible | 0 |
| **Habillage** | |
| Indépendant | 10 |
| Avec aide modérée | 5 |
| Impossible | 0 |
| **Vessie** | |
| Parfaitement contrôlée | 10 |
| Problèmes occasionnels | 5 |
| Problèmes constants | 0 |
| **Selles** | |
| Parfaitement contrôlées | 10 |
| Problèmes occasionnels | 5 |
| Problèmes habituels | 0 |
| **Utilisation des WC** | |
| Indépendant | 10 |
| Aide partielle | 5 |
| Totalement dépendante | 0 |
| **Transferts lit-chaise** | |
| Indépendante | 15 |
| Aide minime ou surveillance | 10 |
| Peut s'asseoir mais doit être installé | 5 |
| Ne peut être assis | 0 |
| **Ambulation** | |
| Indépendante 50 m | 15 |
| Avec aide pour 50 m | 10 |
| 50 m en fauteuil roulant | 5 |
| Impossible | 0 |
| **Escaliers** | |
| Indépendant | 10 |
| Aide ou surveillance | 5 |
| Incapacité totale | 0 |
| **Score total** | **/100** |

*D'après Mahoney FI, Barthel DW, Functional evaluation : the Barthel index. Md State Med J 1965 ; 14 : 61–5.*



## 3. Mesure d'indépendance fonctionnelle

La mesure de l'indépendance fonctionnelle (MIF) est plus récente (tableau 13.6).

Elle est un peu moins simple que l'index de Barthel car elle comporte dix-huit items, mesurés chacun selon sept niveaux, mais elle est plus complète notamment grâce à l'adjonction d'items cognitifs ; elle est plus sensible aux changements.

**Tableau 13.6 Mesure d'indépendance fonctionnelle (MIF)**

| | | |
|---|---|---|
| **Soins personnels** | | |
| A | Alimentation | |
| B | Soins de l'apparence | |
| C | Toilette | |
| D | Habillage partie supérieure | |
| E | Habillage partie inférieure | |
| F | Utilisation des toilettes | |
| **Contrôle des sphincters** | | |
| G | Vessie | |
| H | Intestins | |
| **Mobilité, transferts** | | |
| I | Lit, chaise, fauteuil roulant | |
| J | WC | |
| K | Baignoire, douche | |
| **Locomotion** | | |
| L | Marche (M), fauteuil roulant (F) | |
| M | Escaliers | |
| **Communication** | | |
| N | Compréhension | |
| O | Expression | |
| **Conscience du monde extérieur** | | |
| P | Interaction sociale | |
| Q | Résolution des problèmes | |
| R | Mémoire | |
| | Total | /126 |
| **Niveaux** | | |
| 7 – Indépendance complète (appropriée aux circonstances et sans danger)<br>6 – Indépendance modifiée (avec appareillage par exemple)<br>5 – Surveillance<br>4 – Aide minimale (25 %)<br>3 – Aide moyenne (50 %)<br>2 – Aide maximale (75 %)<br>1 – Aide totale (100 %) | | |

*D'après Granger CV, Hamilton BB, KeithRA, Zielezny M, Sherwin FS, Advances in functional assessment for medical rehabilitation, Top Geriatr Rehabil 1986 ; 1 : 59–74.*

Elle est très largement utilisée, quelles que soient les pathologies et déficiences en cause. C'est un bon outil, validé en français, pour comparer les états fonctionnels et cibler les besoins en rééducation et en réadaptation ; elle est sensible au changement.

Une MIF spécifique pour les enfants a été élaborée nommé MIF-mômes (voir chapitre 8).

## 4. Échelle d'activités instrumentales de la vie courante (instrumental activities of daily living *de Lawton ou IADL*)

Elle est utilisée quand coexistent des troubles cognitifs, en particulier en gérontologie (tableau 13.7).

**Tableau 13.7 Échelle d'activités instrumentales de la vie courante (IADL)**

| |
|---|
| **Capacité à utiliser le téléphone** |
| Je me sers du téléphone de ma propre initiative, cherche et compose les numéros moi-même<br>Je compose un petit nombre de numéros bien connus<br>Je réponds au téléphone, mais je n'appelle pas<br>Je suis incapable d'utiliser le téléphone |
| **Capacité à utiliser les moyens de transport** |
| Je peux voyager seul(e) et de façon indépendante (par les transports en commun ou avec ma propre voiture)<br>Je peux me déplacer seul(e) en taxi, pas en autobus<br>Je peux prendre les transports en commun si je suis accompagné(e)<br>Transport limité au taxi ou à la voiture, en étant accompagné<br>Je ne me déplace pas du tout |
| **Responsabilité pour la prise des médicaments** |
| Je m'occupe moi-même de la prise : dose et horaire<br>Je peux les prendre moi-même, s'ils sont préparés et dosés à l'avance<br>Je suis incapable de les prendre moi-même |
| **Capacité à gérer son budget** |
| Je suis totalement autonome (gérer le budget, faire les chèques, payer les factures…)<br>Je me débrouille pour les dépenses au jour le jour, mais j'ai besoin d'aide pour gérer mon budget à long terme (planifier les grosses dépenses)<br>Je suis incapable de gérer l'argent nécessaire à payer mes dépenses au jour le jour |

*D'après Lawton MP, Brody EM. Assessment of older people : self-maintening and instrumental activities of daily living, Gerontologist 1969 ; 9 : 179–86.*



### 5. Grille AGGIR (autonomie gérontologique – groupes iso-ressources)

Il s'agit d'une grille très utilisée en gériatrie.

Cette échelle est employée pour décrire le niveau d'aide que nécessitent les patients âgés de plus de 60 ans en vue de l'attribution de l'allocation personnalisée d'autonomie (APA).

En fonction de ces éléments d'autonomie, le sujet va être placé dans un groupe de dépendance (groupe iso-ressources ou GIR). À titre d'information, seuls les groupes GIR 1 à 4 peuvent bénéficier de l'allocation (tableau 13.8).

## C. Échelles spécifiques de fonctions ou de maladies

### 1. Test de marche de 6 minutes (TM6)

Il s'agit d'un test validé et utilisé pour évaluer la capacité fonctionnelle à la marche à un niveau sous-maximal.

Ce test mesure la distance maximale parcourue par un sujet en 6 minutes sur un terrain plat.

Il est couramment utilisé pour mesurer les effets du ré-entraînement à l'effort des patients cardiaques et pulmonaires.

Il est contre-indiqué en cas d'infarctus du myocarde datant de moins d'un mois, d'angor instable, d'hypertension artérielle non contrôlée, d'insuffisance respiratoire décompensée.

### 2. Échelle d'équilibre de Berg

Cette échelle repose sur l'observation de 14 mouvements habituels de la vie quotidienne mettant en jeu l'équilibre. Chaque item est noté de 0 (mouvement échoué) à 4 (mouvement réalisé sans difficulté). Le score total est de 56. Un score supérieur à 45 est en faveur d'un bon équilibre postural.

**Tableau 13.8** **Grille AGGIR (autonomie gérontologique – groupes iso-ressources)**

| Variables discriminantes | Modalités |
|---|---|
| Cohérence<br>Conserver et/ou se comporter de façon sensée | |
| Orientation<br>Se repérer dans le temps, les moments de la journée et dans les lieux | |
| Toilette<br>Concerne l'hygiène corporelle | |
| Habillage<br>S'habiller, se déshabiller, se présenter | |
| Alimentation<br>Se servir, manger | |
| Élimination<br>Assumer l'hygiène de l'élimination urinaire et fécale | |
| Transferts<br>Se lever, se coucher, s'asseoir | |
| Déplacement à l'intérieur<br>Avec ou sans canne, déambulateur, fauteuil roulant | |
| Déplacement à l'extérieur<br>À partir de la porte d'entrée sans moyen de transport | |
| Communication à distance (alerter)<br>Utiliser les moyens de communication, téléphone, sonnette, alarme | |

Modalités : spontanément, totalement, habituellement, correctement
Code final pour chaque activité (A, B ou C)
A : si oui pour 4 adverbes
B : si oui pour 1 à 3 adverbes
C : si non pour tous les adverbes
Le GIR est déterminé informatiquement sur les codes finaux.

Ce score est utilisé en cas d'ataxie (spino-cérébelleuse, neuropathie, atteinte vestibulaire).

## 3. Get up and go test

Ce test permet une évaluation de l'équilibre dynamique mis en jeu lors des changements de position (passage de la position assise à la position debout, à la marche, lors des changements de direction).

Il est complémentaire de l'échelle de Berg.

L'évaluation de la marche et de l'équilibre fait partie des compétences du kinésithérapeute.

## 4. Évaluation de la préhension

La préhension est évaluée par l'examen clinique qui analyse les deux composantes du mouvement de préhension : la phase de transport et la phase de saisie.

La saisie repose sur différentes prises possibles :

- bidigitale : pouce/index ou pollici-digitale pour saisir un objet de petite taille (aiguille), pulpaire pour les prises fermes, termino-latérale pour les prises fortes (clé), interdigitale (cigarette) ;
- tridigitale (stylo), tétra- ou pentadigitale (devissage d'un couvercle) ;
- palmaires ou digito-palmaires, c'est-à-dire en opposant la paume aux quatre derniers doigts avec ou sans le pouce pour saisir des objets volumineux et en force.

La qualité de chaque prise est cotée ainsi : 0 = impossible ; 1 = perturbée ou partiellement efficace ; 2 = efficace mais mal réalisée et 3 = normale.

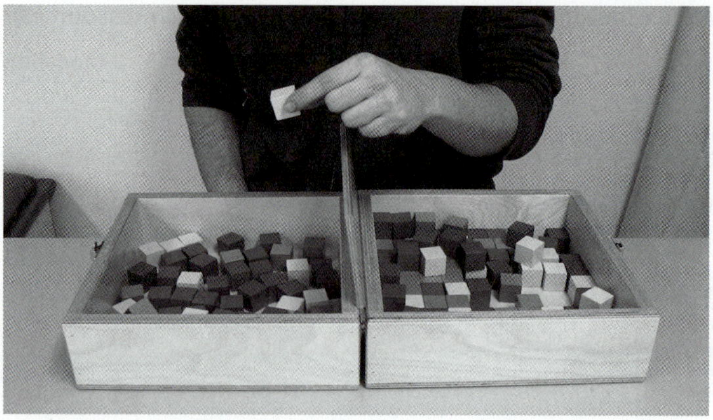

**Fig. 13.2 Test de dextérité *box and block test*.**

La préhension peut aussi être évaluée par des tests de dextérité qui sont utilisables dans plusieurs pathologies.

Par exemple, le *box and block test* consiste à déplacer des petits cubes de bois d'un compartiment à l'autre d'une boîte en une minute. Les performances du membre supérieur évalué sont à comparer à celles de l'autre membre ou à des normes, fonction de l'âge (fig. 13.2).

L'évaluation de la préhension fait partie des compétences de l'ergothérapeute.



## 5. Évaluation de la communication

L'évaluation de la communication peut concerner des patients présentant un trouble du langage (trouble développemental du langage, dysphasie, aphasie), une déficience sensorielle (surdité) ou des troubles des interactions sociales (autisme, déficits des fonctions exécutives).

Cette évaluation repose sur l'examen clinique. Il existe également des échelles spécifiques pour l'aphasie ou la surdité.

L'évaluation de la communication verbale fait partie des compétences de l'orthophoniste.

## 6. Quelques exemples d'échelles spécifiques de pathologies utilisées

- L'indice fonctionnel de la main de Cochin (IFMC) est validé pour la main rhumatoïde et la main arthrosique.
- Le *health assessment questionnaire* (HAQ), validé en français, est utilisé pour la polyarthrite rhumatoïde mais aussi les autres maladies rhumatismales.
- L'indice algo-fonctionnel de Lequesne est utilisé pour la coxarthrose.
- L'échelle de Borg est utilisée dans les limitations respiratoires : elle mesure l'impression de perception qu'a la personne de l'effort.
- L'*expanded disability status scale* (EDSS) est utilisée pour la SEP (score compris de 0 à 10).

## 7. Évaluation des restrictions de participation

L'évaluation du handicap fait référence au retentissement social de la maladie. L'évaluation se conçoit au sens le plus large du terme, s'intéressant au **projet de vie** du sujet. Celui-ci doit être au cœur de tout acte médical et particulièrement de la rééducation et de la réadaptation.

Cette notion de projet de vie est essentielle. C'est l'intitulé du document que le patient adresse à la MDPH, pour une demande de prestation de compensation du handicap.

En pratique, l'évaluation des restrictions de participation repose essentiellement sur l'interrogatoire minutieux du patient (type de domicile, profession, loisirs…) et peu sur des échelles cliniques, même s'il en existe (par exemple, la *London handicap scale*).

L'évaluation repose aussi indirectement par l'appréciation de la **qualité de vie**.

L'OMS définit la qualité de la vie comme un « sentiment subjectif de complet bien-être physique, moral et social ». C'est un concept différent de celui de la santé, de l'absence de maladie ou de handicap : on peut avoir une bonne récupération après une maladie ou un accident, ne pas garder de limitations d'activité importantes, et pourtant ne pas être heureux et estimer que l'on a une mauvaise qualité de vie.

La qualité de vie des proches (aidants, personnes ressources) est aussi importante à prendre en compte et constitue une cible potentielle d'interventions (information, entretiens familiaux, aides humaines, séjours de répit…).

Le concept de qualité de vie, qui s'est d'abord développé en cancérologie puis en psychiatrie et en gériatrie, a pris ces dernières années une place importante dans le repérage des actions à mener en faveur des personnes handicapées et dans l'évaluation du bénéfice apporté à long terme par les techniques de rééducation et de réadaptation.

De nombreux questionnaires et échelles, génériques et spécifiques, sont proposés pour évaluer la qualité de la vie.

Les échelles génériques traduites et validées en français les plus utilisées sont :

- La *world health organization quality of life* (WHOQOL) ;
- Le *Nottingham health profile* ;
- Le questionnaire SF36 *(medical outcome study short form 36)*.

Enfin, il faut distinguer la qualité de la vie au sens de conditions de vie et d'autonomie, objectivables par un tiers à l'aide de ces échelles, du sentiment de satisfaction de vie et des soins reçus, qui reste, lui, entièrement subjectif. Un abord plus restrictif est celui de qualité de vie liée à la santé. Cette dernière dimension est de plus en plus fréquemment prise en compte pour évaluer le bénéfice d'une thérapeutique.



# IV. Acquérir les bases d'évaluation du pronostic et du traitement d'une affection incapacitante sur la base des notions générales de plasticité sous-tendant la récupération fonctionnelle

La plasticité est la capacité des tissus à se modifier et à s'adapter. Cette plasticité est mise en œuvre lors des processus pathologiques. On parle surtout de plasticité nerveuse mais la plasticité concerne tous les tissus (muscles, cœur…).

## A. Aspects neurologiques

La plasticité cérébrale correspond à la possibilité qu'a le cerveau de modifier sur de longues durées l'activité de systèmes neuronaux distribués associée à un comportement.

Plusieurs aspects peuvent être distingués :

- les phénomènes liés à l'apprentissage chez le sujet sain ;
- les phénomènes de réorganisation cérébrale après amputation de membre ;
- les phénomènes de récupération et de plasticité cérébrale secondaires à une lésion cérébrale aiguë ou chronique.

Dans le contexte post-AVC, la plasticité cérébrale fait référence à l'ensemble des modifications durables de la connectivité cérébrale, permettant la récupération de la fonction. Peuvent être impliqués :

- la régression du diaschisis : le diaschisis est défini comme une désactivation de structures saines distantes de l'aire lésée, mais possédant avec celle-ci des connexions anatomiques ; une levée progressive de cette désactivation distale est souvent observée à la phase précoce de la récupération ; elle pourrait s'expliquer par la pousse de nouvelles terminaisons axonales ou par la multiplication de récepteurs postsynaptiques ;
- des phénomènes de vicariance : ils correspondent à la capacité d'une fonction à en remplacer une autre défectueuse, par utilisation de circuits neuronaux non utilisés et mobilisables ;
- une réorganisation de l'activité cérébrale, qui peut être mise en évidence par des études en imagerie fonctionnelle :
  - réorganisation locale homolatérale à la lésion et péri-lésionnelle,
  - réorganisation des aires motrices secondaires,
  - réorganisation bihémisphérique.

## B. Exemple de l'accident vasculaire cérébral

### 1. Généralités

- En Europe, l'AVC est la première cause de handicap sévère de l'adulte et la troisième cause de mortalité.
- En France :
  - 130 000 AVC par an, dont 100 000 constitués ;
  - 25 % avant 65 ans ;
  - 25 % de décès (mortalité : 20 % à 1 mois, 40 % à 1 an) ;
  - 25 % de séquelles invalidantes.
- Estimation des séquelles post-AVC :
  - 6 mois après l'AVC : 80 % de déficit moteur (membre supérieur notamment) ;
  - 5 ans après l'AVC (patients survivants âgés de moins de 75 ans lors de la survenue de leur AVC) :
    - déficit moteur : 56 % ;
    - handicap de communication (aphasie sévère : séquelles généralement importantes) : 35 % ;
    - troubles de la déglutition : 10 % ;
    - dépendance vis-à-vis d'une tierce personne : 47 %.

La récupération d'une possibilité de marche est habituelle (80 %), même pour des déficits sévères, avec le plus souvent des aides techniques (canne, orthèse).

Au-delà de l'objectif vital, l'évaluation et la prise en charge s'inscrivent dans un objectif fonctionnel, c'est-à-dire l'acquisition d'un fonctionnement autonome et d'une qualité de vie satisfaisante au sens de la CIF.



### 2. Récupération et plasticité cérébrale

La récupération qui survient dans les 8 à 10 jours qui suivent un AVC ne correspond pas à de la plasticité cérébrale. Deux mécanismes peuvent expliquer cette récupération rapide :

- la reperfusion de la zone de pénombre ischémique ;
- la résolution de l'œdème périlésionnel.

L'essentiel de la récupération se fait dans les 3 premiers mois, mais elle se poursuit jusqu'à 6 mois.

D'importantes variations interindividuelles peuvent être observées; le pronostic individuel de récupération est donc toujours difficile à préciser.

Les conséquences à 6 mois dépendent de la taille et du site lésionnels *(cf. infra)* ainsi que du degré et de l'efficience des mécanismes de plasticité engagés, qui sous-tendent la récupération.

Les modalités de récupération habituelles sont les suivantes :

- elle se fait le plus souvent selon un gradient proximo-distal (de la racine du membre à son extrémité);
- elle va de la synergie à la sélectivité : synergies de flexion, puis synergies d'extension, puis mouvement sélectif proximal, puis mouvement sélectif distal;
- elle concerne les membres supérieur et inférieur :
  - membre inférieur : une seule fonction, la marche; 80 % des patients récupèrent la marche après un AVC (éventuellement avec aide technique et/ou orthèse);
  - membre supérieur : fonctionnalité complexe, récupération souvent non fonctionnelle (80 % des patients avec déficit complet initial conservent un déficit de préhension).

## 3. Critères de pronostic en phase initiale

Si des critères sont classiquement reconnus, la notion de bon pronostic ne fait pas l'objet d'un consensus.

### Outils d'évaluation clinique

- Le *National Institute of Health Stroke Score* (NIHSS), coté de 0 à 42, permet une analyse quantitative des déficiences neurologiques; le NIHSS initial est prédictif de l'évolution initiale et de l'évolution clinique à 3 mois :
  - NIHSS $<7$ : bon pronostic (absence d'aggravation et bonne récupération à 3 mois);
  - NIHSS $>16$ : mauvais pronostic (surtout si $>22$);
  - $7 \leq$ NIHSS $\leq 16$ : score intermédiaire.
- Déficit moteur des quatre membres (lésion bilatérale ou du tronc cérébral) : facteur de mauvais pronostic.
- Incapacité à tenir assis de façon autonome.
- Asymétrie pupillaire (engagement temporal) : facteur de mauvais pronostic.
- Score de Glasgow :
  - troubles de vigilance initiaux ou de survenue rapide de mauvais pronostic vital;
  - valeur prédictive à moyen terme pour la mortalité et la récupération après un AVC récent;
  - valeur pronostique surtout pour les hémorragies et les infarctus graves.
- Index de Barthel (IB) :
  - IB initial : valeur prédictive pour la durée du séjour hospitalier, le niveau de récupération fonctionnelle et la destination à la sortie;
  - progression de l'IB entre J2 et J15 : un des principaux facteurs prédictifs du devenir fonctionnel à 1 an.
- Facteurs aggravant le pronostic :
  - pression artérielle systolique et/ou pression artérielle moyenne élevée, hyperthermie, hypoxie, hyperglycémie;
  - troubles de déglutition : leur existence et/ou leur persistance à la phase initiale sont associés, à moyen et long terme, à un plus mauvais pronostic fonctionnel, à une augmentation du risque d'institutionnalisation et à une augmentation du taux de mortalité;
  - incontinence urinaire : son existence et/ou sa persistance à la phase initiale sont associées à un mauvais pronostic fonctionnel, à une surmortalité à 3 mois et à la diminution de la qualité de vie.

### Examens complémentaires

#### *Imagerie (IRM et TDM)*

Type (hématome ou infarctus), volume, localisation et nombre de lésions, anomalies préexistantes (leucoencéphalopathie) interviennent dans le pronostic.

- Volume du territoire atteint :
  - corrélé au pronostic vital (hématome et infarctus);
  - corrélé au pronostic fonctionnel (si hématome de plus de 30 ml : mauvais pronostic fonctionnel).
- Localisation lésionnelle :
  - corrélée au pronostic vital en cas d'hématome de la fosse cérébrale postérieure;
  - corrélée au pronostic fonctionnel (infarctus) : le pronostic fonctionnel serait plus mauvais en cas d'infarctus de l'artère cérébrale moyenne et d'infarctus cérébral territorial plutôt que d'infarctus sous-cortical profond ou jonctionnel;
  - souffrance cérébrale diffuse par engagement;
  - inondation ventriculaire.
- Nombre de lésions : corrélé au pronostic fonctionnel, au risque d'épilepsie vasculaire, au risque de détérioration cognitive.
- Anomalies préexistantes :
  - signes de leucoencéphalopathie péjoratifs en termes de pronostic vital et fonctionnel, et associés à une augmentation du risque de récidive d'AVC, de démence vasculaire, de syndrome parkinsonien vasculaire;
  - microsaignements corrélés au degré de leucoencéphalopathie et associés à une augmentation du risque de récidive ischémique et hémorragique.



#### *Neurophysiologie (potentiels évoqués moteurs)*

Les potentiels évoqués moteurs (PEM) semblent pouvoir donner une valeur pronostique additionnelle par rapport à l'imagerie ou à la clinique :

- corrélation entre PEM des membres supérieurs au stade précoce et pronostic à long terme des AVC ischémiques;
- intérêt dans les atteintes initiales complètes ou, à l'inverse, dans les formes peu sévères, les PEM renseignant plus sur la récupération de la force que sur la récupération fonctionnelle.

## 4. Facteurs cliniques influençant le pronostic

### Âge et polypathologies

- Âge :
  - associé à un pronostic vital plus péjoratif;
  - en termes de pronostic fonctionnel : tendance à une influence négative de l'âge, surtout nette au-delà de 85 ans.
- Polypathologie : perte d'autonomie préalable et mauvais état général pré-AVC sont corrélés à une augmentation de la mortalité et de la dépendance.
- Diabète : impact péjoratif sur le pronostic vital et fonctionnel.
- Cardiopathie ischémique et fibrillation atriale : corrélation significative avec risque de décès, d'augmentation du handicap et d'institutionnalisation.

### Éléments cliniques péjoratifs

- Déficit postural (non-acquisition d'un équilibre assis).
- Déficit complet du membre supérieur (si déficit complet à 3 semaines après l'AVC, pas de récupération fonctionnelle à 6 mois).
- Déficit massif de la sensibilité profonde.

#### État thymique et cognitif

- Troubles cognitifs et pronostic fonctionnel :
  - troubles cognitifs non démentiels : influence péjorative sur le devenir fonctionnel à court et moyen terme, avec une récupération plus lente et de moins bonne qualité ;
  - héminégligence : influence péjorative sur le pronostic fonctionnel (retard des acquisitions posturales), d'autant plus si elle est associée à une anosognosie ;
  - aphasie : aphasie globale, qui est plutôt un facteur de mauvais pronostic du fait des troubles de compréhension ;
  - apraxies : pas de données suffisantes pour conclure en termes de devenir fonctionnel ;
  - démence post-AVC : associée à un pronostic fonctionnel défavorable (plus grande dépendance dans les activités de la vie quotidienne ou AVQ, plus de risque d'institutionnalisation à distance).
- Dépression et devenir fonctionnel :
  - lien entre dépression post-AVC et pronostic fonctionnel ;
  - troubles de l'humeur : cause ou conséquence des troubles fonctionnels.

### *5. Facteurs familiaux et sociaux influençant le pronostic*

- Entourage familial : facteur essentiel conditionnant le mode de sortie et la durée d'hospitalisation.
- Vie en couple, âge jeune, niveau modéré de handicap, niveau social : facteurs favorisant le retour à domicile.
- Soutien familial, sexe masculin : facteurs liés à une durée d'hospitalisation plus courte.
- Statut socio-économique faible : facteur de risque d'AVC, de mortalité post-AVC, d'institutionnalisation, de dépendance (aide dans les AVQ personnelles).

### *6. Impact de la rééducation*

Même s'il n'y a pas de consensus clairement établi sur le délai optimal et les recommandations de rééducation, quelques principes sont documentés par la littérature scientifique :

- ***timing*** : la rééducation très précoce a un rôle important dans la prévention des complications secondaires ;
- **intensité** : l'intensité de la rééducation est préconisée pour promouvoir la récupération (aspects moteurs et phasiques) ; elle peut comprendre une pratique répétitive et des tâches spécifiques à forte intensité.

### *7. Récupération et compensation*

Au-delà du délai de récupération à proprement parler, l'amélioration fonctionnelle est possible, tenant compte des compensations mises en place et d'une meilleure adaptation au handicap résiduel (utilisation des aides techniques appropriées, aménagement de l'environnement).

La figure 13.3 montre l'évolution du score moteur (par exemple, score NIHSS), traduisant une récupération partielle dans le cas présent, en parallèle de l'évolution du score de la mesure d'indépendance fonctionnelle (amélioration fonctionnelle et de l'autonomie).

## C. Exemple de la lésion médullaire traumatique

### *1. Épidémiologie*

- Incidence : 1 500 à 2 000 nouveaux cas par an en France.
- Hommes (3/1), jeunes (50 % <25 ans).
- Mortalité 17 %, mais 7 % si lésion médullaire isolée.

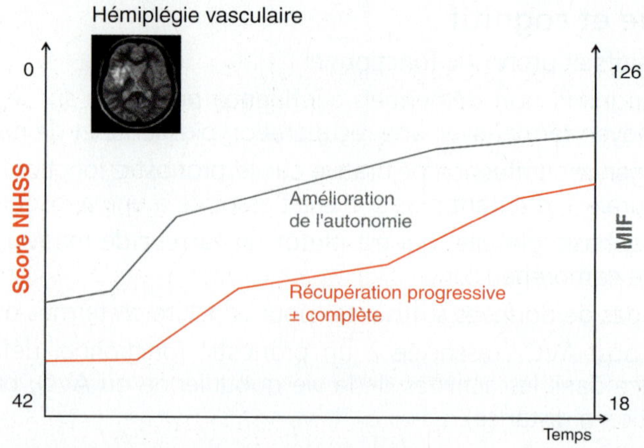


**Fig. 13.3 Courbe de l'évolution du score moteur de l'hémiplégie.**

- Étiologie :
  - traumatique : accident de la voie publique ou AVP (70 %), chutes de hauteur, plongeon ;
  - tumorale, infectieuse, inflammatoire (SEP).

## 2. Évaluation clinique



Pour l'évaluation clinique initiale et de suivi, on utilise le score ASIA (*cf.* p. 76) et le grade AIS *(ASIA impairment scale)*.

## 3. Récupération

Le pronostic de récupération dépend de la sévérité de la lésion, de son caractère complet ou incomplet et du tableau clinique initial, évalué par le score ASIA.

Le facteur pronostic essentiel est l'examen initial, à 72 heures et à 1 semaine (valeur pronostique du score ASIA durant la première semaine post-lésion).

Les facteurs pronostiques favorables sont :

- l'existence d'une épargne sacrée ;
- une zone de préservation partielle étendue ;
- une sensibilité à la piqûre préservée en dessous de la lésion.

Les facteurs pronostiques liés au score ASIA (grades AIS) sont :

- une meilleure récupération pour les grades D, alors qu'elle est moins bonne pour les grades A ;
- une moins bonne récupération pour les étiologies traumatiques (qui sont plus susceptibles d'avoir des lésions complètes).

Dans le cas d'un score AIS A :

- 10 à 15 % s'améliorent d'au moins 1 grade AIS ;
- 2 % récupèrent une motricité fonctionnelle en dessous de la lésion à 1 an.

Dans le cas d'un score AIS B :

- 1/3 restent déficitaires moteurs complets ;
- 1/3 évoluent vers un grade C ;
- 1/3 vers un grade D ou E.

### 4. Compensation

Une récupération absente, faible ou incomplète des déficits n'empêche pas une amélioration fonctionnelle (compensation) et une autonomie (par exemple, équilibre assis, apprentissage des transferts pour les paraplégiques ou tétraplégiques bas, choix du fauteuil roulant et apprentissage de sa conduite, apprentissage des autosondages).

La courbe de l'évolution du score moteur (par exemple, score ASIA) de la figure 13.4 traduit l'absence de récupération dans le cas présent, en parallèle de l'évolution du score de la mesure d'indépendance fonctionnelle (amélioration fonctionnelle et de l'autonomie).

Qu'il s'agisse de tissu nerveux ou des autres tissus, établir un pronostic fonctionnel suppose donc de tenir compte :

- des conséquences directes de la lésion ;
- des conséquences indirectes liées notamment à la perte d'activité physique et cognitive ;
- du « terrain » : âge mais surtout co-morbidités ;
- de l'environnement (humain et matériel, contraintes sociales…).

## V. Savoir organiser le retour ou le maintien à domicile d'une personne handicapée. Connaître les principales aides humaines professionnelles pouvant intervenir au domicile de la personne handicapée

Les objectifs pédagogiques sont les suivants :

- analyser les implications du handicap en matière d'orientation professionnelle et son retentissement social ;
- favoriser le maintien au travail : connaître les bases de l'organisation de la formation professionnelle et de maintien à l'emploi des personnes handicapées (maison départementale des personnes handicapées [MDPH], l'Association de gestion du fonds pour l'insertion professionnelle des Personnes Handicapées [AGEFIPH], le fonds pour l'insertion professionnelle des personnes handicapées dans la fonction publique [FIPHFP], Pôle emploi).

Les questions suivantes sont à se poser :

- des aides humaines sont-elles nécessaires ?
- des aides matérielles sont-elles nécessaires ?
- des aides financières sont-elles nécessaires ?

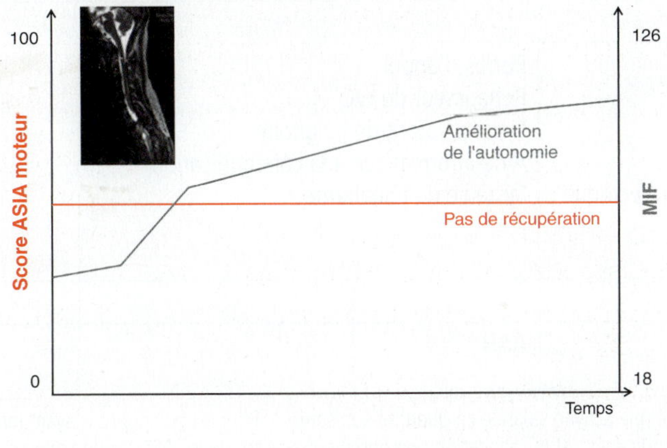


**Fig. 13.4 Évolution du score moteur de la paraplégie post-traumatique.**

- si la personne est en fauteuil roulant, quelles sont les modalités de l'accessibilité ?
- quelle est l'aptitude de la personne à la conduite automobile ?
- quelles sont les alternatives au retour à domicile ?

Pour répondre à ces questions, il faut :

- évaluer :
  - les déficiences,
  - les limitations d'activité (par exemple, mesure d'indépendance fonctionnelle, *cf. supra*),
  - les restrictions de participation ;
- prendre en compte le **contexte** : environnemental, socio-familial, professionnel ;
- **anticiper** les actions à venir (démarches administratives) et organiser le suivi (lien avec le médecin traitant, consultation de suivi) :
  - **à la phase aiguë du problème médical**, il faut déclencher une prise en charge à 100 % en affection longue durée et une arrêt de travail (objectif : préserver les ressources financières),
  - **à la phase de stabilité**, il faut initier le dossier MDPH ou APA selon l'âge (objectif : compenser le handicap).

## A. Quelle(s) aide(s) avec quel(s) financement(s) (tableau 13.9) ?

## B. Aides humaines : leur rôle

- Infirmier diplômé d'État/aide soignant diplômé (cabinet infirmier libéral ou service de soins à domicile) :
  - réalisation des pansements, sondages urinaires, soins de trachéotomie ;
  - surveillance de la prise du traitement ;
  - aide à la toilette et à l'habillage.



**Tableau 13.9 Quelle(s) aide(s) avec quel(s) financement(s) ?**

| CPAM | MDPH<br>< 60 ans | Conseil général<br>> 60 ans | Autres |
|---|---|---|---|
| **Financement** | | | |
| Sécurité sociale | PCH | APA selon GIR et selon les ressources | Mutuelle<br>Assurance accidents de la vie<br>Ressources personnelles |
| **Aides humaines** | | | |
| IDE/ASD<br>Hospitalisation à domicile | Tierce personne (auxiliaire de vie ou membre de la famille) | | Aide ménagère<br>Portage de repas |
| **Aides matérielles** | | | |
| Lit médicalisé<br>Chaise garde-robe<br>Lève-malade<br>Matelas anti-escarre<br>Fauteuil roulant manuel ou électrique<br>Canne(s)<br>Déambulateur | Barres d'appui<br>Rehausseur de WC<br>Siège pivotant de baignoire<br>Aide informatisée à la communication<br>Système de téléalarme | | |
| Ressources financières | | | |
| Pension d'invalidité*<br>(< 60 ans) | AAH** | | |

* Pour les personnes ayant exercé une activité salariée en quantité suffisante. ** Pour les personnes n'ayant jamais ou insuffisamment travaillé.
AAH : allocation aux adultes handicapés ; APA : allocation personnalisée d'autonomie ; ASD : aide soignant diplômé ; CPAM : caisse primaire d'assurance maladie ; GIR : groupe iso-ressources ; IDE : infirmier diplômé d'État ; MDPH : maison départementale pour les personnes handicapées ; PCH : prestation de compensation du handicap.

- Tierce personne (auxiliaire de vie ou membre de la famille) : aide pour les actes de la vie quotidienne (toilette, habillage, prise des repas).
- Aide ménagère : entretien, courses, confection des repas (pas de soins de nature médicale).
- Portage des repas (participation plan d'action personnalisé ou allocation personnalisée d'autonomie possible dans certains cas).
- Hospitalisation à domicile (HAD) : si soins complexes et/ou techniques.
- Service d'accompagnement médico-social pour adultes handicapés (SAMSAH) : si accompagnement et coordination nécessaire (prestations de soins et de projet de vie pour les personnes de moins de 60 ans bénéficiant de l'orientation de la MDPH).
- Service d'accompagnement à la vie sociale (SAVS) en fonction du projet de vie.

## C. Accessibilité du logement et de la ville : quel financement ?

- Accessibilité du logement en intérieur et en extérieur. Selon les cas :
  - possibilité de déplacement en fauteuil roulant : largeur de portes, plan incliné, ascenseur… ;
  - possibilité de déambulation avec cannes ou déambulateur ;
  - hauteur de lit ;
  - facilité d'ouverture de certaines portes (portes automatiques) ;
  - contrôle de l'environnement (domotique) ;
  - aménagement des toilettes, de la salle de bains.
- Financements spécifiques possibles par la commission des droits et de l'autonomie des personnes handicapées ou CDAPH (MDPH).
- Accessibilité de la ville :
  - loi du 11 février 2005 ;
  - obligations en matière d'accessibilité des villes, des lieux recevant du public et des transports ;
  - accessibilité extérieure et circulation intérieure.

## D. Conduite automobile et handicap

- Arrêté du 31 août 2010 (*Journal Officiel* du 14 septembre 2010) : liste des affections et incapacités incompatibles avec l'obtention ou le maintien du permis de conduire (véhicule léger ou lourd) ou donnant lieu à la délivrance de permis de conduire de durée de validité limitée.
- Permis BF (aménagement spécifique) ou BEA (embrayage automatique).
- Nécessité de passer devant la commission départementale du permis de conduire (ou auprès d'un médecin agréé, liste départementale) et de faire pratiquer les aménagements nécessaires.
- Aménagements possibles :
  - boule au volant pour une conduite avec un seul membre supérieur ;
  - regroupement des commandes au volant en cas d'incapacité des membres inférieurs ;
  - accès au véhicule pour une personne en fauteuil roulant.
- Aide financière possible par la MDPH ou l'AGEFIPH ou le fonds d'insertion des personnes handicapées (fonction publique) en cas d'objectif professionnel (*cf. infra*).
- Modifications à signaler à l'assureur du véhicule.

## E. Structures d'hébergement pour personnes adultes handicapées

Elles sont envisagées lorsque le maintien ou le retour à domicile n'est pas possible.

### 1. Pour les enfants

Voir chapitre 8.

### 2. Pour les adultes de moins de 60 ans

Accès ouvert par décision de la CDAPH (MDPH), en fonction du niveau de dépendance (croissant) :

- foyers d'hébergement : gîte et couvert pour des travailleurs handicapés mentaux et physiques en établissement et service d'aide par le travail (ESAT) ou en entreprise adaptée ;
- foyers de vie ou foyers occupationnels : personnes handicapées ne nécessitant pas de soins mais ne pouvant pas travailler ;
- foyers d'accueil médicalisé (FAM) :
  - adultes très dépendants,
  - soins pris en charges par la caisse d'assurance maladie,
  - hébergement à la charge du pensionnaire ou de l'aide sociale départementale ;
- maisons d'accueil spécialisées (MAS) :
  - personnes handicapées totalement dépendantes pour des raisons psychiques et/ou physiques ;
  - financement assuré par l'assurance maladie.



### 3. Pour les adultes de plus de 60 ans

- Structures spécifiques (foyer-logement, établissement d'hébergement pour personnes âgées dépendantes ou EHPAD).
- Part financière restant à charge de la personne plus importante.

## F. Orientation professionnelle de la personne handicapée

- Activité professionnelle : rôle important dans la réadaptation et l'insertion sociale des personnes handicapées.
- Enjeux :
  - individuels : indépendance financière ; estime de soi ; revalorisation psychologique ; sentiments de normalisation sociale, de ne pas être exclu ni marginalisé ; occasions de rencontres et de contacts humains ;
  - collectifs : coût des arrêts de travail prolongés et des inaptitudes définitives ; intérêt à amplifier la participation des personnes handicapées pour l'économie du pays.
- Les procédures diffèrent selon qu'il s'agit d'un jeune qui n'a jamais travaillé et arrive en âge de le faire, ou d'un adulte qui est victime d'un handicap acquis qui souhaite reprendre une activité professionnelle.

## 1. Organismes concernés

### Commission des droits et de l'autonomie des personnes handicapées ou CDAPH (commission de la MDPH)

- Elle se prononce sur l'aptitude au travail, l'orientation de la personne vers le milieu ordinaire de travail, avec éventuellement une formation en centre de rééducation professionnelle ou des aménagements du poste de travail, ou vers le milieu protégé (ESAT).
- Elle donne la reconnaissance de la qualité de travailleur handicapé (RQTH).

### Association pour la gestion du fonds pour l'insertion professionnelle des personnes handicapées (AGEFIPH)

D'après la loi de 1987 renforcée par la loi du 11 février 2005 :

- toute entreprise employant plus de 20 salariés doit réserver une proportion de 6 % de l'effectif à des travailleurs handicapés ;
- les employeurs qui ne peuvent s'acquitter de cette obligation doivent verser à l'AGEFIPH une contribution annuelle proportionnelle au nombre des bénéficiaires qu'ils auraient dû employer.

L'AGEFIPH finance l'insertion professionnelle des personnes handicapées et peut être sollicitée pour des aides particulières.

Un fonds similaire pour l'insertion des personnes handicapées dans la fonction publique (FIPHFP) a été créé en 2005.

### Service d'appui au maintien dans l'emploi des travailleurs handicapés (SAMETH)

Les SAMETH financés par l'AGEFIPH peuvent être sollicités par les entreprises privées, les établissements publics et les travailleurs indépendants afin d'obtenir des conseils juridiques et des aides humaines financières et techniques en vue de favoriser le maintien d'une personne handicapée à son poste. Il existe 99 SAMETH, présents dans tous les départements.

### Organismes privés ou publics

Enfin, des organismes privés ou publics (Pôle Emploi/Cap Emploi [adéquation emploi, compétences, handicap]) peuvent être contactés pour la recherche de postes ou d'emplois vacants correspondant aux aptitudes de la personne handicapées.

## 2. Retour au travail de l'adulte handicapé salarié

### Reprise de l'activité antérieure au même poste

Après avis du médecin du travail et aides éventuelles (AGEFIPH, entreprises privées ; FIPHFP, secteur public) ou aménagement, par exemple, d'une période de mi-temps thérapeutique.

### Changement d'activité

- Dans l'entreprise antérieure : après avis du médecin du travail qui peut formuler des restrictions d'emploi ou des aménagements du poste, et avec ou sans reconnaissance par la CDAPH du statut de travailleur handicapé (RQTH).
- Dans une autre entreprise :
  - aide par la CDAPH, parfois caisse d'assurance maladie ;
  - puis organismes d'insertion sur le marché du travail (avec ou sans RQTH).

### Avantages liés à la RQTH

- Orientation par la CDAPH vers un ESAT, vers le marché du travail ou vers un centre de rééducation professionnelle.
- Soutien du réseau de placement spécialisé Cap Emploi.
- Obligation d'emploi, accès à la fonction publique par concours aménagé ou non ou par recrutement contractuel spécifique, aides de l'AGEFIPH.

La RQTH ne doit pas être obligatoirement déclarée à un (potentiel) employeur.

L'objectif est d'intégrer au plus tôt la dimension socio-professionnelle dans le projet de soins de la personne en situation de handicap.

## Points clés

- Définitions :
  - déficience : altérations de la fonction organique ou de la structure anatomique, telles qu'un écart ou une perte importante ;
  - activité : exécution d'une tâche ou d'une action par une personne ;
  - participation : implication d'une personne dans une situation de vie réelle ;
  - handicap selon la loi du 11 février 2005 : limitation d'activités ou restriction de participation à la vie en société, subie dans son environnement par une personne, en raison d'une altération substantielle, durable ou définitive, d'une ou plusieurs fonctions physiques, sensorielles, mentales, cognitives ou psychiques, d'un polyhandicap ou d'un trouble de santé invalidant.
- Il faut évaluer la fonction et les handicaps parce que c'est très souvent de cette manière que le patient exprime sa plainte et que c'est ainsi qu'il évalue les traitements.
- Il est important de connaître le retentissement fonctionnel d'une maladie ou d'un traumatisme pour :
  - établir la réalité des handicaps, en mesurer la sévérité et en suivre l'évolution ;
  - orienter les choix thérapeutiques et évaluer l'efficacité des traitements ;
  - évaluer le coût et l'intérêt des différentes techniques de rééducation et d'adaptation ;
  - argumenter les mesures de protection juridique et d'indemnisation.
- La mesure d'indépendance fonctionnelle (MIF) et l'index de Barthel sont des outils génériques qui s'appliquent à tous les handicaps quelle qu'en soit l'origine.
- Les implications professionnelles et sociales des handicaps sont très importantes et concernent : la vie personnelle et familiale, la vie sociale (accessibilité des lieux publics et privés, transports, loisirs), la vie professionnelle, le vécu et la perception par les autres (problèmes de l'image du handicap).
- Les maisons départementales des personnes handicapées regroupent l'ensemble des structures d'orientation, de conseils et d'aide aux personnes handicapées (guichet unique). Leurs deux composantes sont la commission des droits et de l'autonomie des personnes handicapées et l'équipe pluridisciplinaire qui évalue le besoin de compensation.
- La loi du 11 février 2005 reconnaît un droit à compensation du handicap pour toute personne handicapée, indépendamment de ses ressources. Les personnes handicapées peuvent solliciter des aides humaines, techniques ou financières.
- La plasticité :
  - du système nerveux central est responsable d'une partie de la récupération observée à distance (après 10 jours) d'un accident neurologique aigu, après disparition de l'œdème et des phénomènes de pénombre ;
  - concerne tous les tissus.
- Si certains éléments d'examen clinique sont des facteurs pronostiques, en particulier synthétisés dans les scores cliniques, l'imagerie et les explorations neurophysiologiques (potentiels moteurs) apportent des éléments complémentaires importants pour définir un pronostic à la phase initiale.
- Le pronostic de participation sociale dépend de très nombreux facteurs intrinsèques et extrinsèques au patient.

CHAPITRE

14

# Item 116 – Complications de l'hypomobilité et du décubitus : prévention et prise en charge







***Objectifs pédagogiques***

- Expliquer les principales complications de l'immobilité et du décubitus.
- Argumenter l'attitude thérapeutique et planifier le suivi du patient.

## I. Introduction

Sans conséquences pendant une nuit de sommeil chez le sujet sain, le décubitus et l'hypomobilité sont la cause de complications chez le patient alité, en raison de :

- l'incapacité à changer de position ou à contracter volontairement ses muscles, lors d'un coma – ou d'une anesthésie prolongée –, ou du fait d'une pathologie neurologique, de contraintes liées à la pathologie ou à son traitement (alitement pour fracture du rachis, mise en traction, contention, suite de chirurgie par exemple);
- la réduction importante des efforts, induisant une désadaptation cardiorespiratoire;
- la réduction de contraintes sur l'appareil locomoteur, à l'origine d'une amyotrophie, de rétractions musculoligamentaires, d'une résorption osseuse (et d'une hypercalciurie);
- l'appauvrissement des afférences sensorielles;
- la position inadéquate pour l'élimination urinaire et fécale, et pour l'alimentation;
- la perturbation de la mécanique ventilatoire, parfois aggravée par un traumatisme thoracique ou par la réduction du réflexe de toux (suites d'anesthésie, douleur thoraco-abdominale d'origine chirurgicale ou non, effet indésirable d'un traitement…);
- la difficulté de communication et de prises d'informations, et la dépendance, avec un retentissement neuropsychologique, s'ajoutant aux conséquences directes de la pathologie dont souffre le patient.

*Médecine physique et de réadaptation*

**Tableau 14.1** **Chronologie et localisation des complications du décubitus**

| Complications | Locales | Régionales | Générales |
|---|---|---|---|
| Précoces (et présentes pendant toute la phase d'hypomobilité) | Escarre | Complications thromboemboliques<br>Compressions nerveuses | Troubles urinaires (dysurie, infection)<br>Constipation<br>Reflux gastrique, fausses routes<br>Désadaptation cardiaque<br>Désadaptation posturale |
| Tardives | (Escarre) | Rétractions musculaires | Ostéoporose<br>Troubles psychiques |

On peut distinguer les complications de l'hypomobilité et du décubitus selon leur précocité et leur caractère local, régional ou général (tableau 14.1).

**Certaines engagent le pronostic vital**, toutes retentissent sur le pronostic fonctionnel et allongent la durée d'hospitalisation et la prise en charge.

Elles sont prévisibles et souvent prévenues par une prise en charge thérapeutique adaptée, entreprise dès le début du décubitus. Leur prévalence augmente avec **l'âge du patient**.

Elles peuvent être observées même au domicile, lorsque le patient est (ou se sent) incapable de se lever, ou quand la crainte d'une chute (anxiété de l'entourage) ou qu'une insuffisance d'aides humaines pour les transferts ou les déplacements induisent un alitement prolongé.

Ainsi, il importe d'**éviter au maximum les situations de décubitus prolongé**, en particulier chez les personnes âgées. En dehors de suites de certaines chirurgies, les circonstances médicales nécessitant réellement un alitement sont peu nombreuses :

- coma ou troubles importants de la vigilance ;
- déficit neurologique avec troubles du tonus du tronc, au stade initial ;
- décompensation cardiaque ou respiratoire à la phase aiguë ;
- état de choc.



# II. Complications thromboemboliques

## A. Mécanismes

L'immobilité favorise la **stase veineuse** (réduction du débit vasculaire, baisse d'activité musculaire) et la survenue de la **maladie thromboembolique** avec un risque d'**embolie pulmonaire**. La thrombose peut survenir très tôt.

## B. Facteurs favorisants

Les complications thromboemboliques sont favorisées par :

- des **antécédents médicaux** (coagulopathie, insuffisance cardiaque, artériopathie oblitérante, cancer…) ;
- des **antécédents récents chirurgicaux** (chirurgie des membres inférieurs, du petit bassin, polytraumatisme) ;
- l'existence d'une **déshydratation**, d'un **syndrome inflammatoire** ou d'une **hypotonie musculaire** (paralysie flasque).

## C. Traitement préventif

Le traitement préventif repose sur les **héparines de bas poids moléculaire** (HBPM) si la fonction rénale du patient le permet (*cf.* items 224 et 326).

Sauf cas particulier (artériopathie évoluée, niveau insuffisant de coopération), d'autres mesures doivent être associées telles qu'une **contention veineuse** élastique (bas antithrombotique ou bandes de contention), des manœuvres de drainage manuel par massage, l'apprentissage d'une respiration abdomino-diaphragmatique qui favorise le retour veineux.

Une électromyostimulation des muscles des membres inférieurs peut également être proposée pour favoriser le retour veineux, si le patient ne peut réaliser une mobilisation de ses membres.

L'état d'hydratation du patient doit être surveillé et ajusté.

Enfin, la verticalisation et surtout la reprise de la marche doivent être aussi précoces que l'état clinique du patient l'autorise.

La surveillance clinique au moins quotidienne, et paraclinique au moindre doute, doit vérifier l'efficacité du traitement préventif.

# III. Complications bronchopulmonaires

## A. Mécanismes

La mécanique ventilatoire est perturbée par le décubitus, qui modifie la course diaphragmatique et le jeu costal. Le drainage bronchique peut être altéré par une modification du volume des sécrétions, de leur fluidité, et par une inhibition du jeu ciliaire et/ou des mécanismes de toux.

Il en résulte une stase des sécrétions bronchiques pouvant aboutir à :

- un **encombrement bronchique** ;
- une **atélectasie** ;
- une **infection** bronchopulmonaire.

Les troubles de la déglutition, quelle que soit leur cause, peuvent induire des pneumopathies d'inhalation.

## B. Facteurs favorisants

Les facteurs favorisant une hypersécrétion bronchique ou altérant l'élimination des sécrétions bronchiques sont :

- le tabagisme ;
- des antécédents de BPCO ;
- des traitements altérant le réflexe de toux (opiacés notamment) ;
- une manœuvre endotrachéale récente (fibroscopie, intubation) ;
- des douleurs pariétales (thoraciques ou abdominales) d'origine traumatique ou post-chirurgicale : ainsi, une intervention thoracique ou une laparotomie vont réduire de 25 à 50 % la capacité vitale et inhiber la toux.

Il est nécessaire de rechercher ces facteurs et d'effectuer un **examen auscultatoire** quotidien.

## C. Traitement préventif

Il convient d'assurer une **hydratation** correcte du patient, une prise des **repas en position assise** ou demi-assise dès que possible, et de réaliser une **kinésithérapie** de désencombrement, dès que des signes évoquant un encombrement bronchique sont perçus.

Les traitements supposés fluidifiants peuvent être associés, avant les séances de kinésithérapie, mais n'ont pas fait la preuve de leur efficacité.

En outre, si le décubitus se prolonge, il faut prendre en compte la désadaptation cardiorespiratoire liée à l'hypoactivité : on prescrit au besoin une kinésithérapie active au lit et, à la reprise des déplacements, on adapte le programme rééducatif en fonction de la dyspnée.

# IV. Complications cutanées

## A. Mécanismes

Les escarres sont d'origine **ischémique** par compression, à une pression supérieure à celle de la perfusion capillaire, des parties molles sur le plan d'appui.

Elles peuvent survenir **à partir de 3 à 4 heures** d'appui, et parfois même 2 heures en cas de pression importante.

## B. Facteurs favorisants

On distingue :

- les facteurs extrinsèques :
  - l'intensité et la durée de la **pression**,
  - les **frictions**, exerçant une agression directe de la peau : contre-indiquées lors de la pratique des soins, elles peuvent survenir lors de mouvements répétés du patient,
  - le **cisaillement**, aggravant les conditions vasculaires : quelquefois induit par des transferts, il est surtout observé dans les positions assise ou demi-assise, où le patient « glisse » sur le support,
  - la **macération** de la peau, liée à la sudation ou à une incontinence,
  - la présence, en zone d'appui, d'éléments traumatisants (plis du drap, plis de la sangle du lève-malade, miettes, contention) ;
- les facteurs intrinsèques :
  - la **réduction de l'oxygénation cutanée**, par hypovolémie, anémie ou hypoxie (insuffisance cardiaque ou respiratoire, artériopathie),
  - les **lésions préexistantes des plans cutanés** (cicatrices, brûlures, excoriations, plaies, atrophie des plans de couverture),
  - l'**état nutritionnel** : en cas de **maigreur** ou de **dénutrition**, les plans sous-cutanés amincis perdent leur rôle « amortisseur » ; l'**obésité** majore la pression d'appui,
  - les **incontinences urinaire et fécale** : elles induisent une macération et une agression chimique de la peau, et exposent la peau à un milieu septique,
  - les **maladies neurologiques**, réduisant la **sensibilité** (perte de la fonction d'alerte de la douleur), la **motricité** (moindre capacité à changer de position), et pouvant induire des mouvements incontrôlés (friction) ou des positions vicieuses (réduction des zones d'appui),
  - les troubles de la conscience et/ou de la vigilance (diminution de la perception ou de la prise en compte de la douleur, réduction de la motricité volontaire),
  - l'état psychologique du patient, limitant la participation aux soins,
  - l'**âge**.

Sont également des facteurs de risque :

- les **traitements**, en particulier corticoïdes, cytotoxiques et vasoconstricteurs ;
- les comorbidités : **diabète**, pathologie cardiorespiratoire, tabagisme, troubles circulatoires, vascularites, troubles de la coagulation, syndrome inflammatoire ;
- la mauvaise installation au lit ou au fauteuil du patient (fig. 14.1).

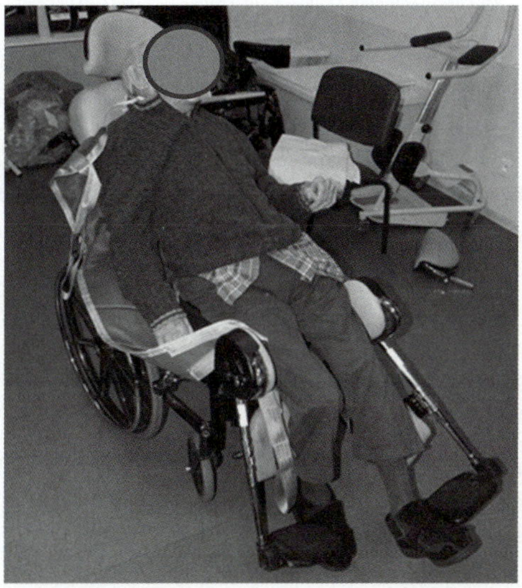

**Fig. 14.1 Installation exposant à un risque cutané en regard du sacrum, par cisaillement.**
(Source : photographie prise en service d'hospitalisation.)





## C. Localisations et classification

Les localisations les plus fréquentes sont la **région sacrée** et les **talons** chez le patient en **décubitus dorsal** (notamment lors du redressement de la tête de lit) (fig. 14.2).

Selon la position, les autres zones exposées sont :

- en décubitus dorsal : processus épineux thoraciques, épines de la scapula, occiput ;
- en décubitus ventral : dos du pied, crête tibiale et épines iliaques antérieures (attention également à la position de la sonde urinaire) ;
- en décubitus latéral : grand trochanter, condyles fémoraux, tête de fibula, malléoles, bord latéral du pied et du talon ; acromion, coude et oreille ;
- en station assise : ischions et région sacro-coccygienne, parfois occiput, oreilles et épines des scapula ou sommet de gibbosité.

Les escarres sont source de **douleurs** et, dès le stade d'ouverture cutanée, exposent à un risque infectieux. Elles contribuent à la **perte d'autonomie** et **augmentent la durée de séjour**.

### Stades des escarres

- **« Stade 0 » : hyperhémie réactionnelle.** L'érythème disparaît à la pression puis réapparaît en quelques secondes ; réversible en moins de 24 heures par la mise en décharge, cet érythème constitue un élément d'alerte à rechercher systématiquement, plusieurs fois par jour.
- **Stade 1 : érythème persistant.** Il ne disparaît pas à la pression (sur peau pigmentée, aspect rouge ou violacé, persistant) ; modification par rapport à la peau saine de voisinage : chaleur ou froid, consistance modifiée (ferme ou molle), sensibilité modifiée (douleur, prurit). Il n'y a pas encore à ce stade d'effraction cutanée (fig. 14.3).
- **Stade 2 : abrasion, phlyctène ou ulcération** peu profonde, touchant l'épiderme, le derme ou les deux (fig. 14.4).
- **Stade 3 : ulcération profonde**, touchant les plans cutanés et le tissu sous-cutané, pouvant atteindre le fascia (sans le dépasser) ; cette lésion peut s'étendre vers les tissus adjacents, avec un volume de nécrose souvent sous-estimé (fig. 14.5).
- **Stade 4 : destruction importante des tissus sous-cutanés dépassant le fascia**, pouvant toucher les muscles, les tendons, l'os sous-jacent, avec risque d'ostéite et d'arthrite (fig. 14.6).

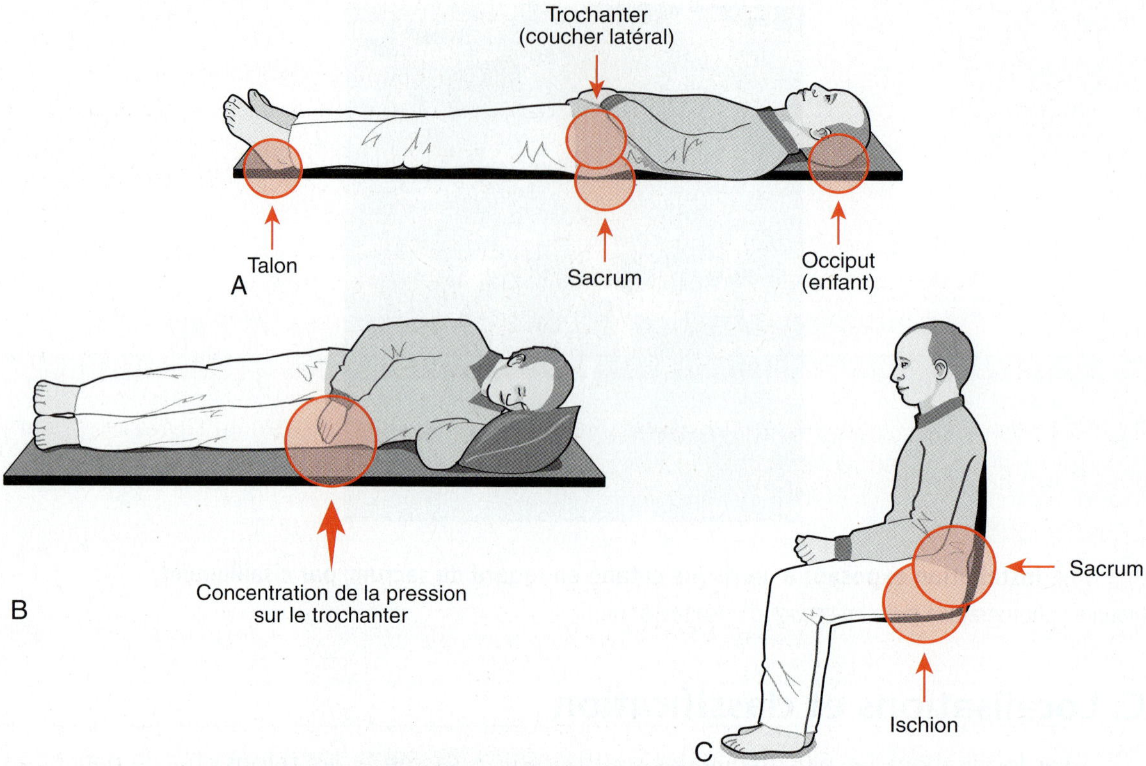




**Fig. 14.2** **Les principales localisations des escarres en décubitus dorsal (A), latéral (B) et en position assise (C).**

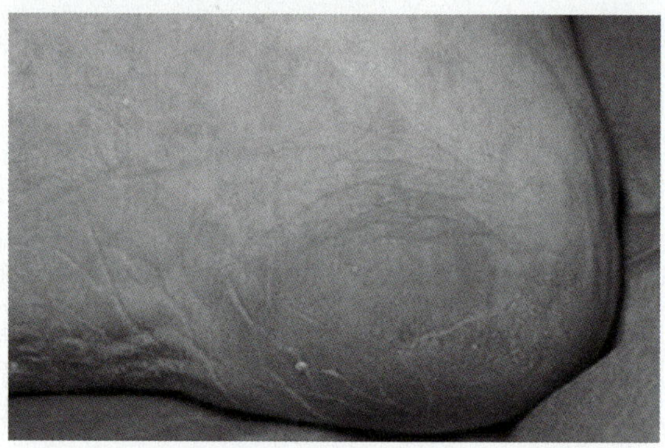

**Fig. 14.3** **Escarre de stade 1** ***(voir aussi cahier couleur).***
(Source : photographie prise en service d'hospitalisation.)

# D. Traitement préventif

La prévention est débutée dès l'admission du patient et adaptée selon le risque cutané, estimé selon les critères **cliniques** d'évaluation – **échelles de Braden** (tableau 14.2), de Norton, de Waterlow… –, qui orientent le choix du support (lit et fauteuil) et la prise en charge à mettre en œuvre pour prévenir des escarres, ou en éviter l'aggravation ou la récidive chez les patients déjà porteurs d'escarres (ANAES, 2001).

Ces échelles tiennent compte de la présence et de l'importance des différents facteurs de risque évoqués plus haut.

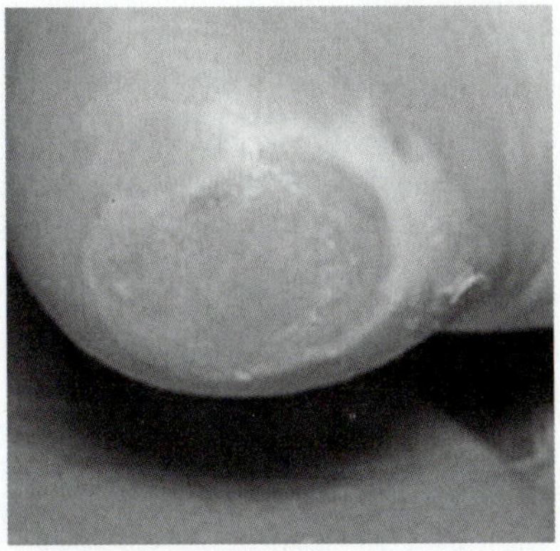

**Fig. 14.4** **Escarre de stade 2** ***(voir aussi cahier couleur).***
(Source : photographie prise en service d'hospitalisation.)

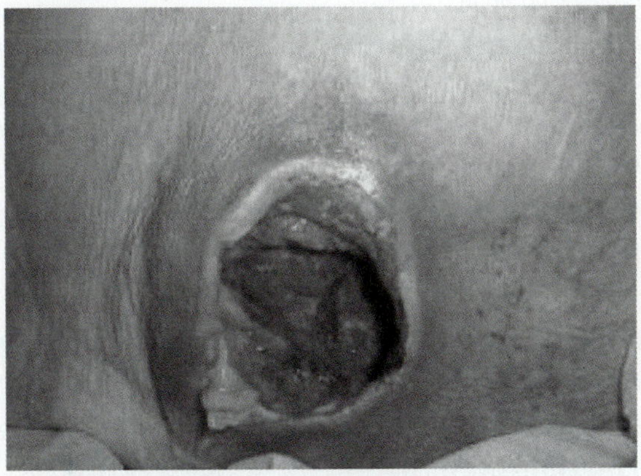

**Fig. 14.5** **Escarre de stade 3** ***(voir aussi cahier couleur).***
(Source : photographie prise en service d'hospitalisation.)

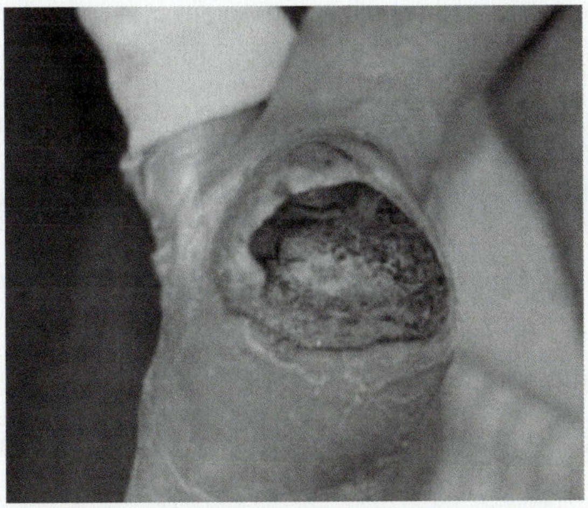

**Fig. 14.6** **Escarre de stade 4** ***(voir aussi cahier couleur).***
(Source : photographie prise en service d'hospitalisation.)

**Tableau 14.2** Échelle de Braden

| Perception sensorielle | Humidité | Activité |
|---|---|---|
| 1. Constamment limitée<br>2. Très limitée<br>3. Légèrement diminuée<br>4. Aucune diminution | 1. Constamment humide<br>2. Humide<br>3. Humidité occasionnelle<br>4. Rarement humide | 1. Confiné au lit<br>2. Confiné au fauteuil<br>3. Marche occasionnelle<br>4. Marche fréquemment |
| **Mobilité** | **Nutrition** | **Frictions et cisaillement** |
| 1. Complètement immobile<br>2. Très limitée<br>3. Légèrement limitée<br>4. Aucune limitation | 1. Très pauvre<br>2. Probablement inadéquate<br>3. Adéquate<br>4. Excellente | 1. Problème présent<br>2. Problème potentiel<br>3. Pas de problème apparent |
| Score total …/23 ; plus le score est bas (15 ou moins), plus le sujet a de risques de développer une escarre. | | |

**Tableau 14.3** Critères de choix d'un support chez le patient alité

| | |
|---|---|
| **Surmatelas statique** | Absence d'escarre et risque peu élevé ; patient pouvant se mouvoir dans le lit et passant moins de 12 h/j au lit |
| **Matelas statique** | Absence d'escarre et risque moyen ; patient pouvant se mouvoir dans le lit et passant moins de 15 h/j au lit |
| **Surmatelas dynamique** | Antécédents d'escarres ou escarre peu profonde ou risque élevé. Patient incapable de bouger seul et passant plus de 15 h/j au lit |
| **Matelas dynamique** | Plusieurs escarres de stade élevé ; patient incapable de changer seul de position et passant plus de 20 h/j au lit |



Les mesures préventives suivantes impliquent l'ensemble des personnels de santé :

- identifier les **facteurs de risque** ;
- mettre en place le **support le plus adapté** pour répartir au mieux les pressions ;
- **examiner de façon pluriquotidienne les zones à risque** ;
- éviter des appuis prolongés : mobilisation, **changements de position planifiés** toutes les 2 ou 3 heures, alternant les décubitus dorsal, latéral, latéral oblique et si besoin ventral (et en **proscrivant un appui sur une zone pathologique**) ;
- **mise au fauteuil** ; verticalisation et reprise de la marche dès que c'est médicalement possible ;
- prévenir des frottements (privilégier les tamponnements au cours des soins cutanés notamment) et des phénomènes de cisaillement (soulever le patient plutôt que de le tracter sur son lit) ; surveiller l'installation et corriger les positions assises hypotoniques ; limiter les temps assis au lit avec tête relevée) ;
- maintenir une hygiène cutanée correcte (sans friction ni application de glace) ;
- assurer **l'équilibre nutritionnel et l'hydratation** ;
- **faire participer le patient** et son entourage à ces mesures autant que possible (éducation thérapeutique).

Les critères de choix d'un support habituellement retenus sont indiqués dans le tableau 14.3.

# E. Risques évolutifs

Une fois constituées, les escarres exposent à des complications locales ou générales.

## *1. Complications locales*

- Extension de la nécrose.
- Infections.

- **Fistule**.
- Parfois perforation de viscères ou de vaisseaux.
- À terme, risque de **cancérisation** de l'escarre ou de la cicatrice, imposant une surveillance au long cours, même après cicatrisation.

### 2. Complications générales (pouvant engager le pronostic vital)

- Septicémie, choc septique.
- Dénutrition, hypercatabolisme et fuite ionique.
- Anémie carentielle ou inflammatoire.
- Embolies septiques, endocardite.

## F. Traitement curatif des escarres

Il est à la fois **local et général**, et nécessite une **prise en charge pluridisciplinaire** par l'ensemble de l'équipe soignante, le patient et son entourage.

La **douleur** doit être évaluée et traitée.

Les retournements et les soins doivent être programmés, le type de soins (détersion, nettoyage, choix du type de pansement) prescrit clairement et le support choisi de manière adaptée *(cf. supra)*.

- **Aux stades 0 et 1 :**
  - suppression de l'appui sur la zone jusqu'au retour à un aspect normal de la peau. Interdiction des massages, des frictions et d'applications de glace ou d'air chaud ;
  - adaptation ou intensification de la correction des autres facteurs de risque.
- **Au stade 2 (phlyctène) :** évacuation du contenu, en maintenant si possible l'épiderme décollé. Puis pansement hydrocolloïde ou gras.
- **Aux stades 3, 4 et 5, sur les lésions ouvertes :**
  - nettoyage au sérum physiologique ;
  - **pas d'antiseptiques ou antibiotiques locaux** (risque de sélection de germes) ;
  - détersion (mécanique ou aidée par le pansement) des ulcérations nécrotiques ou fibrineuses ;
  - recours au *vacuum assisted closure* (VAC) assurant une pression négative sur les escarres creusantes : il reste réservé aux échecs des techniques classiques. Coûteuse et non validée, cette technique doit encore être évaluée ;
  - le pansement de recouvrement doit respecter le bourgeonnement, favoriser l'épidermisation et éviter la surinfection ;
  - il n'existe **pas de pansement idéal** : le choix du type de pansement dépend de l'état local.

**En cas de surinfection**, ou d'extension régionale ou générale, une antibiothérapie par voie générale adaptée au germe après prélèvement profond (prélèvement par ponction–aspiration à l'aiguille, biopsie) est indiquée.

Remarque : en l'absence de signes d'infection, les prélèvements bactériologiques systématiques doivent être proscrits.

La surveillance de la cicatrisation s'effectue à chaque pansement, avec des évaluations régulières : surface (schéma, calques, photographies) et profondeur (au stylet), topographie de chaque lésion (schémas). La prise en charge est adaptée selon l'évolution.

L'évolution locale et/ou l'état du patient peuvent justifier un éventuel **geste chirurgical** : excision d'un abcès, d'une cellulite ; abord et drainage d'une arthrite septique ; greffe cutanée ou lambeau.

Après une intervention, la prévention d'une récidive d'escarre reste indispensable.

# V. Complications cardiovasculaires (autres que thromboemboliques)

## A. Hypotension orthostatique

Liée à une altération de la régulation tensionnelle, l'hypotension orthostatique est plus fréquente chez le sujet âgé ou le patient hypertendu traité.

Elle se définit comme une **diminution de 20 mm Hg de la pression systolique et/ou de 10 mm Hg de la pression diastolique dans les 3 premières minutes d'orthostatisme**, par rapport aux chiffres de référence notés après période de repos en décubitus.

### *1. Mécanismes et facteurs favorisants*

Plusieurs facteurs concourent à son développement :

- désadaptation des réflexes neurovégétatifs ;
- stase veineuse ;
- dégradation de la sensibilité des barorécepteurs ;
- déshydratation.

Certains médicaments accentuent le risque (antihypertenseurs, diurétiques, neuroleptiques).

Elle doit être systématiquement recherchée chez les patients présentant des risques de dysautonomie (paraplégie haute ou tétraplégie, polyradiculonévrite, maladie de Parkinson, diabète notamment).

L'installation des mécanismes peut être assez rapide, mais les signes cliniques ne sont observés que lorsque les transferts et la verticalisation sont à nouveau réalisés.



### *2. Traitement préventif*

L'hypotension orthostatique est au moins partiellement prévenue par :

- une hydratation correcte ;
- un ajustement des traitements de l'hypertension artérielle (HTA) quand ils sont nécessaires ;
- une activité physique régulière pendant le décubitus ;
- la mise en place, avant le lever, d'une contention élastique sur les membres inférieurs ;
- une verticalisation progressive : position assise ou demi-assise en bord de lit, table de verticalisation (fig. 14.7), utilisation d'un *standing-up* (fig. 14.8) ou de barres parallèles (fig. 14.9).

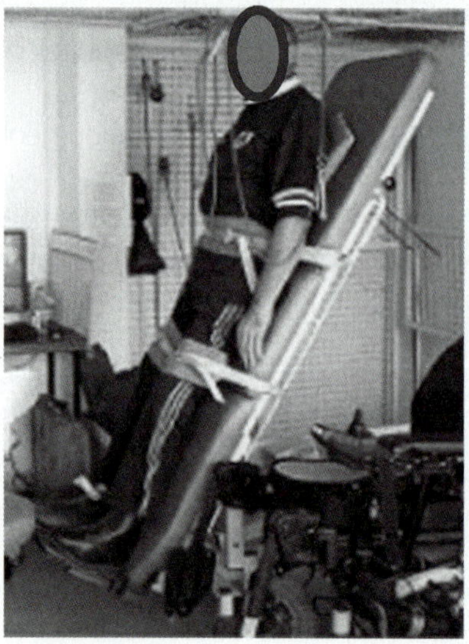

**Fig. 14.7 Verticalisation sur table.**
(Source : photographie prise en service d'hospitalisation.)

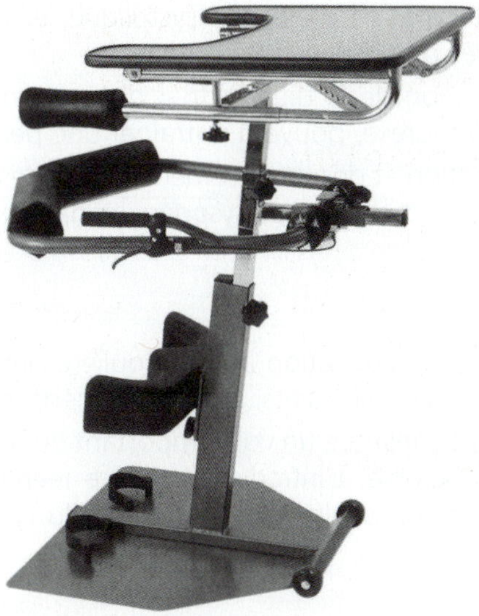

**Fig. 14.8 Appareil de verticalisation type « standing up ».**
(Source : photographie prise en service d'hospitalisation.)

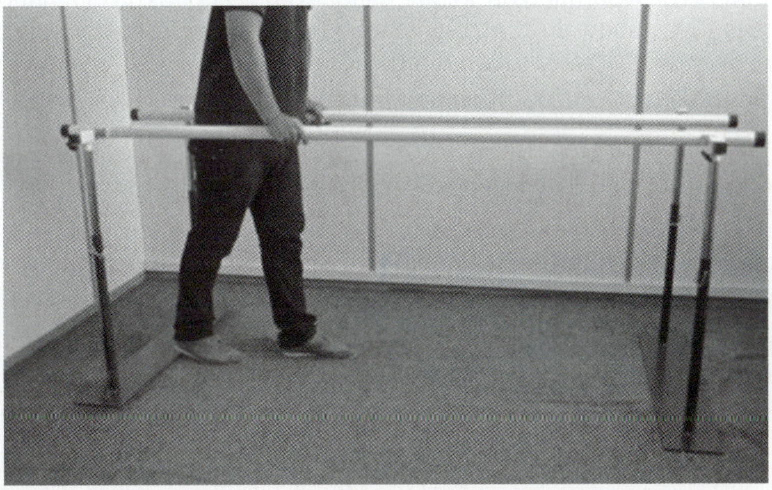

**Fig. 14.9 Utilisation de barres parallèles pour verticalisation (et réapprentissage de la déambulation).**
(Source : photographie prise en service d'hospitalisation.)

### 3. Traitement curatif

Dans les cas les plus graves, avec malaise, et échec des moyens préventifs, le recours à certains médicaments (vasoconstricteurs, alpha-stimulants ou fludrocortisone) est possible en l'absence de contre-indication.

## B. Désadaptation cardiaque

### 1. Mécanismes

Avec la diminution des sollicitations, on observe rapidement une **accélération du rythme cardiaque de repos**, puis une **réduction du volume sanguin total**, et une modification des fibres myocardiques (atrophie).

Il en résulte une chute du volume d'éjection systolique, et une réduction des performances cardiaques et des capacités d'endurance ($VO_{2max}$).

S'y associe une augmentation de la diurèse (par diminution de sécrétion d'*antidiuretic hormone* ou ADH) et de la natriurèse, pouvant entraîner une perte sodique chez le sujet âgé.

À la reprise de la verticalisation et des déplacements, cette désadaptation se manifeste par une moindre tolérance à l'effort : tachycardie, dyspnée, inadaptation tensionnelle à l'effort.

### 2. Traitement

Lorsqu'elle est possible, une rééducation active régulière pendant le décubitus, sollicitant les mécanismes régulateurs cardiovasculaires, réduit ces phénomènes.

Le réentraînement à l'effort constitue un volet important de la rééducation post-immobilisation en améliorant la fonction aérobie. L'introduction de ce réentraînement est très progressive et ajustée aux paramètres cardiovasculaires (surveillance du rythme cardiaque et de la tension artérielle).

## C. Œdèmes

### 1. Mécanismes

Les modifications de répartition du volume sanguin en décubitus, la diminution des résistances périphériques (diminution du tonus sympathique) et, selon les cas, la diminution du tonus musculaire, favorisent la constitution d'œdèmes déclives.

En outre, des œdèmes de dénutrition peuvent survenir, en particulier chez le sujet âgé.



### 2. Traitement

Le traitement de ces œdèmes repose sur :

- l'utilisation d'une contention élastique ;
- la surélévation des membres œdémateux pour favoriser le drainage ;
- des massages de drainage ;
- des contractions musculaires actives des membres inférieurs ou, à défaut, des contractions induites par électromyostimulation.

# VI. Complications locomotrices

L'hypomobilité retentit graduellement sur l'os, les structures péri-articulaires et les muscles.

## A. Ostéoporose

### 1. Mécanismes

L'hypomobilité réduit les contraintes liées à la gravité et à l'activité musculaire. Elle induit une **réduction de l'ostéoformation** et une **augmentation de la résorption osseuse**, qui touchent surtout les régions osseuses en charge et prédomine sur l'os trabéculaire.

L'hyperrésorption ostéoclastique est à l'origine d'une **hypercalcémie**, en général modérée et bien tolérée, accompagnée d'une **hypercalciurie**, qui expose au risque de **lithiase urinaire**.

Réversibles à la reprise d'appui et de la déambulation, ces phénomènes peuvent être intenses et durables si cette reprise d'activité est retardée ou impossible. Une perte osseuse significative peut alors être observée.

Habituellement indolore, cette perte osseuse **augmente le risque fracturaire**, en particulier chez les sujets déjà ostéoporotiques.

### 2. Traitement préventif

Les techniques non médicamenteuses (travail musculaire actif, verticalisation précoce) sont entreprises dès que possible, même si leur efficacité n'est pas clairement démontrée.

En cas de handicap sévère et chronique, les diphosphonates par voie veineuse sont parfois proposés pour réduire la résorption osseuse.

## B. Enraidissement articulaire et péri-articulaire

L'hypomobilité induit des rétractions des structures capsuloligamentaires non étirées. Partiellement régressif à la reprise de la mobilité, ce processus évolue au contraire vers une ankylose si l'immobilisation se poursuit.

Les tendons subissent une rétraction, surtout nette sur les muscles en position raccourcie, participant à la réduction des amplitudes articulaires.

Les déformations les plus fréquentes sont le flessum de hanche et de genou, l'équin du pied, la griffe des orteils aux membres inférieurs, la réduction de la rotation externe et de l'abduction d'épaule, le flessum de coude, l'enraidissement des articulations métacarpophalangiennes aux membres supérieurs.

### 1. Mécanisme

La perte de mobilité, parfois induite par la nécessité d'une immobilisation stricte et prolongée (par exemple post-chirurgicale), touche aussi les articulations concernées par un déséquilibre entre muscles agonistes et antagonistes, ou par l'hypertonie d'un groupe musculaire, inhibant les muscles antagonistes, avec diminution d'amplitude dans les mouvements non sollicités. Il en est de même avec le maintien prolongé d'une position (couvertures sur le bout des pieds, coussin sous les genoux).

### 2. Traitement préventif

La prévention vise à préserver les amplitudes articulaires, au mieux complètes, au minimum fonctionnelles. Elle passe par :

- l'installation correcte au lit (en utilisant selon les besoins des blocs de mousse ou des coussins) ;
- les postures alternées (par exemple membres inférieures en extension et en flexion de genoux et hanches) ;
- les mobilisations des articulations, passives puis dès que possible actives, précédées de la prise d'antalgiques si ces manœuvres provoquent des douleurs.

### 3. Traitement curatif

Il débute par les mobilisations passives, les postures (position extrême d'une ou plusieurs articulations, maintenue plusieurs dizaines de minutes puis augmentée progressivement) et parfois l'appareillage.

En cas d'échec, et selon la pathologie sous-jacente, des gestes chirurgicaux sont parfois proposés pour restaurer une fonction, ou assurer le confort du patient.

## C. Complications musculaires

### 1. Mécanismes

La suppression des contraintes gravitaires et la sous-utilisation des muscles ont des conséquences sur l'appareil musculaire, qui se combinent aux effets directs des éventuelles pathologies neurologiques centrales ou périphériques (paralysie, hyper- ou hypotonie).

Les muscles subissent :

- une amyotrophie rapide, souvent visible, et quantifiable (par périmétrie du membre) ;
- une diminution de la force maximale (perte de 15 à 30 % de la force du muscle quadriceps dès le 8e jour d'immobilisation) ;
- une réduction de l'endurance à l'effort ;
- une modification de l'extensibilité, de l'élasticité, avec un risque accru de raccourcissement (rétraction) en présence d'une spasticité.

### 2. Traitement préventif

La prévention associe :

- l'installation correcte du patient, la plus proche possible de la position de fonction ;
- les mobilisations articulaires et les étirements musculaires : ils contribuent à conserver une longueur musculaire correcte, et sont d'autant plus importants qu'il existe un trouble du tonus musculaire ;
- le travail actif, lorsqu'il est réalisable, permettant de limiter l'amyotrophie ;
- le cas échéant, des séances d'électromyostimulation ;
- la correction des carences alimentaires, notamment protéiques ;
- le traitement d'une spasticité éventuelle.

Ces mesures doivent être entreprises le plus tôt possible et se poursuivre tout au long de l'immobilisation.



### 3. Traitement curatif

L'amyotrophie et la diminution de force (en l'absence de trouble neurologique) sont en partie régressives grâce au renforcement musculaire, souvent prolongé. Les rétractions peuvent persister, malgré les postures et l'appareillage, et justifier, lorsqu'elles sont fonctionnellement gênantes, une chirurgie d'allongement.

# VII. Complications urinaires

## A. Mécanismes

En décubitus, le bas-fond vésical n'est plus déclive, ce qui nuit à la vidange complète de la vessie. L'existence d'obstacles (tels qu'un adénome prostatique), de troubles neurologiques (lésion médullaire, accident vasculaire cérébral, polyneuropathie) ou l'effet de certains traitements aggravent le risque rétentionnel.

La présence d'un résidu après miction expose au risque d'infection urinaire et de lithiase ; ce dernier est aggravé par l'hypercalciurie, évoquée plus haut.

Le risque infectieux et de lithiase est aussi majoré par :

- une réduction de la diurèse ;
- la présence d'une sonde à demeure.

Il convient donc de rechercher l'existence de résidus post-mictionnels, même si le patient urine spontanément.

## B. Prévention et traitement

Au moindre doute, et surtout si le besoin est mal perçu ou non exprimé par le patient, la réalisation d'une échographie ou d'un uroscanner est indiquée pour vérifier la réalité et l'importance du résidu, et pour mettre en œuvre un traitement (sondages intermittents, sondage post-mictionnel en cas de résidu significatif, traitement médical).

En outre, la prévention des infections et des lithiases justifie d'assurer une diurèse abondante, au moins égale à 1,5 l/24 h.

Le maintien d'un drainage continu (sonde à demeure, cathétérisme sus-pubien) est à éviter et ne doit être proposé que dans les cas de contre-indication ou d'impossibilité à réaliser des sondages intermittents, ou dans le cas d'escarres imposant une continence parfaite (*cf.* chapitre 16).

# VIII. Complications neurologiques et psychiques

## A. Compression de nerfs périphériques

Plus souvent observées au cours du coma, ou lors d'une anesthésie longue, avec maintien prolongé dans une même position, les compressions des nerfs périphériques se traduisent cliniquement par un déficit sensitivo-moteur de topographie tronculaire.

Les atteintes les plus retrouvées touchent :

- le nerf ulnaire dans la gouttière épitrochléo-olécranienne ;
- le nerf radial dans sa gouttière à la face postérieure de l'humérus ;
- le nerf sciatique, en arrière de l'extrémité supérieure du fémur ;
- le nerf fibulaire commun, au col de la fibula.

L'examen clinique précise le caractère complet ou non du déficit ; les examens électrophysiologiques (électromyogramme ou EMG) permettent de différencier les neuropraxies, dont le pronostic est habituellement bon en 2 à 3 mois, et les atteintes axonales avec dégénérescence wallerienne, où la repousse axonale explique une évolution plus longue et souvent moins favorable.

Ces compressions sont à distinguer des neuropathies diffuses des quatre membres observées chez les patients de réanimation (polyneuropathie dite de réanimation), dont le mécanisme n'est pas lié à la compression.

La prévention des compressions nerveuses passe par l'installation correcte du patient, et par les changements réguliers de position permettant de modifier les points d'appui sur le support. Des orthèses de positionnement sont parfois utiles.

## B. Douleurs

Elles sont présentes dans de nombreuses complications du décubitus (escarres, complications locomotrices, douleurs neurologiques) et peuvent également être liées aux soins médicaux ou rééducatifs. Elles doivent être régulièrement évaluées.

Elles justifient un traitement spécifique, adapté à l'intensité de la douleur, et modifié en fonction de l'efficacité et des effets adverses (tels que la somnolence, les troubles vésicosphinctériens, la constipation…). Les situations algogènes, pouvant survenir lors des soins infirmiers ou de la kinésithérapie, doivent être prises en compte dans la posologie et les horaires d'administration des antalgiques.

## C. Psychiques

Les conséquences psychiques sont influencées par l'âge du patient, la pathologie à l'origine du décubitus ou de l'immobilisation, les conditions de survenue et le caractère définitif ou non des déficiences et limitations d'activité, le type d'immobilisation, et dépendent aussi de la personnalité du patient et de la qualité de son environnement.

Les réactions d'angoisse sont fréquentes, et peuvent se manifester par des insomnies, des plaintes somatiques, parfois des épisodes d'agitation. Elles sont parfois associées à des réactions dépressives. L'écoute de l'équipe soignante, l'information du patient, l'aide au maintien de contacts sont ici essentielles.

L'immobilité prolongée, la nécessité d'aides humaines pour les soins d'hygiène, les fonctions sphinctériennes ou parfois l'alimentation peuvent induire une régression psychologique.

Outre la prise en charge psychologique par l'équipe soignante, et par des psychothérapeutes, on peut avoir recours à des psychotropes (anxiolytiques, neuroleptiques, thymoanaleptiques), en tenant compte du rapport efficacité/effets secondaires, avec une prudence particulière chez le sujet âgé. Chez ce dernier, le risque de confusion ou d'aggravation d'un syndrome démentiel sous-jacent est augmenté.

# IX. Complications digestives

## A. Reflux gastro-œsophagien



Favorisé par le décubitus (mais non par l'immobilité), le reflux gastro-œsophagien est souvent insidieux, mais expose à des complications respiratoires. Sa fréquence augmente avec la durée du décubitus.

Sa prévention passe par la position assise ou demi-assise pendant une heure après les repas.

Lorsque le reflux est symptomatique, il justifie la prescription d'accélérateurs de la vidange gastrique ou d'un surnageant protecteur.

## B. Fausses routes

Liées à une anomalie ou un retard du réflexe de déglutition, les fausses routes sont plus fréquentes chez la personne âgée et les patients cérébro-lésés. Elles doivent être systématiquement recherchées. Elles exposent le patient à des complications respiratoires (encombrement bronchique, infections, atélectasies).

### *1. Clinique*

Elles se traduisent par une toux lors de la prise de repas ou de boisson, ou par des signes indirects tels que la voix gargouillante (« mouillée ») après déglutition, traduisant une stase laryngée. Ces signes doivent être recherchés lors des premières prises alimentaires par un membre de l'équipe soignante présent auprès du patient.

### *2. Prévention*

La prévention des fausses routes impose au minimum une position semi-assise pour la prise des repas, en privilégiant la prise des repas par le patient lui-même. Une bonne hygiène bucco-dentaire est nécessaire.

Selon l'importance des troubles de la déglutition, sont proposées :

- des postures de la tête en légère flexion lors de la déglutition, pour favoriser la protection laryngée par la base de langue. L'utilisation d'un verre à encoche nasale favorise la prise de boisson sans extension cervicale. En revanche, l'utilisation d'un verre avec bec verseur, qui conduit à une extension cervicale, doit être évitée ;
- une adaptation de la texture des aliments et des boissons (eau pétillante, eau gélifiée, alimentation moulinée ou mixée) ; il convient en outre d'informer les familles pour éviter les apports extérieurs d'aliments ou de boissons inadaptées.

## C. Constipation

### 1. Survenue et conséquences

La constipation est fréquente chez le sujet alité, plus particulièrement chez le sujet âgé, et elle est favorisée par la prise de certaines thérapeutiques, notamment les antalgiques de palier 2 ou 3. Elle est également plus fréquente chez le sujet comateux et chez les blessés médullaires.

Elle favorise des modifications de la flore intestinale et peut induire un météorisme, des épisodes pseudo-occlusifs ou un fécalome.

La présence et, idéalement, la quantité de selles doivent être notées pour permettre un diagnostic précoce.

La constipation doit être recherchée et traitée en particulier si une aggravation des troubles du tonus (chez le sujet spastique) ou des troubles mictionnels est observée.

### 2. Prévention et traitement

La prévention fait appel à des apports liquidiens suffisants, une alimentation équilibrée et une verticalisation précoce, le tout associé à des massages abdominaux. Les médicaments susceptibles de ralentir le transit intestinal (morphine, anticholinergiques) doivent être évités autant que possible.

Le traitement est assuré par l'utilisation de laxatifs osmotiques ou lubrifiants, ou par stimulation du réflexe de défécation (suppositoire à libération gazeuse).

En cas de fécalome, l'évacuation au doigt par toucher rectal est nécessaire et permet en outre de vérifier la vacuité de l'ampoule rectale.

## D. Autres complications

Le décubitus prolongé favorise l'anorexie et la dénutrition protéino-énergétique en particulier chez le sujet âgé.

# X. Infections nosocomiales

## A. Définitions

Il s'agit d'infections contractées au-delà de 48 heures suivant l'admission du patient dans un secteur hospitalier.

L'infection peut être :

- endogène (autocontamination par les germes du patient) ;
- exogène (contamination croisée manuportée, ou par un germe du personnel, ou contamination environnementale).

## B. Facteurs favorisants

Il existe des facteurs favorisants tels que la durée de séjour, la multiplicité des lieux de soins et des intervenants, le terrain (personnes âgées, immunodéprimés, polytraumatisés) ou les thérapeutiques (antibiothérapie sélective et prolongée ; dispositifs invasifs tels que sonde urinaire ou trachéotomie).

Même en l'absence d'infection patente, le patient peut être colonisé par des bactéries multirésistantes (BMR), exposant au risque de contamination des autres patients de la structure.

## C. Conduite à tenir

Des règles strictes d'hygiène permettent de limiter le risque de contamination. Parmi celles-ci, il peut être nécessaire d'isoler le patient. L'isolement peut être technique ou géographique, et est prescrit par le médecin pour une durée déterminée.

L'**isolement technique** correspond aux « précautions contact » : port de gants non stériles, de surblouses, éventuellement de masques ; individualisation du matériel de soins (thermomètre, stéthoscope, tensiomètre) ; lavage ou désinfection des mains à la sortie de la chambre, nettoyages et désinfection réguliers de l'environnement. Ces précautions doivent être appliquées strictement par l'équipe thérapeutique, mais aussi par l'entourage qui doit être informé de ces règles et des objectifs de ces mesures.

L'**isolement géographique** nécessite une chambre individuelle, ou à défaut un poste de lavage des mains à proximité du lit. Plus contraignant pour le patient qui est confiné en chambre, il est parfois mal toléré, et constitue un frein aux activités rééducatives. Il est réservé aux situations où l'isolement technique n'est pas suffisant.



L'isolement des patients porteurs de BMR est d'autant plus nécessaire que le site colonisé ou infecté est potentiellement disséminateur, et que le patient est dépendant ou soumis à de multiples contacts, de soins notamment.

# XI. Désadaptation posturale

Lors d'un décubitus prolongé, la réduction ou la difficulté à percevoir des informations visuelles, vestibulaires, proprioceptives et somesthésiques peuvent conduire à un déconditionnement sensoriel.

Celui-ci peut notamment entraîner une altération de la perception de la posture verticale et une désadaptation posturale, en particulier chez le sujet âgé (au bout de quelques jours) qui se manifeste par une rétropulsion lors des premiers levers.

Une rééducation posturale précoce, qui peut au besoin débuter sur table de verticalisation dès que c'est médicalement possible, doit être mise en œuvre pour solliciter les récepteurs et éviter la pérennisation de ce trouble, source de difficultés aux transferts, mais aussi l'apparition de troubles de la marche et un risque de chute accru (*cf.* item 128).

Cette complication de l'hypomobilité est une raison supplémentaire pour réduire au strict minimum nécessaire le maintien en décubitus des patients.

**Points clés**

- Les complications de l'hypomobilité et du décubitus sont **évitables** ou, au minimum, peuvent être réduites par une prise en charge adaptée et un **maintien en décharge aussi bref que possible**.
- Prise en compte dès le début de l'hospitalisation (ou de la réduction d'activités) du risque :
  – thromboembolique : recherche de facteurs de risque accru, surveillance clinique au moins quotidienne, contention veineuse, traitement par HBPM ;
  – bronchopulmonaire : recherche de facteurs de risque, auscultation quotidienne, hydratation, position demi-assise, désencombrement ;

- cutané : évaluation des facteurs de risque et adaptation du support, installation, changements de position (permettant mise en décharge et surveillance de l'état cutané);
- cardiovasculaire : sollicitations de l'adaptation cardiaque par exercices actifs en décubitus, verticalisation progressive, contention élastique;
- locomoteur : mobilisation passive puis active, installation;
- urinaire : assurer l'hydration pour obtenir une diurèse supérieure ou égale à 1,5 l/j; recherche de rétention et de résidus post-mictionnels par uroscanner, préférer les sondages intermittents;
- neurologique : installation pour éviter la compression de troncs nerveux, évaluation et traitement de la douleur, réadaptation régulière du traitement;
- neuropsychologique : écoute, soutien psychologique;
- digestif : recherche systématique de fausses routes, adaptation de la position pour la prise de repas et en post-prandial, adaptation de l'alimentation, recherche et prise en charge de la constipation, recherche et prise en charge d'une dénutrition;
- infectieux : hygiène des soignants et des visiteurs, isolement si patient infecté ou porteur de BMR;
- postural : verticalisation dès que possible, au besoin sur table ou avec appuis.

• Lorsque la prévention n'a pas été assez efficace, la survenue de ces complications induit parfois un risque vital et, le plus souvent, un allongement de l'hospitalisation ou des soins.

## *Pour en savoir plus*

*Références échelles d'évaluation du risque cutané* :

Edwards M. The levels of reliability of the Waterlow Pressure Sore Index calculator. J Wound Care 1995; 4 : 373–8.

Norton D. Calculating the risk : reflections of the Norton scale. Decubitus 1989; 2 : 24–31.

| | |
|---|---|
| | Conférence de consensus. Prévention et traitement des escarres de l'adulte et du sujet âgé. ANAES, 2001. https://www.has-sante.fr/portail/upload/docs/application/pdf/escarresdef_long.pdf |
| | Échelle de Braden. http://www.escarre.fr/prevention/evaluation-des-risques/braden.php |

CHAPITRE

15

# Item 118 – Principales techniques de rééducation et de réadaptation



*Objectifs pédagogiques*

- Connaître le rôle et les compétences des différents professionnels de santé dans le projet de rééducation réadaptation d'une personne en situation de handicap.
- Argumenter les principes d'utilisation des principales techniques de rééducation et de réadaptation, planifier le suivi médical et en argumenter l'arrêt.
- Savoir prescrire la masso-kinésithérapie et l'orthophonie.



## I. Rôles et compétences des différents professionnels de santé dans un projet de rééducation et de réadaptation

### A. Médecins

Le médecin a la responsabilité de prescrire ou de ne pas prescrire la rééducation. Il doit donc en connaître les indications, les contre-indications et les objectifs. La prescription suppose un diagnostic médical précis et des objectifs clairement énoncés. La réalisation de la rééducation a pour préalable l'établissement d'un programme.

### B. Auxiliaires médicaux

La législation distingue sept métiers de rééducation représentés par les masseurs-kinésithérapeutes, les ergothérapeutes, les orthophonistes, les psychomotriciens, les orthoptistes, les pédicures-podologues et les diététiciens. Toutefois, les psychologues, les assistants socio-éducatifs, les ortho-prothésistes, les podo-orthésistes, les infirmiers et les aides-soignants sont d'autres auxiliaires médicaux susceptibles d'intervenir dans un programme de rééducation.

Le chapitre 2 détaille les métiers de rééducation.

*Médecine physique et de réadaptation*

## C. Programmes de rééducation

Un programme de rééducation est adapté à chaque patient. Il est constitué de séances dont il faut définir le type, le nombre total et la fréquence. Ces paramètres confèrent au programme de rééducation son intensité et sa durée. Un programme de rééducation doit être suivi d'évaluation des résultats impliquant le médecin et les auxiliaires médicaux, s'adapter à l'évolution et à la survenue d'éventuelles complications.

Les programmes de rééducation simples impliquent la collaboration du médecin quelle que soit sa spécialité et d'un auxiliaire médical, kinésithérapeute ou orthophoniste essentiellement. L'encadré 15.1 regroupe les indications les plus courantes d'un programme de rééducation simple.

Les programmes de rééducation complexes nécessitent la collaboration d'un médecin spécialiste en médecine physique et de réadaptation (MPR) et de plusieurs auxiliaires de rééducation. Les rôles du médecin spécialiste en MPR sont indiqués dans l'encadré 15.2.

# II. Objectifs de rééducation et principales techniques mises en œuvre par les professionnels de rééducation et de réadaptation

Les objectifs globaux de la rééducation peuvent être des objectifs de récupération anatomique ou fonctionnelle, d'entretien ou de compensation d'un handicap. Ils nécessitent d'aborder les différents déterminants du handicap – déficiences, limitation d'activités, défaut de

**Encadré 15.1**

### Indications courantes d'un programme de rééducation simple (kinésithérapie ou orthophonie)

- Rééducation des problèmes simples et courants d'orthopédie, de traumatologie et de rhumatologie comme les conséquences de l'arthrose des membres, la pathologie rachidienne chronique, les pathologies péri-articulaires, les entorses de cheville.
- Lutte contre les conséquences de l'immobilité et du décubitus chez les personnes âgées.
- Pathologies bronchiques comme les bronchopneumopathies chroniques obstructives (BPCO) et bronchiolites.
- Traitement d'une incontinence urinaire de la femme.
- Réalisation d'un bilan et rééducation d'un bégaiement ou de troubles de l'articulation de l'enfant, voire de troubles du développement plus complexes dans le cadre éventuel d'un retard scolaire.

**Encadré 15.2**

### Rôles du médecin spécialiste en médecine physique et de réadaptation

- Diagnostic, suivi médical et traitement des diverses conséquences et complications d'affections pourvoyeuses de handicap chronique.
- Évaluation des éléments constitutifs du handicap (déficiences, limitations d'activités, restrictions de participation) pour prescription de rééducation complexe ou expertise.
- Évaluation du pronostic et de la place de la rééducation.
- Élaboration du projet thérapeutique du patient :
  - prescription et coordination d'actes complexes de rééducation ;
  - aide à l'orientation et à la réinsertion ;
  - coordination et suivi de la réadaptation ;
  - suivi médical au long cours des personnes handicapées.
- Les auxiliaires de rééducation interviennent de façon coordonnée et collaborent aux soins de rééducation ainsi qu'à l'évaluation du patient dans le cadre du programme.

participation – pour un patient donné, ainsi que les facteurs contextuels, environnementaux ou individuels aggravant. La rééducation peut avoir pour objectif de :

- réduire des déficiences : la rééducation contribue à la guérison dans de très nombreuses situations – douleurs, déficit moteur, encombrement bronchique, troubles de déglutition… –, mais aussi à la récupération d'une désadaptation cardiaque ou d'une lésion neurologique limitée ;
- réduire les conséquences des déficiences, limitations d'activité et restrictions de participation : lorsqu'une déficience n'est plus réductible, la fonction peut être améliorée ou même totalement restaurée grâce à la rééducation par l'entraînement de compensations et d'éventuels appareillages (par exemple, l'appareillage d'un amputé de membre inférieur permettant la marche et la course à pied).

## A. Masso-kinésithérapie

### 1. Indications

- Douleur.
- Œdèmes et troubles trophiques.
- Raideurs articulaires.
- Faiblesse musculaire.
- Altération de la commande motrice.
- Troubles du tonus musculaire.
- Troubles sensitifs.
- Instabilité articulaire.
- Gênes aux déplacements.
- Intolérance à l'effort.
- Gênes à la préhension.
- Encombrement bronchique.
- Certains troubles vésicosphinctériens.



En outre, un décret paru en 2006 (décret 2006-415 du 6 avril 2006) autorise les kinésithérapeutes à prescrire un certain nombre de dispositifs médicaux concernant notamment la prévention des escarres et la déambulation.

### 2. Principales techniques

- Massages : on distingue les pressions glissées superficielles ou profondes, les pressions statiques utilisées dans les contractures musculaires, le massage transverse profond pour le traitement de certaines tendinites et le drainage lymphatique.
- Techniques d'entretien ou de récupération d'amplitudes articulaires : il s'agit de postures ou de mobilisations articulaires (à bien distinguer des manipulations articulaires non autorisées dans l'arsenal thérapeutique habituel, qui consistent à entraîner une articulation au-delà de son amplitude physiologique) :
  - postures consistant au maintien d'une articulation dans une position prolongée ;
  - mobilisations actives autant que possible par le patient en l'absence de troubles moteurs ;
  - mobilisations passives : soit manuelles effectuées par le masseur-kinésithérapeute, soit mécanisées par des robots « arthromoteurs ».
- Entretien ou renforcement musculaires : il nécessite progressivement évidemment une contraction musculaire active de la part du patient et doit se faire contre résistance (pesanteur, résistance manuelle ou mécanisée). Parmi les principales techniques, on distingue le renforcement isométrique qui se fait sans déplacement articulaire (très utilisé), le renfor-

cement isotonique, contre charge constante, et le renforcement isocinétique, à vitesse constante (surtout en pathogie du sport).

- Renforcement de la sensibilité proprioceptive : il fait appel à des exercices en contrainte articulaire sans le contrôle visuel.
- Réentraînement à l'effort : il fait appel à différents exercices (principalement endurance) adaptés aux capacités du patient et évolutifs.
- Techniques sensorimotrices et de contrôle des mouvements anormaux utilisées en neurologie centrale.
- Techniques de drainage respiratoire.
- *Biofeedback* : utilisation d'instruments permettant de renforcer la conscience du mouvement exercé par un signal sonore ou visuel.
- Physiothérapie. Il s'agit des traitements par les agents physiques suivants :
  - électrostimulation soit musculaire dans un but de renforcement ou dans un but fonctionnel, soit dans un but antalgique (*transcutaneous electrical nerve stimulation* ou TENS);
  - ultrasons;
  - chaleur et cryothérapie (froid);
  - kinébalnéothérapie : rééducation en immersion qui, en allégeant le poids du corps, a un effet antalgique, permet une mise en charge partielle de fractures ou d'articulations instables et facilite le mouvement en cas de paralysie.

## B. Ergothérapie

### 1. Indications

- Déficience motrice, sensitive, articulaire du membre supérieur.
- Pertes d'autonomie liées à des limitations d'activités physiques ou cognitives :
  - troubles de la préhension;
  - perte d'autonomie dans les déplacements;
  - troubles des fonctions supérieures (mémoire, praxie, fonctions exécutives, communication).
- Installation et positionnement.

### 2. Principales techniques

- Entraînement par des activités liées à la vie quotidienne, mais aussi professionnelles, domestiques, artisanales, ludiques (jeux sérieux).
- Confection d'orthèses pour le membre supérieur.
- Confection ou mise à disposition d'aides techniques (notamment fauteuil roulant) et d'assistances technologiques (notamment à la communication) pour améliorer l'autonomie.
- Aménagement de l'environnement. L'ergothérapeute a un rôle important dans les conseils pour l'aménagement de l'environnement, aussi bien domestique qu'urbain, d'une personne handicapée pour diminuer les restrictions de participation. Il peut s'agir de modifications d'emplacement ou de type de mobilier, de la réalisation de travaux (élargissement de portes, suppression de marches, changement des revêtements de sol…) et l'aménagement domotique pour des personnes lourdement handicapées.
- Éducation.

## C. Orthophonie

Les principaux troubles nécessitant la rééducation orthophonique diffèrent selon l'âge. Ce sont :

- les troubles de la voix (dysphonie);
- les troubles de l'articulation (dysarthrie);

- les troubles du langage qu'il soit parlé ou écrit ;
- les troubles de la communication dans leurs aspects non langagiers ;
- les difficultés d'intégration scolaire ;
- les troubles de déglutition.

# III. Règles générales des modalités de prescription de la rééducation

## A. Objectifs thérapeutiques

Le besoin de rééducation ne repose pas sur un simple diagnostic d'une maladie mais sur l'évaluation des déficiences et de leur retentissement, des limitations d'activité et des restrictions de participation (*cf.* chapitre 1). Ainsi, l'évaluation des besoins conduit le médecin à :

- établir les objectifs thérapeutiques avec le patient ;
- prescrire une rééducation ;
- choisir la modalité ou le champ sanitaire de prise en charge :
  - rééducation externe le plus souvent pour la plupart des pathologies nécessitant une rééducation simple ou en relais de l'hospitalisation ;
  - hospitalisation spécialisée dans les situations les plus complexes (exemple après un accident vasculaire cérébral sévère) en MPR : soit hospitalisation complète, soit hospitalisation de jour.

Le choix des objectifs prend en compte les besoins et les aspirations de la personne. Ainsi, un diagnostic d'arthrose de genou ne conduit pas nécessairement à la prescription de kinésithérapie. Ce sont la constatation clinique de certaines déficiences (flessum, amyotrophie, douleurs ou instabilité), la plainte du malade qui est souvent de l'ordre des limitations d'activité (réduction du périmètre de marche, difficulté pour se relever d'un siège bas) ou des restrictions de participation (difficultés à assumer ses obligations professionnelles) et la réponse aux autres thérapeutiques qui conduiront à décider de la prescription de la rééducation et détermineront le choix des outils d'évaluation.



## B. Modalités de prescription

### 1. Prescription de masso-kinésithérapie

La prescription de masso-kinésithérapie doit comporter obligatoirement :

- les coordonnées complètes du prescripteur ;
- la date ;
- le nom et le prénom du patient ;
- la nature de la prescription : « masso-kinésithérapie » ;
- l'indication médicale de la masso-kinésithérapie (région à traiter).

D'autres mentions peuvent être ajoutées :

- l'intitulé « kinébalnéothérapie » ou « rééducation en piscine » si cette technique est indiquée ;
- les éventuelles contre-indications (par exemple, électrostimulation) ;
- la mention « à domicile » si nécessaire ou avec transport sanitaire assis ou couché le cas échéant ;
- la mention « accident de travail » si besoin (comme pour toute ordonnance).

Si le traitement est lié à une affection de longue durée (ALD), il faut utiliser la zone adéquate de l'ordonnance bizone.

Si la rééducation doit être effectuée tous les jours, c'est-à-dire pour des problèmes respiratoires, dimanche et jours fériés inclus, il faut le préciser.

Il est conseillé d'associer à l'ordonnance un courrier précisant le diagnostic et tous les éléments nécessaires du contexte clinique.

L'indication du nombre et de la fréquence des séances de masso-kinésithérapie sur l'ordonnance n'est pas obligatoire. Le nombre de séances de masso-kinésithérapie peut être établi par le masseur-kinésithérapeute.

Le masseur-kinésithérapeute adresse un bilan au prescripteur à la fin du programme de rééducation.

## Cas particulier de la rééducation masso-kinésithérapique couverte par un référentiel de la Haute Autorité de santé (HAS)

Des référentiels validés par la HAS déterminent, pour 14 indications de rééducation, le nombre de séances de masso-kinésithérapie prises en charge par l'assurance maladie au-delà duquel une demande d'accord préalable est nécessaire pour poursuivre le traitement (tableau 15.1). Les autres situations ne sont pas soumises à une demande d'accord préalable.

Si nécessaire, il reste possible d'étendre le nombre de séances prises en charge par l'assurance maladie. Quelques séances avant d'atteindre la limite déterminée par le référentiel, le masseur-kinésithérapeute effectue un bilan. S'il estime qu'une prolongation de la rééducation est nécessaire, il en informe le prescripteur.

À la suite de cette concertation, le masseur-kinésithérapeute peut faire une demande d'accord préalable auprès du service médical de l'assurance maladie, en joignant la prescription (ou sa copie) et l'argumentaire qu'il aura établi pour motiver cette demande de prise en charge des séances supplémentaires. Une non-réponse du contrôle médical à la demande d'accord préalable sous 15 jours vaut accord pour la poursuite du traitement. En cas de refus, celui-ci est notifié au patient par sa caisse d'assurance maladie. Le masseur-kinésithérapeute en est également informé.

**Tableau 15.1 Indications de masso-kinésithérapie couverte par un référentiel de la Haute Autorité de santé (à titre indicatif)**

| Indications de rééducation | Nombre de séances avant accord préalable | Demande d'accord préalable |
|---|---|---|
| Entorse externe récente de la cheville | 1 à 10 séances | À partir de la 11e séance |
| Arthroplastie de hanche par prothèse totale | 1 à 15 séances | À partir de la 16e séance |
| Arthroplastie du genou par prothèse totale ou unicompartimentaire | 1 à 25 séances | À partir de la 26e séance |
| Reconstruction du ligament croisé antérieur du genou | 1 à 40 séances | À partir de la 41e séance |
| Libération du nerf médian au canal carpien | – | Dès la 1re séance |
| Méniscectomie isolée, totale ou subtotale, par arthroscopie | 1 à 15 séances | À partir de la 16e séance |
| Réinsertion et/ou suture d'un ou de plusieurs tendons de la coiffe des rotateurs de l'épaule, par arthroscopie ou abord direct | 1 à 50 séances | À partir de la 51e séance |

(*Suite*)

**Tableau 15.1 Suite**

| Indications de rééducation | Nombre de séances avant accord préalable | Demande d'accord préalable |
|---|---|---|
| Prise en charge d'une lombalgie commune | 1 à 15 séances pour une série d'actes | À partir de la 16e séance<br>Ou<br>À partir de la 31e séance si 30 séances pour lombalgie commune ont été prises en charge dans les 12 mois précédents |
| Prise en charge d'une cervicalgie commune | 1 à 15 séances pour une série d'actes | À partir de la 16e séance<br>Ou<br>À partir de la 31e séance si 30 séances pour cervicalgie commune ont été prises en charge dans les 12 mois précédents |
| Après fracture de l'extrémité distale des deux os de l'avant-bras | 1 à 25 séances | À partir de la 26e séance |
| Après fracture avec ou sans luxation, opérée ou non, du coude chez l'adulte | 1 à 30 séances pour une série d'actes | À partir de la 31e séance |
| Après fracture non opérée de l'extrémité proximale de l'humérus | 1 à 30 séances | À partir de la 31e séance |
| Dans le cadre d'un traumatisme récent du rachis cervical sans lésion neurologique | 1 à 10 séances | À partir de la 11e séance |
| Dans le cadre d'une tendinopathie de la coiffe des rotateurs non opérée | 1 à 25 séances | À partir de la 26e séance |



### 2. Prescription d'orthophonie

La prescription d'orthophonie débute par une demande de bilan. La prescription du bilan d'orthophonie est accompagnée, si possible, des motivations de la demande et de tout élément susceptible d'orienter la recherche de l'orthophoniste.

Deux types de prescriptions de bilan peuvent être demandés :

- un bilan orthophonique avec rééducation si nécessaire : à l'issue de ce bilan, un compte rendu indiquant le diagnostic orthophonique est adressé au prescripteur ; si des séances de rééducation sont nécessaires, ce compte rendu comprend les objectifs de la rééducation, le nombre et la nature des séances que l'orthophoniste détermine ; sauf contre-indication médicale, l'orthophoniste établit une demande d'entente préalable ;
- un bilan orthophonique d'investigation : à l'issue de ce bilan, un compte rendu indiquant le diagnostic orthophonique est adressé au prescripteur, accompagné des propositions de l'orthophoniste ; le prescripteur peut alors prescrire une rééducation orthophonique ; l'orthophoniste établit une demande d'entente préalable.

À la fin du traitement, une note d'évolution est adressée au prescripteur.

## C. Arrêt de la rééducation

### 1. Circonstances d'arrêt de la rééducation

L'arrêt de la rééducation comme tout traitement est un acte réfléchi. Lorsque les objectifs ont été clairement définis avec le patient et les auxiliaires de rééducation, l'arrêt de la rééducation ou la poursuite de celle-ci sont aisément prononcés.

L'arrêt est logique :

- lorsque les objectifs sont atteints ou que le patient est devenu asymptomatique ;
- lorsque les objectifs ne sont pas atteints parce que :
  - la prescription n'était pas adaptée : la rééducation n'est pas la solution ;
  - la rééducation est mal tolérée et n'est donc finalement pas adaptée, même bien faite ;
  - le patient n'est pas coopérant.
- Parfois, les techniques de rééducation doivent être modifiées.

## 2. Rééducation d'entretien

Dans certaines situations, une rééducation d'entretien par un professionnel est nécessaire. Il s'agit bien là de rééducation, comme en cas de forte spasticité d'un malade hémiplégique ou paraplégique. La rééducation d'entretien nécessite alors habituellement un rythme de deux séances par semaine.

Le plus souvent, il faut pouvoir proposer un autoentretien plutôt qu'un entretien médicalisé. Le masseur-kinésithérapeute apprend au patient un programme d'exercices personnels pour pérenniser les résultats obtenus aussi bien dans les pathologies chroniques de l'appareil locomoteur que dans les pathologies neurologiques si celles-ci ne sont pas trop sévères ou que les troubles cognitifs ne l'empêchent pas. Il s'agit, par exemple, de la lombalgie chronique ou de l'hémiplégie peu spastique.

Les programmes d'autorééducation doivent être simples et ne comprendre qu'un nombre limité d'exercices. L'intérêt de ces programmes doit être expliqué au patient avec conviction par le médecin et le masseur- kinésithérapeute au besoin à plusieurs reprises.

La prescription discontinue de courtes séries de séances (10 à 15) peut être justifiée pour :

- retrouver un niveau fonctionnel précédent mais qui s'est détérioré au fil du temps ;
- réviser la qualité technique des exercices effectués par un patient dans son programme d'auto-entretien.

Les activités physiques encadrées par un éducateur sportif spécialisé sont parfois proposées comme alternatives ou complément d'une rééducation d'entretien.

**Points clés**

- Les techniques de rééducation et de réadaptation sont nombreuses. La rééducation vise à aider l'individu à réduire les déficiences et les limitations d'activités, alors que la réadaptation vise à l'aider à s'y adapter lorsqu'elles sont stabilisées et persistantes. Il est important de connaître les indications de ces techniques afin de les prescrire à bon escient, après avoir établi un diagnostic et déterminé, avec le patient, des objectifs.
- La masso-kinésithérapie comporte des techniques permettant de lutter contre :
  - la douleur ;
  - les œdèmes et troubles trophiques ;
  - les raideurs articulaires ;
  - la faiblesse musculaire ;
  - l'altération de la commande motrice ;
  - les troubles du tonus ;
  - les troubles sensitifs ;
  - l'instabilité articulaire ;
  - l'intolérance à l'effort ;
  - les gênes à la préhension ;
  - l'encombrement bronchique ;
  - les troubles vésicosphinctériens.
- L'ergothérapie est une discipline de rééducation et réadaptation ayant pour objectif le maintien et l'accession de l'individu à un maximum d'autonomie dans son environnement quotidien. Elle ne peut être appliquée qu'en milieu hospitalier ou institutionnel.

- L'orthophonie est indiquée dans les troubles de la voix, de la parole et du langage, qu'il soit parlé ou écrit. Les troubles de la déglutition sont également souvent pris en charge par l'orthophoniste.
- L'appareillage désigne à la fois les matériels et leurs applications. Il comprend les prothèses, destinées à suppléer un organe, et les orthèses, destinées à corriger une fonction perdue ou perturbée. Elles peuvent être utilisées de façon transitoire dans l'attente d'une normalisation ou de façon définitive.
- La prescription de la masso-kinésithérapie et de l'orthophonie passe par la définition des objectifs. Ces objectifs se situent à trois niveaux :
  - réduction de la déficience (objectifs symptomatiques) ;
  - réduction des limitations d'activités (objectifs fonctionnels) ;
  - compensation du désavantage (objectifs situationnels).
- Les divers objectifs doivent être clairement exprimés au patient, à sa famille et à l'ensemble de l'équipe qui prend en charge le malade.
- La rédaction de l'ordonnance est un acte médical qui doit comporter un certain nombre d'éléments et doit être accompagné d'une évaluation des résultats.

CHAPITRE

16

# Item 121 – Troubles de la miction et incontinence urinaire de l'adulte et du sujet âgé





*Objectifs pédagogiques*

- Devant un trouble de la miction ou une incontinence urinaire de l'adulte, argumenter les principales hypothèses diagnostiques et justifier les examens complémentaires pertinents.
- Décrire les principes de la prise en charge au long cours.

Item transversal urologie
Lien : http://urofrance.org Référentiel du collège chapitre 7
Connaissances requises : anatomie et physiologie de l'appareil vésicosphinctérien

## I. Généralités

### A. Principaux troubles mictionnels

L'incontinence urinaire est définie comme une perte d'urine entraînant un problème d'hygiène et/ou un problème social. Il s'agit d'un symptôme fréquent ayant un retentissement psychologique important. À côté de l'incontinence, les autres troubles urinaires sont moins fréquents.

### B. Symptômes

- Incontinence urinaire d'effort ; incontinence sur urgence mictionnelle ; incontinence mixte associant les deux symptômes précédents.
- Urgence mictionnelle, pollakiurie.
- Dysurie, rétention complète ou incomplète aiguë (*cf.* item 342) ou chronique.

Ces symptômes entrent dans le cadre plus général de dysfonctionnements pelvipérinéaux et les autres dysfonctionnements (anorectaux et sexuels) doivent être systématiquement recherchés devant un trouble urinaire.

## II. Incontinence urinaire d'effort

L'incontinence urinaire d'effort (IUE) est **concomitante à l'effort** (toux, rire, marche prolongée, sport…). **Elle n'est pas accompagnée d'une envie d'uriner.** C'est une pathologie presque exclusivement de la femme.

### A. Mécanismes physiologiques de l'incontinence urinaire d'effort

Deux mécanismes sont en cause :

- l'hypermobilité urétrale liée à un défaut de soutènement urétral ;
- l'incompétence sphinctérienne.

Ces deux mécanismes sont souvent associés.

Les facteurs de risque de l'IUE sont : l'accouchement, l'âge, la ménopause, le surpoids, une toux chronique, le sport intensif.

L'IUE est souvent associée à un prolapsus génital qui paradoxalement quand il s'aggrave peut améliorer l'incontinence.

Chez l'homme, l'IUE est rare, survenant après une chirurgie de la prostate (adénomectomie, prostatectomie radicale).

Le diagnostic d'IUE repose sur la plainte du patient et sur la visualisation de la fuite à l'effort (fuite en jet lors d'effort de toux ou lors de la poussée abdominale).



### B. Traitement de l'incontinence urinaire d'effort

La prise en charge de première intention de l'IUE repose sur la **rééducation** périnéale avec le renforcement des muscles pelvipérinéaux auquel la stimulation électrique du périnée et des techniques de *biofeedback* périnéal peuvent être associées.

Cette rééducation est habituellement effectuée par voie transvaginale mais peut également être effectuée par voie intrarectale.

Dix à quinze séances de rééducation sont nécessaires pour juger de l'efficacité de la technique. Une autorééducation complète les séances de rééducation.

Les sages-femmes prennent principalement en charge la rééducation du post-partum. Les kinésithérapeutes sont également habilités à effectuer cette rééducation.

En cas d'échec de cette prise en charge et si l'incontinence urinaire est gênante, chez la femme un **traitement chirurgical** type bandelette sous-urétrale (*tension free vaginal tape* ou TVT, *trans obturator tape* ou TOT…) est proposée. D'autres techniques chirurgicales peuvent être proposées en cas d'échec, telles que le sphincter artificiel.

Avant la chirurgie, si l'incontinence urinaire d'effort est isolée, sans aucun autre symptôme, seul un catalogue mictionnel et une débitmétrie (fig. 16.1) avec mesure du résidu post-mictionnel sont recommandés.

**Comment est pratiquée une débitmétrie ?**

Le patient urine spontanément dans la cuvette des toilettes au fond de laquelle se trouve un débitmètre qui enregistre le volume uriné en fonction du temps. Une courbe de débitmétrie normale montre une miction en un seul jet, avec un aspect « en cloche » du débit urinaire.

En cas d'association avec un autre symptôme (dysurie, urgenturie) un bilan plus complet est recommandé comprenant une cystomanométrie (fig. 16.2).

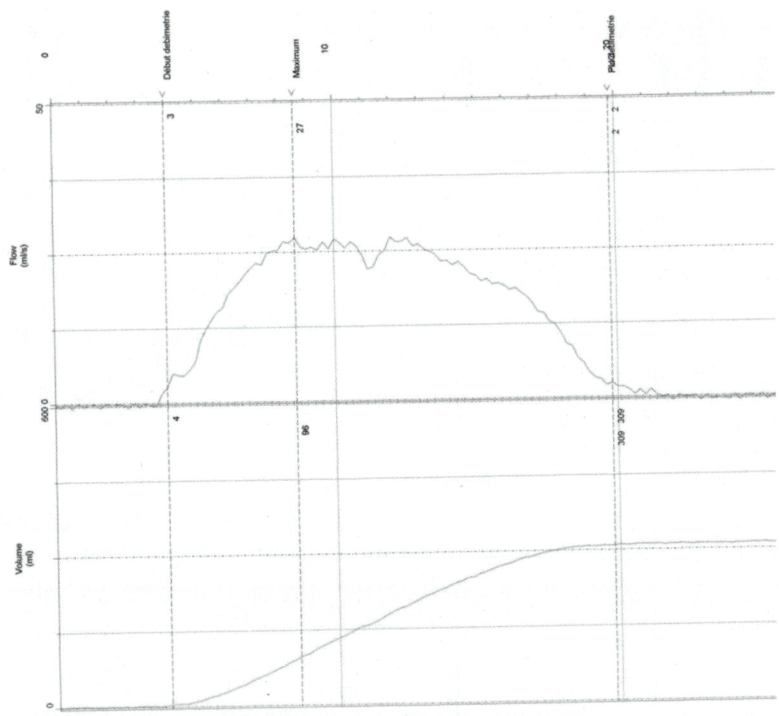

**Fig. 16.1 Débitmétrie normale chez une femme présentant une IUE.**





**Comment est pratiquée une cystomanométrie ?**

Le patient est installé sur une table d'examen gynécologique. Le praticien introduit dans la vessie une sonde qui permet à la fois le remplissage de la vessie et l'enregistrement des pressions intradétrusoriennes. Cet examen permet de visualiser et de mesurer l'évolution des pressions intravésicales (en ordonnée) en fonction du volume de remplissage de la vessie (en abscisse).

# III. Incontinence urinaire sur urgence mictionnelle

Incontinence urinaire **concomitante à un besoin d'uriner**. Si l'envie d'uriner est déclenchée par l'effort, la fuite d'urine est retardée par rapport à l'effort.

C'est une pathologie fréquente dans les deux sexes et dont la prévalence augmente avec l'âge.

C'est l'incontinence la plus complexe car les étiologies sont multiples :

- pathologies vésicales (tumeur de vessie, calcul vésical, rarement infection urinaire) ;
- pathologies neurologiques (sclérose en plaques, maladie de Parkinson, accident vasculaire cérébral, lésion médullaire, démences…) ;
- chez l'homme : adénome de prostate, maladie du col vésical ;
- chez la femme : prolapsus, antécédent de chirurgie d'incontinence urinaire ;
- âge, maladie idiopathique.

## A. Mécanismes physiopathologiques

Le mécanisme physiopathologique prédominant est l'existence d'une hyperactivité du détrusor. Les troubles de la sensibilité vésicale et de son intégration encéphalique sont également responsables de cette symptomatologie.

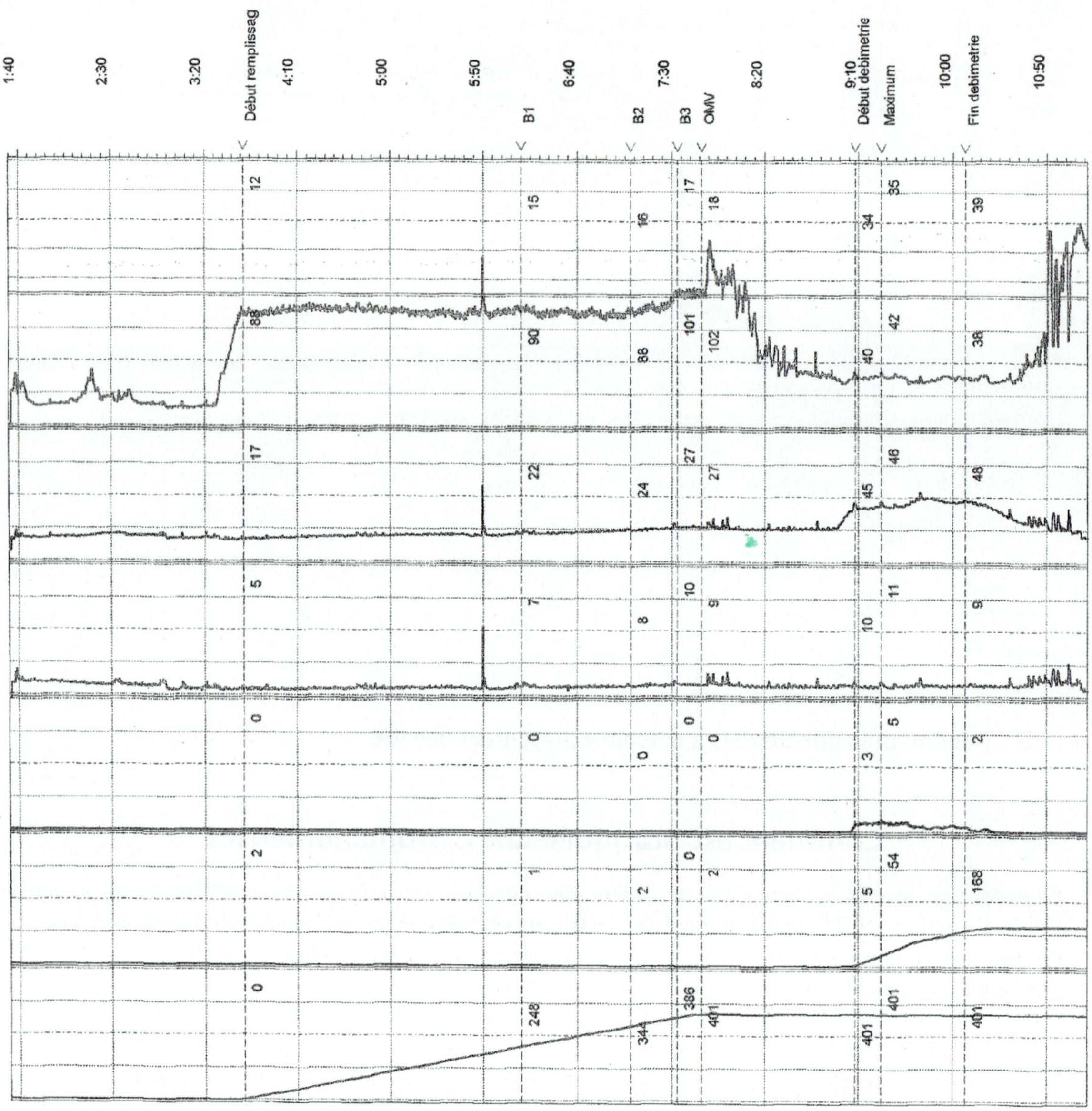


**Fig. 16.2 Cystomanométrie normale chez une femme présentant une IUE.**

L'hyperactivité du détrusor est définie par l'existence d'une contraction vésicale lors du bilan urodynamique en dehors de la contraction mictionnelle. Cette contraction peut être spontanée ou induite par un stimulus (toux, vitesse de remplissage de la vessie…) (fig. 16.3).

En fonction de l'orientation diagnostique, du reste de l'examen clinique, les bilans complémentaires suivants sont demandés : **examen cytobactériologique des urines (ECBU) toujours**, cytologie urinaire, endoscopie en cas de doute sur une tumeur de vessie ou un corps étranger intravésical, imagerie neurologique, imagerie de la vessie et de l'urètre en cas de doute sur une pathologie neurologique (*cf.* chapitre 9) ou pathologie urogynécologique (*cf.* recommandations du Collège français des urologues et du Collège national des gynécologues et obstétriciens français).

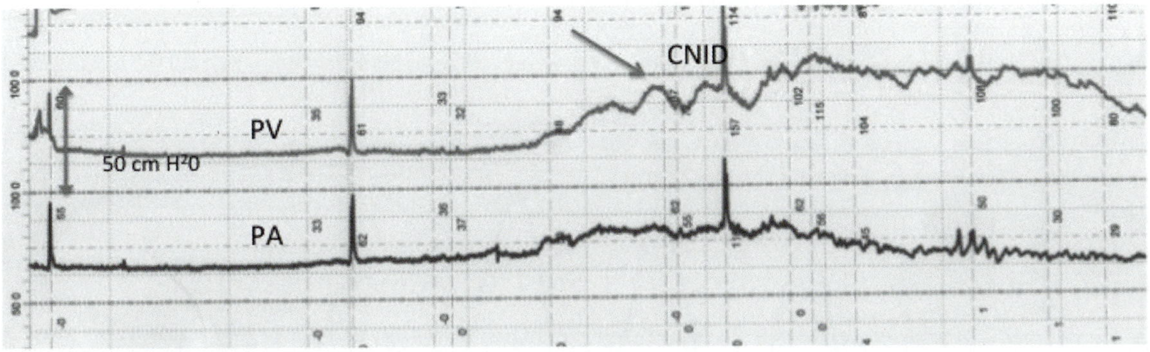


**Fig. 16.3 Hyperactivité du détrusor.**

CNID : contraction désinhibée du détrusor ; PA : pression abdominale ; PV : pression vésicale.

## B. Prise en charge

Le traitement étiologique doit être envisagé en première intention.

Le traitement des facteurs associés est indispensable (constipation, recherche d'une iatrogénie médicamenteuse notamment).

Le traitement symptomatique repose sur quatre axes :

- la rééducation périnéale et/ou comportementale : elle est recommandée ;
- les traitements médicamenteux :
  - les **anticholinergiques** à tropisme urinaire sont le plus souvent prescrits,
  - l'oxybutinine à la dose maximale de 15 mg par jour répartie en trois à six prises est le traitement le plus ancien,
  - le trospium chloride et la solifénacine sont plus récents et auraient moins d'effets secondaires,
  - les contre-indications absolues sont : le glaucome à angle fermé et la myasthénie,
  - les contre-indications relatives sont : le glaucome à angle ouvert, l'adénome de prostate, la démence,
  - les effets secondaires sont constants et dépendants de la dose : hyposialorrhée, constipation, troubles de l'accomodation… Actuellement, les anticholinergiques sont moins recommandés en particulier chez la personne âgée du fait des effets secondaires. De plus, les effets anticholinergiques des traitements s'additionnant, il faut rechercher impérativement d'autres traitements à effet anticholinergique avant de prescrire ceux-ci. La constipation est un effet secondaire fréquent de ce traitement et devra être prise en charge ;
- les β3-stimulants qui sont au même niveau que les anticholinergiques commercialisés depuis peu de temps ;
- la **stimulation du nerf S3** ou la stimulation du nerf tibial postérieur :
  - la stimulation permanente du nerf S3 par une électrode implantée chirurgicalement après une période de test est actuellement le traitement de deuxième intention de l'hyperactivité vésicale. Cette technique est utilisée depuis plus de 20 ans,
  - la stimulation du nerf tibial postérieur pendant une durée de 20 minutes 3 à 7 fois par semaine est proposée de façon plus récente avec des résultats prometteurs,
  - l'utilisation de la **toxine botulique** injectée par voie intradétrusorienne est actuellement proposée dans l'incontinence par hyperactivité du détrusor,
  - dans son indication neurologique (*cf.* chapitre 9), les sondages intermittents sont le plus souvent associés,
  - dans son indication en dehors des pathologies neurologiques à plus faibles doses (50 à 200 unités Botox®), le risque majeur est celui d'une rétention d'urine imposant le recours au sondage intermittent.

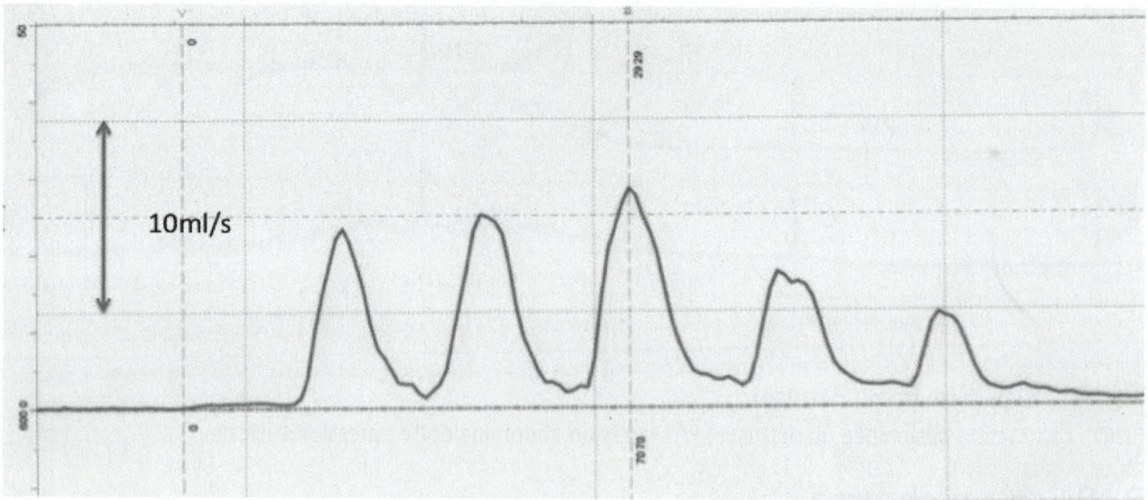


**Fig. 16.4 Débitmétrie : jet haché intermittent témoignant d'une dysurie.**

# IV. Incontinence urinaire mixte

Il s'agit d'une association touchant presque exclusivement la femme. Sa prévalence augmente avec l'âge. L'importance est de savoir à l'interrogatoire quel est le trouble prédominant.

L'exploration urodynamique (cystomanométrie) est recommandée avant la prise en charge pour orienter au mieux les traitements.



# V. Dysurie

Sa définition est moins simple. Il s'agit d'un trouble de la miction avec **difficulté pour uriner** : difficulté à déclencher la miction, jet faible ou intermittent, vidange incomplète de la vessie, nécessité d'une poussée abdominale pour vider la vessie, miction longue. C'est une pathologie prédominant chez l'homme secondaire à un adénome de prostate (*cf.* recommandations du Collège français des urologues)[8].

Les mécanismes physiopathologiques sont :

- un défaut de contraction du détrusor : vessie claquée (altération de la paroi vésicale dans les suites d'une rétention aiguë d'urine avec volume important), détrusor paralytique (diabète, syndrome de la queue de cheval…) ;
- un obstacle sous-urétral : adénome de prostate, antécédent de chirurgie d'incontinence urinaire, prolapsus, dyssynergie vésicosphinctérienne (défaut de relâchement du sphincter urétral lors de la miction).

Le diagnostic est confirmé par la **débitmétrie** qui montre un jet haché et/ou un débit faible (fig. 16.4).

Les traitements étiologiques sont fonction de l'orientation diagnostique.

# VI. Évaluation et suivi d'un trouble urinaire

Le **catalogue mictionnel** est indispensable, il permet d'analyser la diurèse, la capacité vésicale, les circonstances des fuites (annexe 16.1). Le nombre et la qualité des protections doivent être quantifiés.

Des autoquestionnaires de symptômes, tel le score *urinary symptom profil*® ou USP®, validé en français (annexe 16.2), complètent l'interrogatoire.

8 Collège français des urologues. *Urologie*. Chapitre 10. Issy-les-Moulineaux : Elsevier Masson ; 2015.

Les échelles de qualité de vie utilisées sont nombreuses, la plus générique est l'*international consultation incontinence questionnaire-short form* ou ICIQ-SF (annexe 16.3).

# Annexes

## Annexe 16.1 – Exemple de calendrier mictionnel

**RÉALISATION D'UN CATALOGUE MICTIONNEL**

Il vous a été demandé de faire un calendrier ou catalogue mictionnel.

Ce recueil de données a pour but d'étudier le plus précisément possible « le fonctionnement de votre vessie » dans votre vie quotidienne et ainsi de mieux comprendre les paramètres en cause de vos troubles urinaires.

Il peut également servir à contrôler ou surveiller le résultat d'un traitement médical et/ou chirurgical,

**Il ne faut donc pas modifier vos habitudes alimentaires, vos boissons et votre façon d'aller aux toilettes.**

Pour effectuer ce calendrier mictionnel :

**Il vous est demandé de le faire sur 3 à 4 jours** (non obligatoirement consécutifs)

- **du premier lever du matin** (quand vous commencez votre journée)
- **jusqu'au premier lever du lendemain matin** (pendant 24 heures, nuit comprise).

**Chaque jour choisi pour ces mesures il faut :**

- **Noter l'heure** de chaque miction (action d'aller uriner) en commençant par la première miction du matin avec intention de se lever (quand vous commencez votre journée).
- **Mesurer la quantité** de chaque miction en millilitres à l'aide d'un verre mesureur.
- **Faire l'addition** de ces quantités mesurées par jour (pour obtenir la quantité d'urine par 24 heures).
- **Signaler dans la case « Fuites » :**
  - la survenue de **fuites** et leur **importance** (+, ++ ou +++),
  - les **circonstances de survenue** de ces fuites (**T** = toux, **M** = marche, **I** = imperiosité, **Ins** = insensible, etc).
  - le **nombre de protections** utilisées lors de leur changement (1, 2, 3, 4,...).
- **Signaler dans la case « Remarques »**, les circonstances de survenue de la **miction** (N = normal, P = précaution, I = imperiosité, D = dysurie ou miction difficile etc).
- Signaler également tout autre symptôme remarquable.

Nous vous remercions de suivre attentivement ces conseils pour la réalisation la plus précise de votre catalogue mictionnel.

Page 1

Nom : Prénom : Date de naissance :

**Jour n°1 - Date :**

| Heure de la miction | Quantité de la miction (ml) | Fuites | Remarques |
|---|---|---|---|
| | | | |
| | Total : | | |



**Jour n°2 - Date :**

| Heure de la miction | Quantité de la miction (ml) | Fuites | Remarques |
|---|---|---|---|
| | | | |
| | Total : | | |

Nom : Prénom : Date de naissance :

**Jour n°3 - Date :**

| Heure de la miction | Quantité de la miction (ml) | Fuites | Remarques |
|---|---|---|---|
| | | | |
| | **Total :** | | |

**Jour n°4 - Date :**

| Heure de la miction | Quantité de la miction (ml) | Fuites | Remarques |
|---|---|---|---|
| | | | |
| | **Total :** | | |

Page 3

# Annexe 16.2 – Questionnaire de symptômes urinaires (*urinary symptom profil*® ou USP®)

## Questionnaire de symptômes urinaires
## Urinary Symptom Profile – USP®

Avant de commencer à remplir le questionnaire, merci d'inscrire la date d'aujourd'hui :

/ _ _ / / _ _ / / _ _ _ _ /

Jour Mois Année

Les questions suivantes portent sur l'intensité et la fréquence des symptômes urinaires que vous avez eu au cours des **4 dernières semaines**

Pour répondre aux questions suivantes, il vous suffit de cocher la case qui correspond le mieux à votre situation. Il n'y a pas de « bonnes » ou de « mauvaises » réponses. Si vous ne savez pas très bien comment répondre, choisissez la réponse **la plus proche de votre situation**



Nous vous remercions de remplir ce questionnaire dans un endroit calme et si possible seul(e). Prenez tout le temps qui vous sera nécessaire.

Une fois ce questionnaire rempli, remettez le à votre médecin.

Il peut vous arriver d'avoir des fuites d'urine lors de certains efforts physiques, soit importants (tels qu'une pratique sportive ou une quinte de toux violente), soit modérés (tels que monter ou descendre les escaliers) ou encore légers (tels que la marche ou un changement de position).

1. **Durant les 4 dernières semaines**, pouvez-vous préciser le nombre de fois par semaine où vous avez eu des fuites au cours d'efforts physiques :

   *Merci de cocher une case pour chacune des lignes 1a,1b et 1c.*

| | Jamais de fuite d'urine | Moins d'une fuite d'urine par semaine | Plusieurs fuites d'urine par semaine | Plusieurs fuites d'urine par jour |
|---|---|---|---|---|
| 1a. Lors des efforts physiques importants | ☐ 0 | ☐ 1 | ☐ 2 | ☐ 3 |
| 1b. Lors des efforts physiques modérés | ☐ 0 | ☐ 1 | ☐ 2 | ☐ 3 |
| 1c. Lors des efforts physiques légers | ☐ 0 | ☐ 1 | ☐ 2 | ☐ 3 |

**Partie réservée au médecin :**

Reporter sur l'échelle ci-dessous la somme des items 1a + 1b + 1c

SCORE « INCONTINENCE URINAIRE A L'EFFORT »

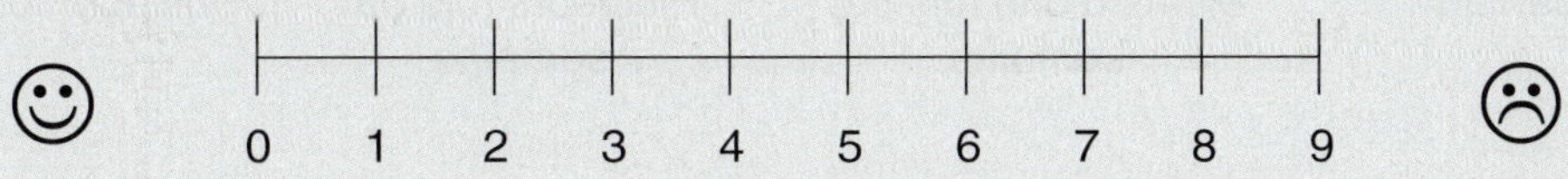

Durant ces 4 dernières semaines et dans les conditions habituelles de vos activités sociales, professionnelles ou familiales :

2. Combien de fois avez-vous dû vous précipiter aux toilettes pour uriner en raison d'un besoin urgent ?

| | | | |
|---|---|---|---|
| ☐ 0 | ☐ 1 | ☐ 2 | ☐ 3 |
| Jamais | Moins d'une fois par semaine | Plusieurs fois par semaine | Plusieurs fois par jour |

3. Quand vous êtes pris par un besoin urgent d'uriner, combien de minutes en moyenne pouvez-vous vous retenir ?

| | | | |
|---|---|---|---|
| ☐ 0 | ☐ 1 | ☐ 2 | ☐ 3 |
| Plus de 15 minutes | De 6 à 15 minutes | De 1 à 5 minutes | Moins de 1 minute |



4. Combien de fois avez-vous eu une fuite d'urine précédée d'un besoin urgent d'uriner que vous n'avez pas pu contrôler ?

| | | | |
|---|---|---|---|
| ☐ 0 | ☐ 1 | ☐ 2 | ☐ 3 |
| Jamais | Moins d'une fois par semaine | Plusieurs fois par semaine | Plusieurs fois par jour |

4 bis. Dans ces circonstances, quel type de fuites avez-vous ?

| | | | |
|---|---|---|---|
| ☐ 0 | ☐ 1 | ☐ 2 | ☐ 3 |
| Pas de fuites dans cette circonstance | Quelques gouttes | Fuites en petites quantités | Fuites inondantes |

Durant ces 4 dernières semaines et dans les conditions habituelles de vos activités sociales, professionnelles ou familiales :

5. Pendant la journée, quel est le temps habituel espaçant deux mictions (action d'uriner) ?

| ☐ 0 | ☐ 1 | ☐ 2 | ☐ 3 |
|---|---|---|---|
| Deux heures ou plus | Entre 1 heure et 2 heures | Entre 30 minutes et 1 heure | Moins de 30 minutes |

6. Combien de fois en moyenne avez-vous été **réveillé(e)** la nuit par **un besoin** d'uriner ?

| ☐ 0 | ☐ 1 | ☐ 2 | ☐ 3 |
|---|---|---|---|
| 0 ou 1 fois | 2 fois | 3 ou 4 fois | Plus de 4 fois |

7. Combien de fois avez-vous eu une fuite d'urine en dormant ou vous étes-vous réveillé(e) mouillé(e) ?

| ☐ 0 | ☐ 1 | ☐ 2 | ☐ 3 |
|---|---|---|---|
| Jamais | Moins d'une fois par semaine | Plusieurs fois par semaine | Plusieurs fois par jour |

**Partie réservée au médecin :**

Reporter sur l'échelle ci-dessous la somme des items 2 + 3 + 4 + 4bis + 5 + 6 + 7

SCORE « HYPERACTIVITE VESICALE »

☺ 0 1 2 3 4 5 6 7 8 9 10 11 12 13 14 15 16 17 18 19 20 21 ☹

Durant ces 4 dernières semaines et dans les conditions habituelles de vos activités sociales, professionnelles ou familiales :

8. Comment décririez-vous votre miction (action d'uriner) habituelle durant ces 4 dernières semaines ?

| ☐ 0 | ☐ 1 | ☐ 2 | ☐ 3 |
|---|---|---|---|
| Normale | Nécessité de pousser avec les muscles abdominaux (du ventre) ou miction penchée en avant (ou nécessitant un changement de position) | Nécessité d'appuyer sur le bas ventre avec lesmains | Vidange par sonde urinaire |

9. En général, comment décririez-vous votre jet d'urine ?

| ☐ 0 | ☐ 1 | ☐ 2 | ☐ 3 |
|---|---|---|---|
| Normal | Jet faible | Goutte à goutte | Vidange par sonde urinaire |



10. En général, comment s'effectue votre miction (action d'uriner) ?

| ☐ 0 | ☐ 1 | ☐ 1 | ☐ 2 | ☐ 3 |
|---|---|---|---|---|
| Miction normale et rapide | Miction difficile à débuter puis s'effectuant normalement | Miction débutant facilement mais longue à terminer | Miction très lente du début jusqu'à la fin | Vidange par sonde urinaire |

**Partie réservée au médecin :**

Reporter sur l'échelle ci-dessous la somme des items 8 + 9 + 10

SCORE « DYSURIE »

☺ 0 1 2 3 4 5 6 7 8 9 ☹

# Annexe 16.3 – *International consultation incontinence questionnaire-short form* (ICIQ-SF)

Numéro du participant ☐☐☐☐☐ Initiales du participant ☐☐☐

**Vous répondez à ce questionnaire le:** ☐☐ J J ☐☐☐ M M M ☐☐ A A

Beaucoup de personnes ont des pertes d'urine de temps en temps. Nous essayons de savoir combien personnes ont des pertes d'urine et à quel point cela les gêne. Veuillez répondre aux questions suivantes, pensant à votre cas, en moyenne, au cours des QUATRE DERNIERES SEMAINES.

1 **Votre date de naissance :** ☐☐ JOUR ☐☐☐ MOIS ☐☐ ANNEE

2 **Sexe** *(cochez la réponse)* : Femme ☐ Homme ☐

3 **A quelle fréquence avez-vous des pertes d'urine ?** *(ne cochez qu'une seule réponse)*

- jamais ☐ 0
- environ une fois par semaine au maximum ☐ 1
- deux à trois fois par semaine ☐ 2
- environ une fois par jour ☐ 3
- plusieurs fois par jour ☐ 4
- tout le temps ☐ 5

4 **Nous aimerions savoir quelle est la quantité de vos pertes d'urine, selon <u>votre estimation</u>. Quelle est la quantité <u>habituelle</u> de vos pertes d'urine (avec ou sans protection) ?** *(ne cochez qu'une seule réponse)*

- nulle ☐ 0
- une petit quantité ☐ 2
- une quantité moyenne ☐ 4
- une grande quantité ☐ 6

5 **De manière générale, à quel point vos pertes d'urine vous dérangent-elles dans votre vie de tous les jours ?** *Entourez un chiffre entre 0 (pas du tout) et 10 (vraiment beaucoup)*

**0** 1 2 3 4 5 6 7 8 9 **10**

pas du tout — vraiment beaucoup

Score de l'ICIQ: ajoutez les scores 3+4+5 ☐☐

6 **Quand avez-vous des pertes d'urine ?** *(cochez <u>toutes</u> les réponses qui s'appliquent à votre cas)*

- vous ne perdez jamais d'urine ☐
- vous avez des pertes d'urine avant de pouvoir arriver aux toilettes ☐
- vous avez des pertes d'urine quand vous toussez ou éternuez ☐
- vous avez des pertes d'urine quand vous dormez ☐
- vous avez des pertes d'urine quand vous avez une activité physique ou quand vous faites de l'exercice ☐
- vous avez des pertes d'urine quand vous avez fini d'uriner et vous êtes rhabillé(e) ☐
- vous avez des pertes d'urine sans cause apparente ☐
- vous avez des pertes d'urine tout le temps ☐

**Merci beaucoup d'avoir pris le temps de répondre à ces questions.** 

CHAPITRE

# 17

# Item 125 – Arthrose de hanche et de genou

## Objectifs de rééducation et principales techniques



## I. Indications



La masso-kinésithérapie est indiquée dans le traitement des gonarthroses et des coxarthroses non suffisamment soulagées par la médication systémique et locale. Les conseils d'activité physique adaptée et les conseils diététiques contre la surcharge pondérale sont quant à eux systématiques. En cas de gonarthrose et en absence de réponse au traitement pharmacologique et non pharmacologique de première intention, des orthèses de genou, élastiques ou articulées, sont parfois proposées.

## II. Modalités organisationnelles

La masso-kinésithérapie pour gonarthrose ou coxarthrose est réalisée en séances individuelles, ambulatoires.

## III. Cibles thérapeutiques

Les cibles de la masso-kinésithérapie pour gonarthrose et coxarthrose sont la douleur, la limitation d'amplitude articulaire et la faiblesse musculaire segmentaire. S'y ajoute, pour la gonarthrose, l'instabilité articulaire.

## IV. Programme de rééducation pour coxarthrose

- Objectifs et moyens :
  - diminution de la douleur ;
  - massages ;

  - décharge du membre inférieur en cas de poussée douloureuse : mise au repos transitoire ; déambulation avec une à deux cannes.
- **Entretien ou récupération des amplitudes** :
  - mobilisations articulaires ;
  - postures articulaires en abduction ou en extension ;
  - étirements des muscles pelvifémoraux.
- **Entretien ou récupération de la force musculaire segmentaire** : sollicitation ou renforcement des muscles pelvifémoraux.
- **Commentaires** : qu'il y ait ou non indication de masso-kinésithérapie, il convient de :
  - donner des conseils pour une activité physique régulière et bien tolérée telle que la marche, hors période de poussée douloureuse ;
  - sensibiliser le patient sur l'intérêt du contrôle pondéral voire, en cas de surpoids, d'une réduction pondérale, si celle-ci est possible.

## V. Programme de rééducation pour gonarthrose

- **Objectifs et moyens** :
  - diminution de la douleur ;
  - massages ;
  - décharge du membre inférieur en cas de poussée douloureuse : mise au repos transitoire ; déambulation avec une à deux cannes.
- **Entretien ou récupération des amplitudes** :
  - mobilisations articulaires ;
  - postures articulaires en extension ;
  - étirements du quadriceps et des ischio-jambiers.
- **Entretien ou récupération de la force musculaire segmentaire** :
  - sollicitation ou renforcement du muscle quadriceps et des muscles ischio-jambiers ;
  - amélioration de la stabilité articulaire ;
  - mise en situation d'instabilité progressivement croissante.
- **Commentaires** : qu'il y ait ou non indication de masso-kinésithérapie, il convient de :
  - donner des conseils pour une activité physique régulière et bien tolérée telle que la marche, hors période de poussée douloureuse ;
  - sensibiliser le patient sur l'intérêt du contrôle pondéral voire, en cas de surpoids, d'une réduction pondérale, si celle-ci est possible.

## VI. Pronostic de récupération et suivi

L'arthrose est une affection chronique. L'évolution de ses manifestations algofonctionnelles se fait par poussées. Elle est très variable à l'échelon individuel. Il existe des périodes douloureuses alternant avec des périodes d'accalmie. Même à un stade radiographique évolué, la limitation d'activité peut ne pas être majeure. L'inverse est aussi possible.

L'évolution des manifestations algofonctionnelles des patients atteints de gonarthrose ou de coxarthrose peut être évaluée au moyen de l'échelle visuelle analogique ou de l'échelle numérique pour la douleur, de l'indice de Lequesne pour la douleur et la fonction. Le temps ou la distance de marche, ainsi que le temps de station debout sont aussi des critères utiles au quotidien.

CHAPITRE

18

# Item 192 – Polyarthrite rhumatoïde

## Objectifs de rééducation et principales techniques



## I. Indications

La rééducation est indiquée dans le traitement des polyarthrites rhumatoïdes insuffisamment soulagées par le traitement médicamenteux. Elle peut comprendre l'ergothérapie, la masso-kinésithérapie et l'appareillage. L'éducation portant sur l'usage des médicaments et la modulation des activités en fonction de l'évolutivité de la maladie est quant à elle systématique.



## II. Modalités organisationnelles

L'ergothérapie et la masso-kinésithérapie sont réalisées en séances individuelles ou collectives, ambulatoires.

## III. Cibles thérapeutiques

Les cibles de la rééducation sont la douleur, la limitation articulaire, la faiblesse musculaire segmentaire et la limitation fonctionnelle.

## IV. Programme de rééducation

- Objectifs et moyens :
  - diminution de la douleur ;
  - massages prudents compte tenu de la douleur articulaire à la palpation et de la fragilité cutanée ;
  - thermothérapie : application de froid en poussée, application de chaud hors poussée ;
  - orthèses de poignet, de main ou doigts de repos ou de fonction ; orthèses plantaires.

- **Entretien des amplitudes articulaires** :
  – mobilisation articulaire active et passive en secteur fonctionnel;
  – entretien ou renforcement musculaire;
  – sollicitation ou renforcement musculaire segmentaire.
- **Amélioration fonctionnelle** :
  – mise en situation requérant manutention et manipulation : activités ludiques, artisanales;
  – conseil technique pour améliorer la tolérance et l'efficacité du geste;
  – aides techniques à visée palliative.
- **Commentaires** :
  – en poussée, la rééducation se limite à l'application de froid sur les articulations douloureuses, la mobilisation passive voire l'usage d'orthèse distale de membre supérieur de repos;
  – hors poussée, les techniques antalgiques sont utiles à la mise en route et à l'initiation des séances de rééducation;
  – appareillage et aides techniques ne sont pas systématiques. Ils répondent à une difficulté spécifique rencontrée par le patient. Les aides techniques ne sont introduites qu'à titre palliatif afin de restituer une fonction perdue;
  – le travail musculaire cible les déficiences liées à la sous-utilisation et les muscles s'opposant aux déformations articulaires induites par la maladie. Le travail musculaire isométrique est le mieux toléré;
  – le travail fonctionnel (appelé « économie articulaire ») vise à améliorer l'efficience du geste tout en limitant les contraintes allant dans le sens des déformations articulaires induites par la maladie.





## V. Pronostic de récupération et suivi

L'évolution de la polyarthrite rhumatoïde se fait par poussées entrecoupées d'accalmie. Elle est variable d'un individu à l'autre. Le pronostic fonctionnel de la polyarthrite rhumatoïde dépend de la sévérité de la maladie et de la qualité du contrôle pharmacologique de son activité.

Le suivi tient compte de l'évolution de l'activité de la polyarthrite rhumatoïde, des déficiences et du retentissement fonctionnel. L'indice fonctionnel *health assessment questionnaire* (HAQ) et l'échelle fonctionnelle de la main de Cochin sont proposés à cet effet.

CHAPITRE

19

# Item 193 – Spondylarthrite

## Objectifs de rééducation et principales techniques



## I. Indication

La rééducation est indiquée dans les formes axiale et périphérique. Pour la forme périphérique, l'approche est similaire à la polyarthrite rhumatoïde. La rééducation de la forme axiale est spécifique et est essentielle afin d'éviter l'évolution vers l'ankylose. L'appareillage, plus particulièrement les orthèses rachidiennes visant à prévenir les déformations dans le plan sagittal, répond à des indications très sélectives. L'éducation portant sur l'usage des médicaments, l'activité physique et l'adaptée est quant à elle systématique.



## II. Modalités organisationnelles

La rééducation est réalisée en séances individuelles ou collectives, ambulatoires.

## III. Cibles thérapeutiques

Les cibles de la rééducation sont la limitation de mobilité axiale et périphérique, les déformations rachidiennes dans le plan sagittal que sont la perte de la lordose lombaire, l'accentuation de la cyphose thoracique et l'antéprojection cervicale, le flexum des grosses articulations des membres inférieurs, la réduction de la capacité à l'effort et la limitation fonctionnelle.

## IV. Programme de rééducation

- Objectifs et moyens :
  - entretien ou récupération des mobilités ;
  - mobilisation rachidienne globale et segmentaire active et passive ;
  - mobilisation de la paroi thoracique active et passive ;
  - mobilisation de la hanche et du genou active et passive.

*Médecine physique et de réadaptation*

- **Prévention ou réduction des déformations** :
  - cyphose thoracolombaire et antéprojection cervicale : postures en extension rachidienne ; étirements des muscles pectoraux contre l'enroulement des épaules ; renforcement des muscles extenseurs et érecteurs du rachis ;
  - flexum de hanche : postures en extension coxofémorale ; étirements des muscles psoas et droit fémoral ; renforcement du muscle grand fessier ;
  - flexum de genou : postures en extension fémoro-tibiale ; étirements des muscles ischio-jambiers ; renforcement de l'appareil extenseur du genou.
- **Entretien ou récupération de la capacité à l'effort** : activités aérobies.
- **Commentaires** :
  - la masso-kinésithérapie de la spondylarthrite axiale est initialement supervisée puis prolongée par une autorééducation ;
  - un appareillage rachidien peut être proposé dans l'indication sélective d'une déformation axiale cyphosante évolutive sous traitement pharmacologique et masso-kinésithérapique. Elle est réalisée selon le concept de l'appui et du contre-appui pour s'opposer à la déformation sagittale.

## V. Pronostic de récupération et suivi

L'évolution chronique de la spondylarthrite ankylosante se fait par pousées pouvant être entrecoupées de périodes de rémission. Elle est variable d'un individu à un autre. Le pronostic fonctionnel de la spondylarthrite ankylosante dépend de la sévérité et de l'activité de la maladie. Une limitation d'amplitude liée à une ankylose constituée n'est pas récupérable par la rééducation.

Le suivi tient compte de l'évolution de l'activité de la spondylarthrite ankylosante, des déficiences et de la limitation fonctionnelle. Celle-ci peut être évaluée par le *bath ankylosing spondylitis functional index* (BASFI).

CHAPITRE
20

# Item 195 – Syndrome douloureux régional complexe





***Objectifs pédagogiques***

- Diagnostiquer un syndrome douloureux régional complexe.
- Connaître les principes généraux du traitement.

## I. Terminologie

La définition du terme **syndrome douloureux régional complexe** ou SDRC (*complex regional pain syndrome* ou CRPS) est récente (1993). C'est pourquoi le terme d'**algodystrophie** (SDRC de type 1) – ou *reflex sympathic dystrophy syndrome* en anglais – ainsi que celui de **causalgie** (SDRC de type 2) demeurent encore d'emploi courant en France. Lors d'une localisation au membre supérieur, le terme de **syndrome épaule-main** reste souvent employé. Une variété d'autres termes existe, qu'il n'est pas nécessaire de connaître.

## II. Définition

Puisqu'il s'agit d'un **syndrome**, la définition du SDRC est **clinique**.

On retient comme définition actuelle du SDRC celle de l'*International Association for the Study of Pain* (IASP) dans sa version de 1999, dite «**critères de Budapest**».

Le SDRC correspond à un **tableau clinique douloureux** qui a les caractéristiques principales suivantes :

- une douleur **régionale**, continue, spontanée ou provoquée, qui paraît **disproportionnée** en intensité ou en durée par rapport à l'évolution attendue de l'événement déclenchant ;
- cette douleur régionale **ne correspond pas à un territoire nerveux périphérique** (tronculaire ou radiculaire) ;

- cette douleur peut être associée à des **signes cliniques moteurs, sensitifs, sudomoteurs, vasomoteurs, trophiques** qui peuvent être **inconstants** et **variables** dans le temps.

On distingue deux types de SDRC :

- type 1 : en l'absence de lésion nerveuse périphérique patente. Ancien terme d'algodystrophie ;
- type 2 : en cas de lésion nerveuse périphérique patente. Ancien terme de causalgie.

## III. Épidémiologie

- L'incidence annuelle du SDRC (type 1) est faible, estimée entre 5 et 25 pour 100 000.
- Sex-ratio : **3 à 4 femmes/1 homme** (sans explication connue).
- Pic de fréquence **entre 50 et 70 ans**, mais le SDRC est possible à tout âge.
- La cause la plus fréquente est traumatique (40 %).
- Le membre supérieur est le plus souvent atteint.
- Il n'est pas reconnu de facteur psychologique prédisposant (anxiété, dépression).

## IV. Physiopathologie

La physiopathologie du SDRC est complexe et encore insuffisamment connue. C'est pourquoi les traitements proposés sont symptomatiques plutôt que curatifs.

Il est actuellement établi qu'il existe des dysfonctionnements **neurologiques** :

- **périphériques** (inflammation neurogène périphérique) ;
- **médullaires** (dysfonctionnements sympathiques et sensitifs) ;
- **cérébraux** (réorganisations fonctionnelles des cortex sensitifs et moteurs).

Les phénomènes pathologiques médullaires et cérébraux sont actuellement considérés comme un exemple de **plasticité maladaptative**.

## V. Circonstances d'apparition – facteurs déclenchants

Les **circonstances de déclenchement d'un SDRC** peuvent être :

- un traumatisme tendineux, articulaire ou osseux : entorse, tendinite, fracture (poignet), intervention orthopédique, immobilisation prolongée d'un membre ;
- une lésion neurologique centrale : accident vasculaire cérébral (AVC), traumatisme cranio-encéphalique (TCE), lésion médullaire.
- une lésion neurologique périphérique : compression ou plaie d'un tronc nerveux (par exemple, syndrome du canal carpien) ;
- plus rarement une lésion viscérale : infarctus du myocarde, péricardite.

Il n'y a pas de corrélation entre la gravité du facteur déclenchant et la gravité du SDRC. Dans 5 à 10 % des cas, aucun facteur déclenchant n'est retrouvé.

## VI. Signes cliniques

- La douleur est le symptôme central du SDRC.
- Les autres signes sont inconstants et s'associent de façon variable.

- La symptomatologie du SDRC est fluctuante (chez un même patient).
- Aucun des signes cliniques n'est spécifique du SDRC.

Le tableau 20.1 décrit les signes cliniques qui s'intègrent au SDRC (fig. 20.1 et 20.2) et doivent être recherchés à l'interrogatoire et à l'examen clinique.

# VII. Diagnostic

Le diagnostic de SDRC est **clinique** (il s'agit d'un syndrome). Il repose sur l'**interrogatoire** et l'**examen clinique minutieux** du patient, qui rechercheront :

- un facteur déclenchant du SDRC (cependant absent dans 5 à 10 % des cas) :
- les signes cliniques (tableau 20.1) :
  - rapportés par le patient,
  - retrouvés lors de l'examen clinique ;
- l'absence d'autres diagnostics qui expliqueraient la symptomatologie.

L'utilisation de critères diagnostiques internationaux standardisés, tels que les **critères de Budapest** (tableau 20.2), permet de rendre très sensibles (99 %) et relativement spécifiques (68 %) les résultats de l'interrogatoire et l'examen clinique. Leur utilisation courante reste à développer et nécessite l'usage d'une *checklist*. On retiendra de ces critères les principes suivants :

- un SDRC se caractérise par une **douleur continue**, qui est **disproportionnée** au regard de tout événement déclenchant connu ;
- la probabilité diagnostique de SDRC augmente avec **la diversité et le nombre des symptômes** ;
- la certitude diagnostique nécessite l'**élimination de toute autre cause ou pathologie explicative**.

**Tableau 20.1 Liste des signes cliniques du SDRC (donnée à titre indicatif pour guider le diagnostic qui est clinique)**

| Catégorie | Signes cliniques | Remarques |
|---|---|---|
| Douleur | Régionale, continue, superficielle et profonde | La douleur est présente tout au long de la pathologie. Son intensité est variable |
| | Spontanée ou provoquée | |
| | Hyperalgésie (nociceptive) | Perception d'une douleur forte pour un stimulus nociceptif faible. Utilisation de l'EVA |
| | À type de serrement, de brûlure | Utilisation du questionnaire DN4 |
| Sensibilité | Allodynie | Perception douloureuse d'un stimulus non douloureux : tactile (toucher mobile) et/ou mécanique (mobilisation articulaire passive) et/ou thermique (chaud ou froid) et/ou à la pression |
| | Hypoesthésie ou hyperesthésie | Localiser sur un schéma |
| Mobilité articulaire | Limitation d'amplitude articulaire passive | La mobilisation articulaire peut être douloureuse, donc difficilement explorable en cas d'allodynie mécanique. Au stade tardif d'une forme sévère, l'ankylose articulaire peut-être majeure |
| Motricité | Faiblesse motrice | Intrication avec la douleur et l'allodynie mécanique |
| | Amplitude et vitesse diminuées | |
| | Tremblement | Tremblements posturaux et d'action, plutôt que de repos |
| | Dystonie | Il s'agit d'une dystonie focale spastique. Forme rare et de mauvais pronostic |
| Schéma/image corporels | Négligence segmentaire (= exclusion segmentaire) | Le patient utilise peu ou pas son membre atteint. Similitudes avec l'héminégligence corporelle après AVC pariétal |

| | | |
|---|---|---|
| Œdème | Œdème pseudo-inflammatoire | Son intensité est variable. Pas de signe du godet (sauf si stase associée) (fig. 10.1) |
| Vasomotricité | Chaleur ou froideur cutanée | Subjective et/ou objective (si > 1°) |
| | Vasodilatation (rougeur cutanée) ou vasoconstriction (pâleur) | |
| Sudomotricité | Hyperhydrose | Surtout palmaire ou plantaire |
| | Sécheresse, anhydrose | |
| Trophicité | Peau luisante et fragile | *Cf.* fig. 10.2 |
| | Asymétrie pileuse | Le plus souvent hypertrichose du côté atteint |
| | Pousse unguéale accélérée/ ralentie, fragilité unguéale | *Cf.* fig. 10.2 |

EVA : échelle visuelle analogique.

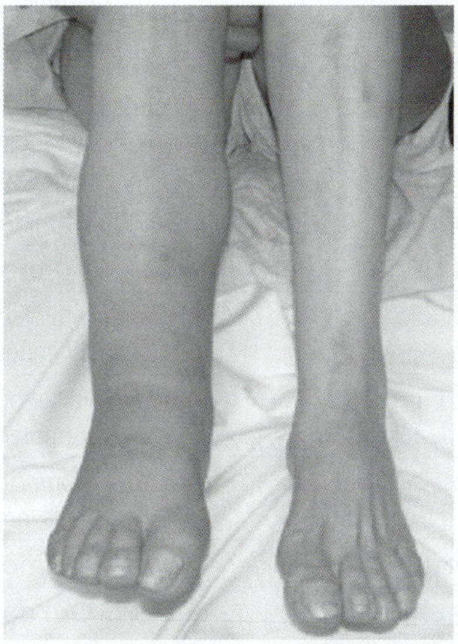

**Fig. 20.1 Œdème et rougeur lors d'un SDRC du pied. (*Voir aussi cahier couleur*).**

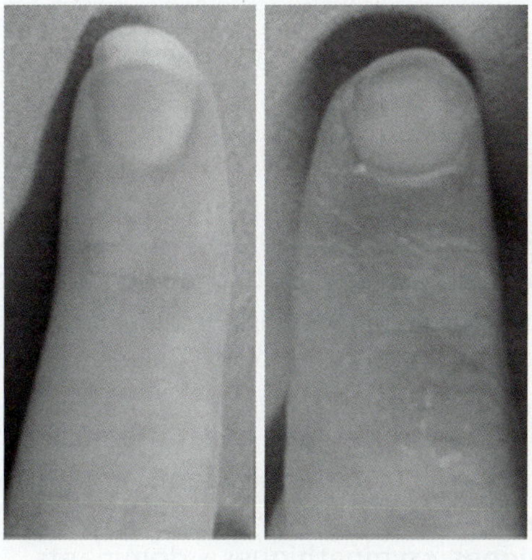

**Fig. 20.2 Troubles trophiques cutanés (peau sèche et squameuse) et des ongles (pousse ralentie) lors d'un SDRC de la main. À gauche, doigt normal ; à droite, doigt atteint. (*Voir aussi cahier couleur*).**

**Tableau 20.2 Critères de Budapest**
Le diagnostic de SDRC est considéré comme probable si les quatre critères sont validés

| **Critère n° 1** | | | | **Oui/non (X)** |
|---|---|---|---|---|
| Douleur continue, disproportionnée, > 3/10 | | | | |
| Validation si oui | | | | |
| **Critères n° 2 et 3** | **Interrogatoire** | **Oui/non (X)** | **Examen** | **Oui/non (X)** |
| Sensibilité | Hyperesthésie | | Hyperalgésie | |
| | Allodynie | | Allodynie | |
| | Au moins 1 oui ? | | Au moins 1 oui ? | |
| Vasomoteur | Chaleur ou froideur cutanées | | Chaleur ou froideur cutanées | |
| | Rougeur ou pâleur cutanées | | Rougeur ou pâleur cutanées | |
| | Asymétrie de couleur cutanée | | Asymétrie de couleur cutanée | |
| | Au moins 1 oui ? | | Au moins 1 oui ? | |
| Sudomoteur/œdème | Œdème | | Œdème | |
| | Changement de sudation (hyper- ou hypo-) | | Changement de sudation (hyper- ou hypo-) | |
| | Asymétrie de sudation | | Asymétrie de sudation | |
| | Au moins 1 oui ? | | Au moins 1 oui ? | |
| Moteur/trophique | Vitesse ou amplitude motrice diminuées | | Vitesse ou amplitude motrice diminuées | |
| | Faiblesse motrice ou tremblement ou dystonie | | Faiblesse motrice ou tremblement ou dystonie | |
| | Trophicité anormale (peau, poils, ongles) | | Trophicité anormale (peau, poils, ongles) | |
| | Au moins 1 oui ? | | Au moins 1 oui ? | |
| Validation | Oui dans 3 catégories ? | | Oui dans 2 catégories ? | |
| **Critère n° 4** | **Listes des diagnostics différentiels** | | **Éliminés ? Oui/non (X)** | |
| Autres causes ou pathologies? | | | Oui dans 2 catégories ? | |
| | | | | |
| Validation si aucun oui | | | | |

# VIII. Évolutions et formes cliniques

Le SDRC possède une symptomatologie évolutive :

- **tous les signes cliniques peuvent fluctuer au cours du temps**;
- la description classique d'évolution en trois phases (aiguë ou chaude, dystrophique ou froide, atrophique ou séquellaire) n'est pas retrouvée dans les études cliniques mais reste souvent utilisée;
- la prédominance de certains signes peut orienter le traitement symptomatique :
  - **patients avec signes neuropathiques dominants** : douleur avec hyperalgésie, allodynie, hyper- ou hypoesthésie,
  - **patients avec signes «sympathiques» dominants** : œdème, signes vasomoteurs, signes sudomoteurs, signes trophiques,
  - **patients avec une forme floride** : addition des deux formes précédentes.

Il existe des formes cliniques remarquables :

- **syndrome épaule-main** de l'hémiplégique : favorisé par les troubles de la sensibilité liées à l'AVC, l'hypotonie musculaire autour de l'épaule et du poignet (microtraumatismes répétés) ;
- **capsulite rétractile**, pouvant évoluer vers une **« épaule gelée »** : forme localisée à l'épaule souvent dans un contexte de pathologie dégénérative de l'épaule ;
- syndrome épaule-main **post-infarctus du myocarde** ;
- **SDRC de la hanche** : contexte de grossesse fréquent. Diagnostic clinique difficile. Intérêt de l'imagerie par résonance magnétique (IRM) ;
- formes **récidivantes (au même endroit ou côté opposé)** et formes **familiales** (susceptibilité génétique).

Le pronostic d'un SDRC est difficile à établir car la grande majorité des SDRC régresse en quelques semaines voire quelques mois, mais :

- certaines formes sont **hyperalgiques** avec un tableau douloureux chronique majeur, très invalidantes et répondant mal aux traitements ;
- certaines formes ont des **durées d'évolution très longues** : plusieurs années ;
- **des séquelles définitives sont possibles** : enraidissement et limitations articulaires, douleurs chroniques, séquelles motrices (dystonie).

Ainsi, face à un patient présentant un SDRC :

- il faut **expliquer le SDRC** (symptomatologie, évolution, prise en charge) : il s'agit d'une pathologie douloureuse chronique inattendue pour le patient, le plus souvent inconnue du public ;
- en l'absence de facteurs pronostiques fiables, il convient de **rester prudent dans l'annonce de l'évolution** (durée d'évolution et éventuelles séquelles).





# IX. Diagnostic différentiel

La recherche de diagnostics différentiels est **guidée par le contexte clinique**.

Dans **tous les contextes**, on élimine en priorité :

- un phénomène infectieux : température ; en cas de doute clinique : syndrome inflammatoire biologique (*C-reactive protein* ou CRP) ;
- une thrombophlébite veineuse profonde: D-dimère ± échographie Doppler veineux.

Dans un **contexte clinique de traumatisme orthopédique identifié**, on élimine en priorité :

- une fracture non diagnostiquée (en cas, par exemple, de diagnostic initial d'entorse) ;
- un déplacement secondaire d'un foyer de fracture ;
- une arthrite infectieuse, une ostéite (si fracture ouverte ou chirurgie orthopédique) ;
- un syndrome des loges (si immobilisation circulaire par plâtre/résine) ;
- une ostéonécrose aseptique secondaire (déclenchement retardé, par exemple : hanche, scaphoïde).

Dans un **contexte clinique de lésion neurologique centrale** (AVC, traumatisme crânien, lésion médullaire), on élimine en priorité :

- une douleur neurologique centrale : troubles de la sensibilité avec douleur neuropathique, sans signes vasomoteurs, sudomoteurs ou trophiques qui seraient en faveur d'un SDRC ;
- une tendinopathie surajoutée (épaule, poignet, genou) ;
- une para-ostéo-arthropathie nerveuse (dans un contexte de traumatisme crânien).

Dans un **contexte clinique de pathologie neurologique périphérique**, on élimine en priorité :

- une polynévrite (par exemple, diabète) ;
- un syndrome canalaire (par exemple, syndrome du canal carpien).

# X. Examens complémentaires

Lors d'un tableau clinique compatible avec un SDRC, les examens complémentaires auront pour objectifs :

- la recherche de diagnostics différentiels ;
- la recherche de causes occultes de déclenchement du SDRC.

**Les examens complémentaires** (biologie, radiographie, IRM, scintigraphie) **ne permettent pas de :**

- affirmer ou confirmer le diagnostic de SDRC ;
- faire un diagnostic de gravité (l'intensité des signes cliniques n'est pas corrélée aux résultats des examens) ;
- établir un pronostic ;
- affirmer la guérison (la guérison repose sur la disparition des signes cliniques).

Radiographie, scintigraphie et IRM n'ont **aucun intérêt dans le suivi du SDRC**.

**Souvenez-vous qu'un examen complémentaire normal n'élimine pas un SDRC.**



## A. Biologie

- Dosage de la CRP (± numération formule sanguine selon le contexte) :
  - le SDRC n'est pas responsable d'un syndrome inflammatoire augmentant la CRP,
  - la CRP permet de rechercher un processus inflammatoire (arthrite, infection postopératoire…) ;
- Dosage des D-dimères : dans le cadre d'une recherche de thrombophlébite.

## B. Radiographie

Elle fait partie du bilan habituel, mais est **peu sensible et peu spécifique**.

**Elle permet de rechercher certains diagnostics différentiels** (arthrite, fracture occulte, déplacement secondaire, ostéonécrose…).

En faveur d'un SDRC, on recherche une **déminéralisation osseuse** caractérisée par :

- une **ostéopénie** (plutôt qu'une ostéoporose proprement dite) ;
- des lacunes à contours flous (mouchetées ou pommelées) ;
- une prédominance épiphysaire et sous-chondrale ;
- l'absence d'atteinte articulaire : l'interligne articulaire est toujours respecté (en opposition avec une arthrite) ;
- une restitution complète qui accompagne une guérison sans séquelle.

Ces signes radiographiques de SDRC peuvent être retardés (d'environ 4 semaines) ou absents (surtout chez l'enfant), et disparaissent de façon retardée en cas de guérison sans séquelle.

## C. Scintigraphie osseuse, en trois temps, au technétium 99m

Elle permet surtout la **recherche de diagnostics différentiels**, en particulier infectieux ou inflammatoire (mais attention aux hyperfixations non spécifiques en postopératoire).

Lors d'un SDRC (fig. 20.3), sa sensibilité est estimée à plus de 80 % et sa spécificité entre 70 et 80 %. Elle montre typiquement une **hyperfixation locorégionale, présente aux trois temps** de l'examen : précoce (vasculaire), intermédiaire (tissulaire), et tardive (osseuse). Ces signes scintigraphiques apparaissent avant les signes radiographiques.

## D. Imagerie par résonance magnétique

Elle est **très utile dans la recherche de diagnostics différentiels**, en particulier les pathologies infectieuses, inflammatoires, une ostéonécrose, une fissure osseuse (fracture de fatigue).

Lors d'un SDRC (fig. 20.4) :

- sa **sensibilité est élevée** (90 %), avec une **faible spécificité** (17 %);
- elle montre typiquement un **œdème ostéomédullaire** qui peut toucher plusieurs pièces osseuses :
  - il est visualisé par un hyposignal T1, corrigé par l'injection de gadolinium, et un hypersignal T2,
  - il est éventuellement accompagné de signes articulaires et péri-articulaires : une tuméfaction synoviale, un infiltrat inflammatoire des tissus mous (en particulier si cliniquement, il y a la présence d'un œdème, de chaleur et rougeur cutanées);
- les anomalies du signal osseux sont **précoces**.

L'IRM est d'un intérêt particulier dans le **SDRC de hanche**.

L'IRM est parfois normale. Souvenez-vous qu'un examen complémentaire normal n'élimine pas un SDRC.

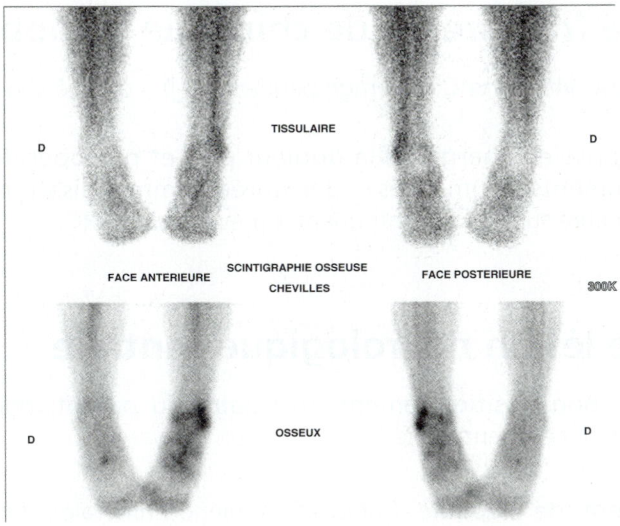


**Fig. 20.3 Scintigraphie osseuse lors d'un SDRC du pied; hyperfixation aux temps tissulaires et osseux sur le pied droit.**

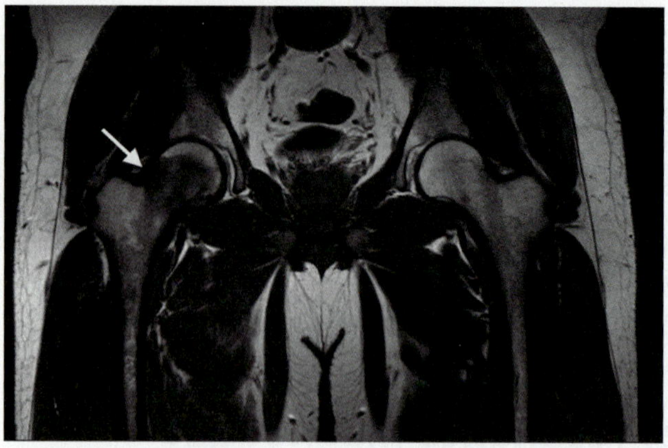

**Fig. 20.4** **IRM lors d'une recherche d'un SDRC de hanche droite, montrant un hyposignal T1.**

# XI. Résumé de la démarche diagnostique

La démarche diagnostique globale est résumée à la figure 20.5. Retenez que l'interrogatoire et l'examen clinique permettent d'établir le diagnostic. Les examens complémentaires éliminent simplement les diagnostics différentiels.



# XII. Prévention

Il est possible de contribuer à la prévention du SDRC de manière efficace dans deux contextes très fréquents.

## A. Contexte de fracture ou de chirurgie orthopédique

Un **traitement par vitamine C** (500 mg/j pendant 50 j) a prouvé son efficacité dans les fractures du poignet.

La qualité de la **prise en charge de la douleur per- et postopératoire**, une **sollicitation adaptée des segments traumatisés** et une **durée d'immobilisation** aussi **courte** que possible (surtout membre supérieur) contribuent à prévenir un SDRC.

## B. Contexte de lésion neurologique centrale

L'objectif est un **bon positionnement articulaire** du patient, pour les **articulations à risque** : épaule, poignet, genou, pied.

Il faut lutter contre :

- l'**appendement de l'épaule** (subluxation gléno-humérale), et l'**inclinaison ulnaire** excessive du poignet (« chute » du poignet) : coussin de positionnement du membre supérieur ; orthèse de positionnement de poignet (et doigts) ; port d'une écharpe type coude au corps ; fauteuil roulant avec accoudoir adapté ;

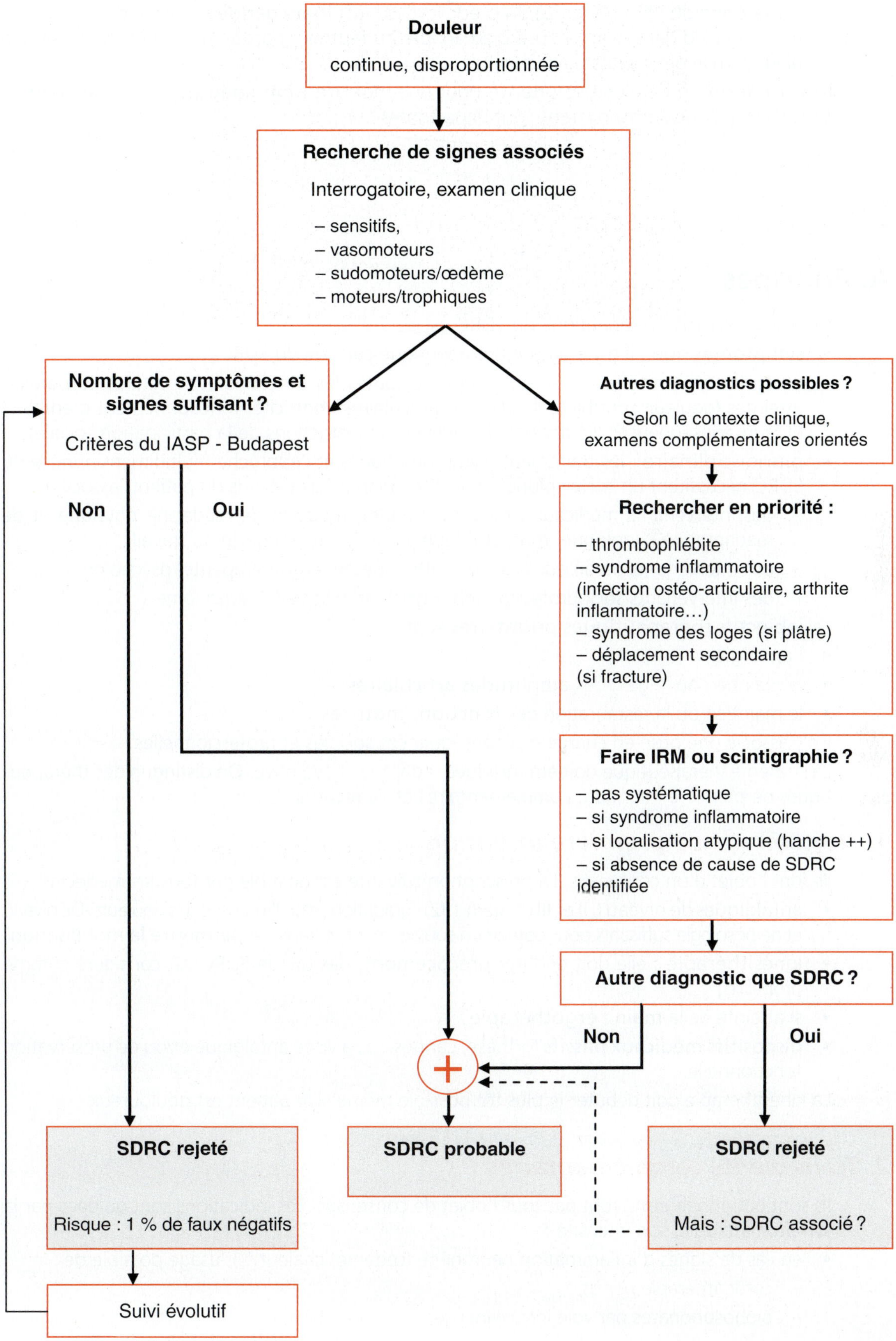


**Fig. 20.5** Démarche diagnostique.

- la **malposition** et l'**instabilité du pied**, le **recurvatum du genou** : mousse de positionnement du pied dans le lit; repose-pied adapté au fauteuil; port d'une orthèse stabilisant le pied et/ou le genou lors de la marche.

La **formation de l'équipe soignante** pour une **manutention adaptée**, ainsi que l'**éducation thérapeutique du patient** sont importantes.

# XIII. Prise en charge

## A. Principes

La prise en charge thérapeutique du SDRC est :

- **symptomatique** : il n'y a pas de thérapeutique curative du SDRC;
- **multidimensionnelle** : prise en charge de toutes les fonctions et structures corporelles atteintes (douleur, sensibilité, limitations articulaires, motricité, fonctionnement mental…) et leurs conséquences (limitations des activités et restrictions de la participation sociale);
- **pluridisciplinaire** : les traitements symptomatiques et l'approche multidimensionnelle du SDRC nécessitent un travail pluridisciplinaire, adapté aux besoins du patient, associant :
  - des intervenants médicaux : médecin traitant, médecin de médecine physique et de réadaptation, algologue, rhumatologue, neurologue, médecin du travail,
  - des intervenants paramédicaux : kinésithérapeute, ergothérapeute, psychologue…,
  - des intervenants socioprofessionnels : assistant(e) social(e), ergonome.



Les **objectifs thérapeutiques prioritaires** sont :

- l'**antalgie**;
- le maintien ou le gain des **amplitudes articulaires**;
- le maintien ou la restauration des **fonctions motrices**.

Il s'y associe une prise en charge des conséquences sociales et professionnelles.

La stratégie thérapeutique doit être graduée, adaptée et évolutive. On distingue des thérapeutiques de première intention, complémentaires et de recours.

### 1. Traitements de première intention

Ils font l'objet d'un consensus. La prescription suivante est possible par tous les médecins :

- **antalgiques de niveau I, II et III** (*cf.* item 132) : gradation selon l'intensité des douleurs. De niveau et de posologie suffisants pour obtenir un soulagement au repos et **permettre la mobilisation**;
- **kinésithérapie** : elle doit débuter **précocement**, dès que le SDRC est considéré comme probable;
- si atteinte de la **main** : **ergothérapie**;
- **dispositifs médicaux passifs** (orthèse, cannes…) : à visée antalgique et/ou de préservation fonctionnelle.

La kinésithérapie doit débuter le plus tôt possible même si le patient est douloureux.

### 2. Traitements complémentaires

Ils sont optionnels et ne font pas tous l'objet de consensus. Les indications sont guidées par la symptomatologie, son intensité :

- en cas de signes d'inflammation neurogène (œdème, chaleur…), usage possible de :
  - corticothérapie *per os*,
  - biphosphonates par voie intraveineuse,
  - pressothérapie;

- en cas de signes neuropathiques, usage possible de :
  - anti-épileptiques,
  - antidépresseurs,
  - stimulation électrique transcutanée (*transcutaneous electrical nerve stimulation* ou TENS) ;
- en cas d'anxiété, dépression réactionnelle :
  - antidépresseurs,
  - psychothérapie de soutien.

### 3. Traitements de recours

Plusieurs traitements de recours ont démontré une efficacité dans les formes résistantes :

- blocs du système nerveux sympathique et blocs anesthésiques locorégionaux ;
- stimulation cordonale postérieure ;
- baclofène en perfusion intrathécale.

L'indication et la mise en œuvre de ces traitement relève de structures spécialisées (structure « douleur chronique », MPR).

## B. Kinésithérapie

La kinésithérapie doit **débuter précocement, dès que le SDRC est considéré comme probable**. Même, douloureux, un patient doit être mobilisé, et il sera d'autant plus mobilisable qu'il est peu douloureux. Sa fréquence et son programme sont adaptés à la symptomatologie.

Les objectifs sont de :

- mobiliser et prévenir les rétractions et adhérences ;
- drainer l'œdème, favoriser le retour veineux ;
- préserver la fonction et éviter l'exclusion de membre.

Elle associe différentes techniques selon la symptomatologie du patient et son évolution :

- techniques de **lutte contre la douleur, l'œdème, les troubles trophiques** : par exemple, massages de drainage de l'ensemble du membre et physiothérapie (thérapies physiques) ;
- techniques de **gain articulaire** : mobilisations articulaires (manuelles ou instrumentales) ;
- techniques de **gain musculaire** : travail de renforcement musculaire isométrique (faible sollicitation articulaire au début) puis libre ;
- techniques de **rééducation sensitive** : si signes sensitifs (hyper- ou hypoesthésie, allodynie, hyperalgésie) ;
- techniques de **travail fonctionnel** :
  - au membre inférieur : marche en **décharge partielle** avec travail du schéma de marche : cannes, travail en piscine (balnéothérapie) ;
  - membre supérieur : intérêt de la **balnéothérapie** : le travail en piscine permet aussi le travail du gain articulaire et musculaire.
- techniques **cognitives** : techniques d'**imagerie motrice** et de **thérapie miroir** (fig. 20.6).

## C. Ergothérapie

L'ergothérapie est indiquée en cas d'**atteinte du membre supérieur**, selon les mêmes principes que la kinésithérapie (début précoce, fréquence et programme adapté aux symptômes) et selon les besoins de **réadaptation**.

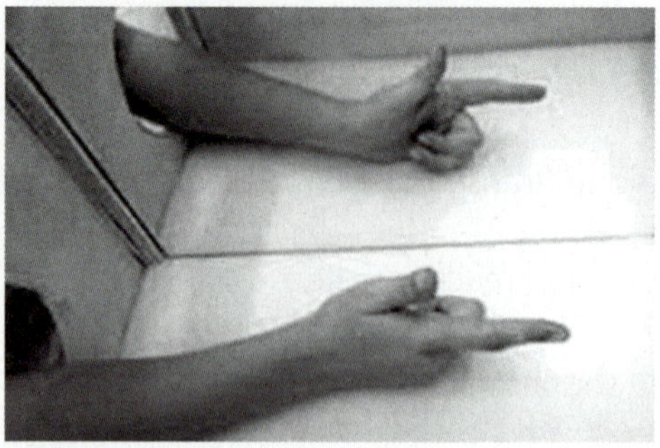

**Fig. 20.6 Thérapie miroir, utilisant le reflet de la main saine (droite), comme rétrocontrôle visuel pour la main atteinte (gauche).**

Les objectifs sont les suivants :

- rééducation : elle concerne principalement le membre supérieur ;
- réintégration fonctionnelle du membre supérieur : pour éviter l'exclusion du membre et recouvrer une autonomie fonctionnelle.

Elle emploi les moyens suivants :

- techniques de **gain articulaire** : en particulier fabrication d'**orthèses thermoformées** pour le poignet et la main ;
- techniques de **rééducation sensitive** : stimulation par différentes textures stimulantes (paume), manipulation d'objets dans des bains de granulation variable (sable, riz…), avec et sans le contrôle de la vue (proprioception) ;
- techniques de **travail fonctionnel** :
  - manipulation active d'objets aux formes élémentaires puis d'objets puis complexes ; utilisation de consoles de jeux vidéo (*serious games*, systèmes de réalité virtuelle spécifiques) ; atelier d'activités artisanales ou créatives,
  - pour être efficace, ce travail doit être répété, intense et soutenu ;
- techniques **cognitives** : techniques d'**imagerie motrice** et de **thérapie miroir** ;
- **techniques de réadaptation** : associant compensations fonctionnelles et adaptations de l'environnement, elles ne sont pas spécifiques du SDRC : *cf.* items 118 (chapitre 15) et 324 (chapitre 23).



**Points clés**

- Le syndrome douloureux régional complexe (SDRC) est défini comme un tableau clinique douloureux associant une douleur régionale disproportionnée par rapport à l'événement déclenchant (si identifié) et des symptômes variés (moteurs, sensitifs, sudomoteurs, vasomoteurs, trophiques et cognitifs).
- On distingue le SDRC :
  - de type 1 : en l'absence de lésion nerveuse périphérique patente ;
  - de type 2 : en cas de lésion nerveuse périphérique patente.
- Le sex-ratio est de 3 à 4 femmes/1 homme survenant le plus souvent entre 50 et 70 ans.
- Le diagnostic de SDRC repose sur les critères de Budapest :
  - présence d'une douleur continue ;
  - signes cliniques rapportés par le patient et retrouvés lors de l'examen clinique ;
  - absence d'autre pathologie explicative (diagnostic différentiel).
- Les circonstances de déclenchement d'un SDRC sont variées (traumatisme, lésion neurologique, infarctus du myocarde). Dans 5 à 10 % des cas, aucun facteur déclenchant n'est retrouvé.
- L'évolution du SDRC se caractérise par une extension locorégionale et tous les symptômes peuvent fluctuer au cours du temps avec certains tableaux caractéristiques (syndrome épaule-main).
- Le pronostic d'un SDRC est difficile à établir : on ne peut pas se prononcer sur la durée et la gravité.

- Les examens complémentaires éliminent les diagnostics différentiels mais ne permettent en aucun cas de confirmer le diagnostic, d'évaluer la gravité, d'établir un pronostic ou d'affirmer la guérison.
- La prévention primaire du SDRC est à proposer dans un contexte de fracture ou de chirurgie orthopédique (vitamine C ; antalgie peropératoire) et neurologique (positionnement articulaire).
- La prise en charge du SDRC est symptomatique, multidimensionnelle et pluridisciplinaire. Les objectifs thérapeutiques prioritaires sont l'antalgie, le maintien ou le gain des amplitudes articulaires, et le maintien ou la restauration des fonctions motrices.
- Le traitement de première intention associe les traitements antalgiques et la kinésithérapie. L'ergothérapie est aussi nécessaire en cas d'atteinte de la main.
- De nombreux traitements complémentaires sont proposés et leurs indications dépendent de la symptomatologie du patient. Des traitements de recours peuvent aussi être proposés par des structures spécialisées (structure « douleur chronique », MPR).
- Un programme pluridisciplinaire est à discuter quel que soit le stade, en fonction de la gravité de la symptomatologie, de ses conséquences et de son évolution. Il associe les ressources des structures « douleur chronique » et MPR.

CHAPITRE

21

# Item 247 – Modifications thérapeutiques du mode de vie (alimentation et activité physique) chez l'adulte et l'enfant



## I. Évaluer le comportement alimentaire et diagnostiquer ses différents troubles



### A. Description du comportement alimentaire

*Cf.* item 246. Prévention primaire par la nutrition chez l'adulte et l'enfant.

#### *1. Définition*

Le comportement alimentaire désigne l'ensemble des conduites d'un individu vis-à-vis de la consommation d'aliments.

Les sensations associées au comportement alimentaire sont les suivantes :

- faim : besoin physiologique de manger sans spécificité ; ensemble de sensations secondaires à la privation de nourriture ; détermine la recherche de nourriture et l'heure de la prise alimentaire (« faim homéostasique »). On qualifie de « faim hédonique » le désir irrépressible de manger, souvent de manière compulsive (grignotage) ;
- appétit : envie de manger un aliment ou un groupe d'aliments, en général appréciés ; inclut une anticipation en général agréable, détermine la sélection et la consommation d'aliments spécifiques ;
- rassasiement : sensation éprouvée lors de l'établissement dynamique de la satiété ; détermine la fin du repas et contrôle son volume ;
- satiété : sensation de plénitude gastrique et de bien-être ; état d'inhibition de la prise alimentaire ; dure jusqu'à la réapparition de la faim.

*Médecine physique et de réadaptation*

## 2. Fonctions de l'alimentation

### Fonction de nutrition (« équilibre alimentaire »)

- Assurer les apports énergétiques et nutritionnels en réponse aux besoins physiologiques de l'organisme, tant sur le plan quantitatif que qualitatif.
- Assurer l'homéostasie énergétique de l'organisme.

### Fonction hygiénique et sanitaire (alimentation « santé »)

- Une alimentation équilibrée participe à la prévention des maladies nutritionnelles, c'est-à-dire les maladies non transmissibles liées à l'alimentation (obésité, syndrome métabolique, certaines cardiopathies, certaines formes de diabète, certains cancers).
- Alimentation fonctionnelle : comportement qui vise, en sélectionnant des aliments précis, à réduire le risque de maladies, les symptômes ou complications liés à une maladie voire à améliorer ses performances (physiques, intellectuelles) : par exemple, alimentation « anti-âge ».
- Sécurité sanitaire des aliments : métaux lourds, pesticides, maladies d'origine alimentaire (ex. : toxi-infection alimentaire collective ou TIAC).
- Dans le secteur alimentaire bio, essor de la consommation, de la distribution et des emplois (4 % de la consommation alimentaire des ménages en 2017 contre 1,9 % en 2010, Agence Bio 2018).

### Fonction hédonique (alimentation « plaisir »)

- Palatabilité : aptitude d'un aliment à provoquer ou stimuler l'appétit. La valeur hédonique des aliments est fonction des caractéristiques organoleptiques, intégrant la vision, l'olfaction, la gustation, le toucher, etc.
- Champ affectif et émotionnel : plaisir, convivialité, mémoire olfactive et gustative associés au repas et à l'alimentation (« La vue de la petite madeleine ne m'avait rien rappelé avant que je n'y eusse goûté », M. Proust).

### Fonction socio-anthropologique de l'alimentation (alimentation « sociale »)

- Vecteur d'identité et de communication.
- Culture alimentaire : la culture est la « capacité acquise par l'homme en tant que membre de la société » (Tylor, 1871).
- Marqueurs sociaux (professions et catégories socioprofessionnelles ou PCS) :
  - PCS supérieures : surconsommation de fruits, légumes et poissons ;
  - PCS défavorisées : surconsommation de viande, boissons sucrées.

## 3. Déterminants du comportement alimentaire

La répartition des prises alimentaires est influencée par les normes sociales qui codifient le nombre, voire même la composition des prises alimentaires. Une prise alimentaire codifiée par des facteurs sociaux ou culturels est un repas.

Différents facteurs déterminent notre comportement alimentaire :

- pays, société (ex. modèle alimentaire français, diète méditerranéenne) ;
- facteurs socioculturels (ex. coutumes, habitudes, tabous alimentaires) ;
- lien social, convivialité, identification (fonction socio-anthropologique) ;
- individuels (ex. convictions, croyances) ;
- déterminants sensoriels (ex. goût) ;
- facteurs physiologiques (équilibre alimentaire) ;
- niveau socio-économique (ex. budget alimentation, marqueurs sociaux) ;
- environnement alimentaire (ex. accessibilité, offre alimentaire).

## 4. Évaluation du comportement alimentaire

### Typologie alimentaire

Elle consiste à mettre en évidence des combinaisons « spontanées » d'aliments et identifier *a posteriori* des typologies de consommation, dont les relations avec l'état de santé peuvent être évaluées secondairement (ex. : type occidental, type méditerranéen).

### Évaluation par rapport aux recommandations alimentaires et nutritionnelles

*Cf.* item 246. Prévention primaire par la nutrition chez l'adulte et l'enfant.

- Besoin nutritionnel moyen (BNM) : c'est le besoin moyen au sein de la population, tel qu'estimé à partir de données individuelles d'apport en relation avec un critère d'adéquation nutritionnelle lors d'études expérimentales.
- Référence nutritionnelle de population (RNP) : c'est l'apport qui couvre le besoin de quasi-totalité de la population considérée (97.5%), tel qu'estimé à partir des données expérimentales (ex. : apport nutritionnel conseillé ou ANC).
- Apport satisfaisant (AS) : c'est l'apport moyen d'une population ou d'un sous-groupe pour lesquels le statut nutritionnel est jugé satisfaisant (tableau 21.1).
- Évaluation par des questionnaires d'adéquation aux recommandations nutritionnelles : par exemple, le Programme National Nutrition Santé–*Guideline Score* (PNNS-GS) sur 15 points (13 composantes).



**Tableau 21.1 Objectifs (Programme National Nutrition Santé 2017–2021 et recommandation ANSES, décembre 2016)**

| | Objectifs théoriques | Aspects pratiques |
|---|---|---|
| Lipides | Augmentation de la consommation de graisses de 35 à 40 % de l'AET | Réapprendre à manger gras |
| | Minimum 500 mg d'oméga 3 issus des poissons (EPA + DHA) | Poissons gras (saumon, sardines, maquereau) |
| | Consommation des huiles riches en oméga 3 | Huiles de colza, noix, soja, et germes de blé |
| Glucides | Limitation à hauteur de 40 à 55 % de l'AET | Réduire la consommation de glucides |
| | Importance de privilégier des aliments glucidiques à index glycémique bas | Favoriser les fruits/légumes, farines complètes, légumineuses |
| | Sucre : 100 g/j max. sans distinction (sucres ajoutés ou naturellement présents) | Éviter les sucres ajoutés |
| Céréales | Promotion de la consommation des légumineuses et des produits céréaliers complets | Favoriser lentilles, pois, fèves, haricots et farines complètes |
| Viandes et poissons | Réduction de la consommation de viande (hors volaille) | 500 g par semaine (soit 3 à 4 fois)<br>Charcuterie 25 g/j |
| | Contrôler la consommation de poisson | Consommation max. 2 fois/semaine dont un gras et varier les espèces et les sources d'approvisionnement |
| Boissons | Séparation des boissons sucrées du groupe de l'eau | Limiter la consommation de sodas et autres boissons sucrées. Eau à volonté |

| | Objectifs théoriques | Aspects pratiques |
|---|---|---|
| Lait et autres produits laitiers | Consommation de 2 produits laitiers par jour sachant qu'une portion correspond à 150 mL de lait, 125 g de yaourt ou encore 30 g de fromage | Privilégier les fromages les plus riches en calcium et les moins gras |
| Cuisson | Limiter les cuissons à haute température (fritures, grillades) | Favoriser les techniques de cuisson sans gras ajouté |
| Fruits et légumes | Spécification des « portions » de fruits et légumes | 1 portion = 80 g = deux abricots, une banane, une poignée de haricots, soit min. 400 g/jour |
| Contaminants | Risque sanitaire avec les seuils actuels en arsenic, en plomb, en bisphénol A et en nickel non exclu | Diversifier son régime alimentaire et les sources d'approvisionnement |
| Besoins | Actualisation des besoins énergétiques moyens | 2100 kcal/jour pour les femmes et 2600 kcal pour les hommes |

AET : apport énergétique théorique ; DHA : *docosahexaenoic acid*; EPA : *eicosapentaenoic acid*.

### Reconstituer l'histoire alimentaire

- Enregistrements alimentaires prospectifs (carnet).
- Rappel de 24 heures.
- Questionnaires de fréquence de consommation.

### Évaluer les circonstances des prises alimentaires

- Ambiance des repas : tranquille ou stressante, centrée sur le repas et les échanges relationnels ou parasitée par la télévision…
- Situation de travail ou d'inactivité, consommation individuelle ou collective…
- Sentiment associé : émotion, colère, ennui…

### Évaluer la motivation du patient à modifier ses habitudes alimentaires

- Évaluation du stade de changement (modèle transthéorique de Prochaska : figure 21.1).
- Évaluation de la cible d'intervention :
  - convaincre : faire percevoir/prendre conscience des avantages à changer un comportement ;
  - donner confiance : acquérir le sentiment d'avoir la capacité ou non de modifier un comportement.

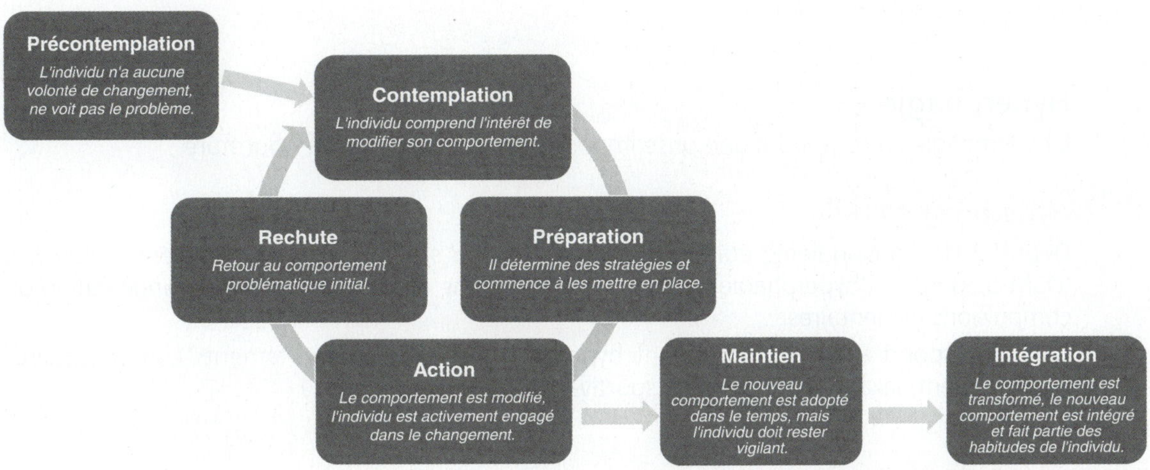


**Fig. 21.1. Représentation schématique du modèle transthéorique du changement (Prochaska et DiClemente).**

## B. Anomalies de la prise alimentaire

*Cf.* item 69. Troubles du comportement alimentaire chez l'adolescent et l'adulte.

### 1. *Troubles du comportement alimentaire*

Ces anomalies correspondent à des symptômes d'altération spécifique et sélective du contrôle de la prise alimentaire qui sont à bien distinguer de syndromes correspondant à une pathologie donnée.

Ces symptômes ne s'intègrent pas forcément dans un trouble pathologique du comportement alimentaire (anorexie lors d'un épisode infectieux, par exemple).

#### Hypophagie

L'hypophagie désigne le fait de ne pas s'alimenter suffisamment.

On distingue :

- l'hypophagie secondaire à un état pathologique où l'origine est la perte de la sensation de faim. Ce syndrome apparaît dans de nombreuses pathologies ou situations (cancer, dépression, origine iatrogène…) ;
- la restriction dite « cognitive » qui se définit comme « la tendance à limiter volontairement son alimentation dans le but de perdre du poids ou de ne pas en prendre ».

Le trouble du comportement alimentaire restrictif le plus fréquent est l'anorexie mentale.



**Anorexie mentale, critères du *diagnostic and statistical manual of mental disorders*, 5$^{th}$ edition (DSM-5)**

- Restriction des apports énergétiques par rapport aux besoins conduisant à un poids significativement bas.
- Peur intense de prendre du poids et de devenir gros, malgré une insuffisance pondérale.
- Altération de la perception du poids ou de la forme de son propre corps, influence excessive du poids ou de la forme corporelle sur l'estime de soi, ou déni de la gravité de la maigreur actuelle.

N.B. : par rapport au DSM-IV, le critère 1 est remplacé par la notion de restriction (sans précision pour le poids) et le critère 4 de l'aménorrhée disparaît.

#### Hyperphagie

L'hyperphagie correspond à une prise importante et compulsive de nourriture.

##### *Hyperphagie boulimique*

Depuis 2015, la cinquième édition du *diagnostic and statistical manual of mental disorders* (DSM-5) identifie l'hyperphagie boulimique comme une entité à part entière : *binge eating* ou compulsions alimentaires.

Cela correspond à un comportement hyperphagique sans comportements compensatoires (vomissement, laxatifs, hyperactivité sportive…).

### Hyperphagie boulimique, critères du *diagnostic and statistical manual of mental disorders,* 5[th] edition (DSM-5)

- Épisodes récurrents de crises de boulimie *(binge eating)*. Un épisode est caractérisé par les deux éléments suivants :
  - absorption, en une période de temps limitée (par exemple, en 2 heures), d'une quantité de nourriture largement supérieure à ce que la plupart des gens mangeraient dans une période de temps similaire et dans les mêmes circonstances ;
  - sentiment d'une perte de contrôle sur le comportement alimentaire pendant l'épisode (par exemple, sentiment de ne pas pouvoir s'arrêter de manger ou de ne pas pouvoir contrôler ce que l'on mange ou en quelle quantité).
- Les épisodes de boulimie sont associés à trois des caractéristiques suivantes (ou plus) :
  - prise alimentaire beaucoup plus rapide que la normale ;
  - prise alimentaire jusqu'à l'apparition d'une sensation de trop-plein abdominale désagréable ;
  - absorption de grandes quantités d'aliments sans sensation de faim ;
  - prises alimentaires solitaires du fait de la gêne occasionnée par les quantités ingérées ;
  - sensations de dégoût de soi, de dépression, ou de culpabilité après avoir mangé.
- Le comportement boulimique est la source d'une souffrance marquée.
- Le comportement boulimique survient, en moyenne, au moins une fois par semaine depuis 3 mois.
- Le comportement boulimique n'est pas associé à l'utilisation récurrente de comportements compensatoires inappropriés comme dans la boulimie mentale et ne survient pas exclusivement au cours d'une boulimie mentale ou d'une anorexie mentale *(anorexia nervosa)*.



### *Boulimie nerveuse (ou* bulimia nervosa*)*

Cela correspond à un comportement hyperphagique accompagné de comportements compensatoires (vomissement, laxatifs, hyperactivité sportive…).

### Boulimie nerveuse, critères du *diagnostic and statistical manual of mental disorders,* 5[th] edition (DSM-5)

- Survenue d'épisodes récurrents d'hyperphagie incontrôlée. C'est-à-dire :
  - absorption, en une période de temps limitée (par exemple, en 2 heures), d'une quantité de nourriture largement supérieure à ce que la plupart des gens mangeraient dans une période de temps similaire et dans les mêmes circonstances ;
  - sentiment d'une perte de contrôle sur le comportement alimentaire pendant l'épisode (par exemple, sentiment de ne pas pouvoir s'arrêter de manger ou de ne pas pouvoir contrôler ce que l'on mange ou en quelle quantité) ;
  - mise en œuvre de comportements compensatoires visant à éviter la prise de poids (vomissements provoqués, prises de laxatifs ou de diurétiques, jeûnes, exercice excessif).
- Le comportement boulimique est la source d'une souffrance marquée.
- Le comportement boulimique survient, en moyenne, au moins une fois par semaine depuis 3 mois.
- Le trouble ne survient pas exclusivement au cours d'une période d'anorexie mentale.

### *2. Troubles de « l'équilibre alimentaire »*

La malnutrition est un terme anglophone pour indiquer un état nutritionnel qui s'écarte de la normale définie par les physiologistes et qui est la conséquence d'une alimentation mal équilibrée en quantité et en qualité.

Ce terme couvre deux grands groupes d'affections : la dénutrition et la « malbouffe ».

La **dénutrition** correspond à un déséquilibre de la balance énergétique, c'est-à-dire une insuffisance des apports au regard des besoins nutritionnels responsable d'un déficit quantitatif et qualitatif (ex. dénutrition protéique).

Cela peut être dû à une insuffisance d'apports (dénutrition protéino-energétique de la personne âgée, malabsorption) ou une augmentation des dépenses (hypercatabolisme : cancers, défaillances d'organes chroniques et sévères…).

Les conséquences sont une insuffisance pondérale, une amyotrophie, des carences ou déficiences en micronutriments.

Les risques sont une immunodépression, des infections, une baisse des capacités physiques et fonctionnelles, la grabatisation…

*Cf.* item 248. Dénutrition chez l'adulte et l'enfant.

La **malbouffe** correspond à une alimentation qui s'éloigne des recommandations nutritionnelles, en raison notamment d'une haute teneur en énergie, due aux graisses et au sucre, et d'une faible valeur nutritive. Le principal risque de la « malbouffe » est de mener au développement de maladies nutritionnelles *(cf. supra)*.

*Cf.* item 251. Obésité de l'enfant et de l'adulte.



Un excès de consommation de lipides (riches en acides gras saturés essentiellement) et d'aliments riches en glucides simples et à index glycémique élevé (pâtisseries, boissons sucrées, frites etc.) augmente les risques de développer :

- des maladies cardiovasculaires (MCV), HTA (et les complications associées),
- une obésité (et les complications associées),
- une insulino-résistance, un syndrome métabolique,
- un diabète de type 2,
- une stéatohépatite non-alcoolique (NASH),
- des carences vitaminiques,
- certains cancers (colorectal, prostate)

# II. Argumenter les bénéfices et effets cliniques de l'activité physique

## A. Description de l'activité physique

Item 253. Aptitude au sport chez l'adulte et l'enfant; besoins nutritionnels chez le sportif. *Cf.* chapitre 22.

### *1. Définitions*

#### Activité physique/sport

- **L'activité physique** (AP) est définie par l'Organisation mondiale de la santé (OMS) comme « tout mouvement corporel produit par les muscles squelettiques, quel que soit le but, s'accompagnant d'une augmentation de la dépense énergétique ». Elle inclut donc les activités quotidiennes, professionnelles, de loisir et sportives.

- Selon l'OMS, **le sport** est considéré comme un « sous-ensemble de l'AP, spécialisé et organisé, sous forme de compétition, le plus souvent impliquant des organisations ou clubs ».
- On définit plus généralement **l'exercice** (physique) comme une activité physique et/ou sportive planifiée, structurée et répétée, réalisée dans le but de maintenir ou améliorer la santé et les capacités physiques.

### Sédentarité/inactivité physique

**La sédentarité** correspond à un ensemble de comportements qui a lieu en situation éveillée et au cours duquel la position assise ou couchée est dominante (et donc la dépense énergétique est à peine supérieure à celle de repos).

On recommande de passer moins de huit heures par jour assis entre le lever et le coucher, en prenant en compte toutes les activités durant lesquelles nous sommes assis : repas, déplacements motorisés, travail à un bureau, temps devant un écran…

Chez les enfants, il est recommandé de limiter le temps global d'écran quotidien (télévision, ordinateur, jeux vidéo, mobile…) et de rompre les temps de sédentarité prolongés en favorisant les loisirs actifs.

La sédentarité est associée à une augmentation de la mortalité cardiovasculaire et de la mortalité toutes causes confondues, indépendamment du niveau d'AP.

**L'inactivité physique** est un concept différent de celui de la sédentarité.

On considère qu'un sujet est inactif physiquement lorsqu'il n'atteint pas les recommandations en termes d'activité physique *(cf. infra)*.

L'inactivité physique est un problème de santé publique majeur. En 2012, on estimait que près de 5,3 millions de décès par an étaient dus à l'inactivité physique, représentant ainsi la quatrième cause de décès dans le monde (après l'hypertension artérielle, le tabagisme et l'hyperglycémie). Il a par ailleurs été montré qu'une augmentation d'AP, même modérée, consistant essentiellement en une rupture des temps de sédentarité, est bénéfique pour la santé d'un sujet totalement sédentaire.

## 2. Caractéristiques de l'activité physique

Ces caractéristiques peuvent être synthétisées par l'acronyme FITT-VP – pour *frequency, intensity, time, type, volume and progression* – proposé par l'*American College of Sports Medicine* (ASCM). Elles permettent de préciser les modalités de pratique d'un sujet, et la prescription.

### Fréquence (nombre de fois)

La fréquence s'exprime généralement en séances, épisodes ou périodes par semaine.

### Intensité (efforts accomplis pendant la pratique de l'activité)

Ce paramètre peut être qualifié par différents moyens :

- Des indices physiologiques : fréquence cardiaque (FC), puissance ou vitesse maximale aérobie (PMA/VMA) ;
- La perception subjective de l'intensité : habituellement évaluée par le niveau de perception de l'effort (*rate of perceived exertion* ou RPE) sur l'échelle de Borg (fig. 21.2) ;
- L'exigence bioénergétique de l'activité définie en MET (*metabolic equivalent of task* ou équivalent métabolique en français). Un MET correspond au niveau de dépense énergétique au repos, assis sur une chaise (consommation d'oxygène de 3,5 ml/kg/min ou dépense énergétique de 1 kcal/kg/min). Une activité à 3 MET (par exemple, marcher à 4,5 km/h) exige une consommation d'oxygène correspondant à 3 fois la dépense énergétique de repos (fig. 21.2).

**Équivalent métabolique (MET) des activités physiques communes classées selon leur intensité (faible, modérée ou intense) (d'après Haskell et coll., 2007)**

| Faible < 3,0 METs | Modérée 3,0–6,0 METs | Intense > 6,0 METs |
|---|---|---|
| **Marche :**<br>Marche lente autour du domicile, au supermarché ou au bureau = 2,0* | **Marche :**<br>Marche (5 mph) = 3,3*<br>Marche à un rythme rapide (6,5 mph) = 5,0* | **Marche, jogging, course :**<br>Marche à un rythme très rapide (7 mph) = 6,3*<br>Marche/randonnée à un rythme modéré avec ou non charge légère (< 5 kg) = 7,0<br>Randonnée de niveau élevé et charge de 5 à 20 kg = 7,5–9,0<br>Jogging à 8 mph = 8,0*<br>Jogging à 9,5 mph = 10,0*<br>Course à 11 mph = 11,5* |
| **Tâches domestiques et courantes :**<br>Position assise – utilisation de l'ordinateur et d'outils légers = 1,5<br>Faire des travaux légers en position debout tels que faire le lit, faire la vaisselle, repasser, prépare le repas ou ranger les courses = 2,0–2,5 | Nettoyage important : laver les vitres, la voiture, le garage = 3,0<br>Brosser les sols ou le tapis, passer l'aspirateur, essuyer = 3,0–3,5<br>Menuiserie – général = 3,6<br>Porter et ranger le bois = 5,5<br>Tondre la pelouse –<br>Passer la tondeuse = 5,5 | Pelleter du sable, du charbon, etc = 7<br>Porter de lourdes charges telles que des briques = 7,5<br>Lourds travaux des champs tels que faire les foins = 8<br>Pelleter, creuser des fossés = 8,5 |
| **Activités de loisir et sports**<br>Activités artistiques et manuelles, jouer aux cartes = 1,5<br>Jouer au billard = 2,5<br>Jeu de croquet = 2,5<br>Jeu de fléchettes = 2,5<br>Pêcher – Assis = 2,5<br>Jouer de la plupart des instruments de musique = 2,0–2,5 | Badminton de loisir = 4,5<br>Basktball – Déplacement rapide = 4,5<br>Vélo d'appartement à petite vitesse (10–12 mph) = 6,0<br>Danse – lente = 3,0<br>Danse – rapide = 4,5<br>Pêcher tout en marchant sur la rive = 4,0<br>Golf – Marcher en traînant les clubs = 4,3<br>Bateau à voile, surf = 3,0<br>Nage de loisir = 6,0<br>Tennis de table = 4,0<br>Tennis en doubles = 5,0<br>Volleyball – Hors compétition = 3,0–4, 0 | Partie de basketball = 8,0<br>Faire du vélo d'appartement : effort modéré (19 à 22 km/h) = 8,0 ; rapide (22 à 25 km/h) = 10<br>Ski de fond – lent (4 km/h) = 7,0 ; rapide (8 à 12.5 km/h) = 9,0<br>Football amateur = 7,0 ; compétition = 10,0<br>Natation – modérée/forte = 8–11**<br>Tennis = 8,0<br>Volleyball – compétitif en salle ou plage = 8,0 |

* Sur surface plate, dure ; ** Pour la natation, les valeurs peuvent varier de façon importante selon les personnes en fonction du type de nage et des aptitudes ; MET (*Metabolic Equivalent Task*) : 1 MET équivaut à une dépense énergétique de 3,5 millilitres d'oxygène par kilogramme de masse corporelle par minute ou à environ 1 kilocalorie par kilogramme de masse corporelle par heure.

A

**Fig. 21.2 Méthodes de mesure de l'intensité d'une activité physique : exemples.**
A. Équivalent métabolique.

| Échelle de Borg | | Perception de l'effort | Intensité |
|---|---|---|---|
| Originale (6–20) | Modifiée (0–10) | | |
| 6 | 0 | *Très très léger* | |
| 7 | 1 | | Intensité légère |
| 8 | 2 | *Très léger* | |
| 9 | | | |
| 10 | 3 | *Léger* | |
| 11 | 4 | | Intensité modérée |
| 12 | | *Un peu difficile* | |
| 13 | 5 | | |
| 14 | | | |
| 15 | 6 | *Difficile* | Intensité élevée |
| 16 | 7 | | |
| 17 | | *Très difficile* | |
| 18 | 8 | | |
| 19 | 9 | *Très très difficile* | |
| 20 | 10 | | |

B

**Fig. 21.2 Suite.**
B. Perception de l'effort via l'échelle de Borg.
(Source fig. 21.2a : d'après Inserm. Dir. *Activité physique : contextes et effets sur la santé. Rapport.* Paris : Les éditions Inserm ; 2008.)

### Durée (temps)

Période de temps pendant laquelle une activité ou un exercice sont pratiqués. La durée est généralement exprimée en minutes. Dans le cadre de l'activité physique pour la santé, on comptabilise considère toutes les périodes d'au moins 10 minutes d'exercice.

Pour les exercices de renforcement musculaire, par exemple, on peut définir des séries de *n* répétitions qui sont plus appropriées.

### Type d'activité physique

Il concerne le mode de participation à l'activité physique en fonction des qualités physiologiques développées. L'exercice peut impliquer différents types d'activité physique qui peuvent être combinés et dont les principaux sont l'endurance, le renforcement musculaire, les assouplissements, l'équilibre et la coordination.

### Volume (quantité totale)

Ce paramètre correspond au produit de l'interaction entre l'intensité, la fréquence et la durée de la période, et la longueur du programme. Elle peut ainsi être exprimée en MET-minutes/sem. Par exemple, 2 h de marche d'intensité élevée par semaine, soit (120 min × 6 MET) = 720 MET-minutes/semaine équivaut à 2 h 40 de marche à allure modérée (160 min × 4,5 MET).

### Progression

Adaptation des paramètres précédents avec l'évolution des capacités de l'individu dans le temps.

## 3. Recommandations en termes d'activité physique

L'OMS a défini des recommandations mondiales en matière d'activité physique pour la santé dans le but de fournir des indications sur la relation dose/effet entre la fréquence, la durée, l'intensité, le type et la quantité totale d'activité physique nécessaire pour prévenir les maladies non transmissibles.

### 5 à 17 ans

Pour les enfants et adolescents, l'activité physique englobe notamment le jeu, les sports, les déplacements, les tâches quotidiennes, les activités récréatives, l'éducation physique ou l'exercice planifié, dans le contexte familial, scolaire ou communautaire.

Les enfants et jeunes gens de 5 à 17 ans devraient accumuler :

- Au moins 60 minutes par jour d'activité d'intensité modérée à soutenue.
- Plus de 60 minutes apportent un bénéfice supplémentaire pour la santé.
- L'activité quotidienne devrait être essentiellement une activité d'endurance.

Des activités d'intensité soutenue, notamment celles qui renforcent le système musculaire et l'état osseux, devraient être incorporées au moins 3 fois par semaine.

### 18 à 64 ans

Pour les adultes âgés de 18 à 64 ans, l'activité physique englobe notamment les loisirs, les déplacements (par exemple, la marche ou le vélo), les activités professionnelles, les tâches ménagères, les activités ludiques, les sports ou l'exercice planifié, dans le contexte quotidien, familial ou communautaire.

Les adultes de 18 à 64 ans devraient accumuler :

- 150 minutes par semaine d'activité d'endurance d'intensité modérée (intensité de 3–6 MET, ou Borg : 4–5/10 ou encore 50–70 % $FC_{max}$) ou au moins 75 minutes par semaine d'activité d'endurance d'intensité soutenue, (intensité > 6 MET, Borg > 6/10 ou encore > 70 % $FC_{max}$) ou une combinaison équivalente d'activité d'intensité modérée et soutenue.
- L'activité d'endurance devrait être pratiquée par périodes d'au moins 10 minutes.
- Bénéfices supplémentaires pour 300 minutes d'activité modérée par semaine ou 150 minutes d'activité soutenue par semaine, ou une combinaison équivalente d'activité d'intensité modérée et soutenue.
- Des exercices de renforcement musculaire faisant intervenir les principaux groupes musculaires devraient être pratiqués au moins 2 jours non consécutifs par semaine.



N.B. : un avis médical est nécessaire pour les populations à risque (femmes enceintes, femmes venant tout juste d'accoucher, cardiopathies).

Pour les adultes sédentaires ou les adultes auxquels la maladie impose des restrictions, les bénéfices sur le plan de la santé sont encore plus grands s'ils passent de la « sédentarité » à un « certain niveau » d'activité, même sans atteindre les recommandations.

Les recommandations peuvent s'appliquer aux adultes présentant une incapacité physique. Toutefois, elles devront peut-être être adaptées à chaque individu en fonction de son aptitude à l'exercice et des risques ou restrictions spécifiques liés à sa santé *(cf. infra)*.

### Après 65 ans

Pour les adultes au-delà de 65 ans, les recommandations sont identiques à celle concernant les adultes de 18 à 64 ans avec les particularités suivantes :

- les personnes âgées dont la mobilité est réduite devraient pratiquer une activité visant à améliorer l'équilibre et à prévenir les chutes au moins 3 jours par semaine ;
- lorsque des personnes âgées ne peuvent atteindre les recommandations en raison de leur état de santé, elles devraient être aussi actives physiquement que leurs capacités et leur état le leur permettent.

Les résultats de l'étude de santé sur l'environnement, la biosurveillance, l'activité physique et la nutrition (Esteban 2014–2016) menée en France métropolitaine, indiquent qu'en 2015, 53 % des femmes et 70 % des hommes atteignaient les recommandations de l'OMS en matière d'activité physique. Concernant les enfants de 6 à 17 ans, seuls 28 % des garçons et 18 % des filles atteignaient les recommandations de l'OMS en matière d'activité physique en 2015.

## B. Bénéfices de l'activité physique et risques liés à l'inactivité physique

### 1. Effets généraux

Les bénéfices de la pratique d'activités physiques et sportives pour la santé sont maintenant bien connus et supportés par de nombreuses études scientifiques. Les principaux bénéfices sont illustrés sur la figure 21.3.

### 2. Particularités chez l'enfant

Une activité physique pratiquée de manière appropriée aide les jeunes à :

- développer un appareil locomoteur sain ;
- développer un appareil cardiovasculaire sain ;
- développer une conscience neuromusculaire (coordination et contrôle des mouvements) ;
- garder un poids approprié ;
- améliorer l'image corporelle ;
- réduire l'anxiété, améliorer le sommeil ;
- favoriser l'interaction et l'intégration sociales.

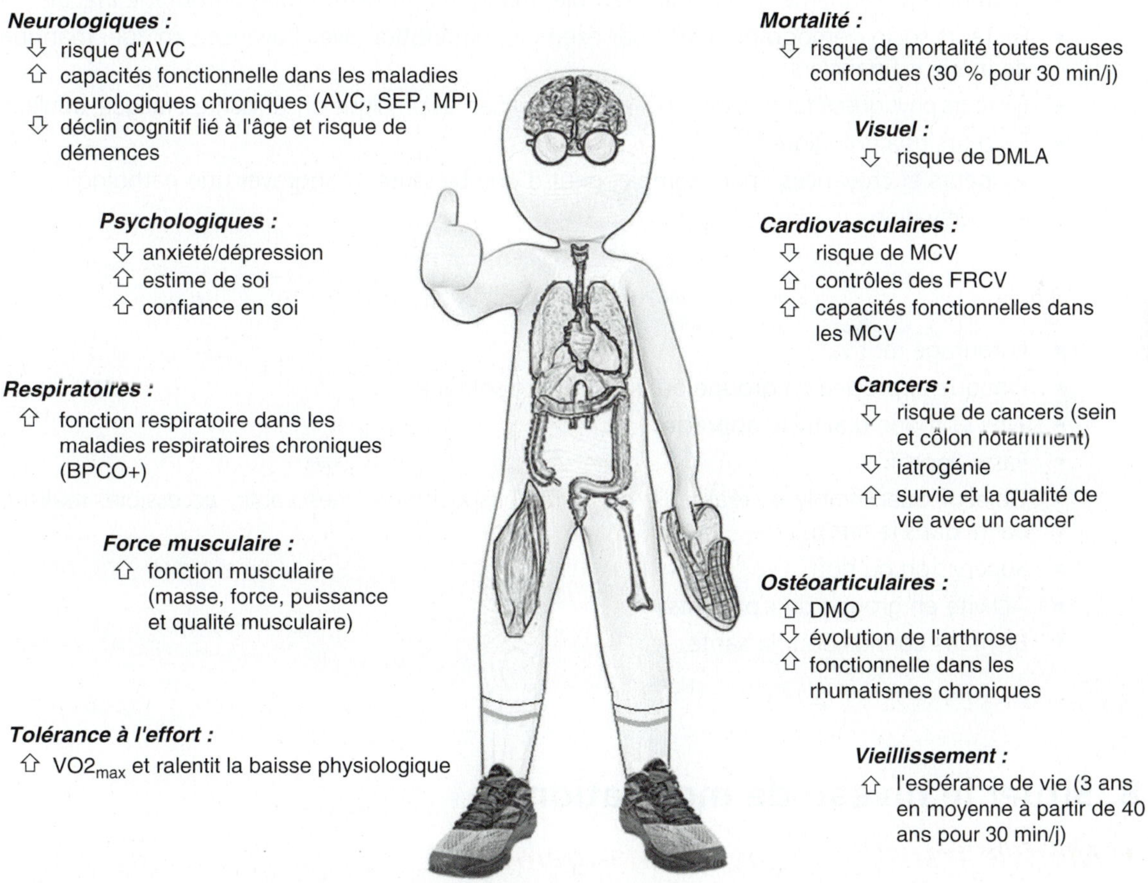


**Fig. 21.3 Principaux bénéfices de l'activité physique.**

AVC : accident vasculaire cérébral ; BPCO : bronchopneumopathie chronique obstructive ; DMLA : dégénérescence maculaire liée à l'âge ; DMO : densité minérale osseuse ; FRCV : facteurs de risque cardio-vasculaires ; MCV : maladies cardiovasculaires ; MPI : maladie de Parkinson idiopathique ; SEP : sclérose en plaques.

Chez les adolescents, la pratique d'une activité physique régulière semble également être associée à l'adoption de comportements sains (comme éviter la consommation de tabac, d'alcool ou de drogues) et à de meilleurs résultats scolaires.

# III. Changement de comportement : exemple de l'activité physique

## A. Identifier les freins et leviers à la pratique d'une activité physique régulière

- Motivation : processus qui active, oriente, dynamise et maintient le comportement des individus vers la réalisation d'objectifs donnés.
- Barrières ou freins : facteurs qui s'opposent à ce processus.
- Leviers : facteurs qui favorisent ce processus.

### 1. Freins

- Facteurs environnementaux : par exemple, manque d'infrastructure, entourage inactif.
- Facteurs socio-démographiques : par exemple, diminution avec l'avancée en âge, manque de moyens financiers.
- Facteurs physiques/état de santé : par exemple, capacités physiques insuffisantes, fatigue, douleur.
- Facteurs psychologiques :
  - peurs et croyances : par exemple, peur d'une blessure, d'aggraver une pathologie ;
  - motivation.



### 2. Leviers

- Entourage motivant.
- Pratique appréciée en groupe ou au contraire solitaire.
- Type et mode d'activité appréciés.
- Passé sportif.
- Objectif quantifiable et réalisable ou SMART (spécifique, mesurable, accessible, réaliste, défini dans le temps).
- Supervision ou non.
- Activité en groupe de « patients ».
- Bienfaits connus pour la santé.

## B. Situer le niveau de motivation

### 1. Modèle transthéorique du changement

Le modèle transthéorique du changement, ou modèle de Prochaska et DiClemente (*cf* fig. 21.1), a été développé à la fin des années 1970 et utilisé à l'origine pour aborder les problèmes de dépendance.

Il se décline en six stades par lesquels les individus passent, en général, pour apporter un changement durable d'attitude et de comportement :

- précontemplation : la personne n'a pas l'intention de modifier ses habitudes, voire refuse de reconnaître qu'elle aurait intérêt à changer ;
- contemplation : la personne est sensibilisée et réfléchit à des solutions éventuelles pour y remédier ou se sent incapable de passer à l'action ;
- préparation/pré-action : la personne s'engage à apporter le changement à l'habitude visée puisqu'elle croit pouvoir y arriver ;
- action : la personne adopte le changement souhaité selon la stratégie choisie ;
- maintien : la personne maintient l'adoption du comportement et évite la rechute ;
- intégration (ou transformation) : l'ancienne habitude ne constitue plus une menace. Le nouveau comportement est intégré.

### 2. Rechute

La rechute est possible et fait partie du processus normal de changement. Ce n'est pas une manifestation pathologique mais un temps qui peut être nécessaire à la réussite finale du processus (consolidation des acquis, redéfinition des objectifs, des moyens…).

### 3. Application du modèle à l'activité physique

Le modèle de changement transthéorique s'applique au comportement des individus vis-à-vis de la pratique d'une activité physique régulière et de la lutte contre la sédentarité (encadré 21.1).

## C. Outil d'aide au changement : prescription d'activité physique

### 1. Patients en affection de longue durée (ALD)

L'article L. 1172-1 du Code de la santé publique prévoit que dans le cadre du parcours de soins des patients atteints d'une affection de longue durée, le médecin traitant peut prescrire une activité physique adaptée (APA) à la pathologie, aux capacités physiques et au risque médical du patient.

Le décret n° 2016-1990 du 30 décembre 2016 en précise les conditions de dispensation de l'activité physique. Une annexe prévoit les limitations classées comme sévères pour les patients

**Encadré 21.1**

**Application du modèle transthéorique du changement concernant l'activité physique**

Rappel : l'activité physique est une activité planifiée, régulière, dans le but d'améliorer sa santé ou son niveau de forme. Elle devrait idéalement être pratiquée 30 minutes, 5 fois par semaine, en entraînant un essoufflement, mais pas de douleurs.

Pratiquez-vous une activité physique régulière selon cette définition ?

| | |
|---|---|
| Oui, depuis plus de 6 mois : | maintenance |
| Oui, depuis moins de 6 mois : | action |
| Non, mais j'ai prévu de le faire le mois qui vient : | préparation |
| Non, mais je devrais m'y mettre, c'est bon pour la santé : | contemplation |
| Non, et je n'ai pas prévu de le faire : | précontemplation |

**Tableau 21.2 Domaines d'intervention préférentiels des différents métiers**

| Métiers / Limitations | Aucune limitation | Limitation minime | Limitation modérée | Limitation sévère |
|---|---|---|---|---|
| Masseurs-kinésithérapeutes | ± | + | ++ | +++ |
| Ergothérapeutes et psychomotriciens (dans leur champ de compétences respectif) | (Si besoins déterminés) | (Si besoins déterminés) | ++ | +++ |
| Enseignants en activité physique adaptée | ± | ++ | +++ | ++ |
| Éducateurs sportifs | +++ | +++ | + | Non concernés |
| Titulaires d'un titre à finalité professionnelle ou d'un certificat de qualification professionnelle inscrit sur l'arrêté interministériel | +++ | ++ | +* | Non concernés |
| Titulaires d'un diplôme fédéral inscrit sur l'arrêté interministériel | +++ | ++ | +* | Non concernés |

* Dans le cadre d'une équipe pluridisciplinaire.
(Source : Rapport du groupe de travail activité physique et prise en charge des personnes atteintes de maladies chroniques. *Quelles compétentes pour quels patients ? Quelles formations ?* 20 juin 2016.)

porteurs d'affections de longue durée (ALD) au regard des altérations fonctionnelles, sensorielles, cérébrales et du niveau de douleur ressentie (annexe 21.1).

Les principaux métiers pouvant intervenir dans la supervision de cette prescription sont synthétisés dans le tableau 21.2.



Pour les patients présentant des limitations fonctionnelles sévères, telles que qualifiées par le médecin prescripteur, seuls les masseurs-kinésithérapeutes, ergothérapeutes et psychomotriciens (dans leurs champs de compétences) sont habilités à dispenser des actes de rééducation ou une activité physique adaptée. Lorsque les patients ont atteint une autonomie suffisante et présentent une atténuation des altérations mentionnées ci-dessus, les professionnels diplômés dans le domaine de l'activité physique adaptée interviennent en complémentarité des professionnels de santé précédemment cités.

Cependant, il est important de différencier l'activité physique, dont l'objectif est de maintenir un état de santé et développer des qualités physiques, et la rééducation, dont l'objectif est la prise en charge spécifique d'une déficience dans le but de permettre une activité physique suffisante et sans risques ou douleurs. Par exemple, pour un patient présentant une hypertonie spastique, l'acte de rééducation en kinésithérapie sera centré sur les techniques antispastiques, tandis que l'activité physique comprendra des exercices globaux d'assouplissement qui contribueront à diminuer la spasticité par une approche plus ludique.

Avec l'accord des patients, l'intervenant transmet périodiquement un compte rendu sur le déroulement de l'APA au médecin prescripteur et peut formuler des propositions quant à la poursuite de l'activité et aux risques inhérents à celle-ci.

Les patients sont destinataires de ce compte rendu.

À l'heure actuelle, la dispensation de l'APA ne peut pas donner lieu à une prise en charge financière par l'assurance maladie, mais le plan « Sport, santé, bien-être » détaille un financement multiple par les collectivités territoriales, les mutuelles ou des associations de patients.

Le décret prévoit un formulaire spécifique de prescription à la disposition des médecins traitants (annexe 21.2).

## 2. Principes généraux

Concernant la population générale (hors ALD), les médecins sont également encouragés à promouvoir un mode de vie physiquement actif et prescrire des thérapeutiques non médicamenteuses validées, dont les activités physiques et sportives. Ceci semble être en ligne avec la demande de nombreux citoyens, puisque près de deux Français sur cinq (38 %) se montreraient très intéressés si leur médecin traitant intégrait une pratique sportive régulière à leur prescription et 93 % pensent que ça pourrait les aider à aller mieux.

Malgré l'absence de consensus et de recommandation, la mise en pratique au cours d'une consultation dédiée ou d'un programme d'éducation thérapeutique du patient (ETP) devrait aborder les points clés suivants :

- quantifier les habitudes en termes d'activité physique et sédentarité par un entretien ouvert ou un questionnaire par exemple *international physical activity questionnaire* ou IPAQ (*cf.* encadré ci-après), score d'activité physique de Dijon ;
- caractériser le comportement vis-à-vis de l'activité physique et de la sédentarité en situant le stade de changement selon le modèle transthéorique ;
- identifier les freins et les leviers à l'activité physique ;
- réaliser un examen physique orienté sur le bilan des déficiences et l'absence de contre-indication à la pratique d'activité physique (*cf.* chapitre 22) ;
- identifier les situations à risque ou justifiant un bilan cardiovasculaire approfondi (*cf.* item 219) ;
- guider le patient dans ses choix afin de choisir une activité favorisant l'adhésion au long cours (*cf.* encadré *Médicosport-santé* ci-après) ;
- éduquer le patient vis-à-vis de la pratique d'activités physiques régulière (alimentation, hydratation, blessures etc…) ;
- rédiger une prescription d'activité physique et sportive (annexes 21.3 et 21.4) détaillée ou orientée vers les professionnels dédiés (en identifiant les objectifs et contre-indications éventuelles) ;
- collaborer avec l'ensemble des professionnels concernés dans le respect des droits fondamentaux (tels que le secret professionnel) et des règles déontologiques strictes ;
- instaurer un suivi régulier (ou de « renforcement ») ;



## Questionnaire international d'activité physique (*international physical activity questionnaire* ou IPAQ)

Il comporte sept questions sur l'activité physique pratiquée durant les 7 derniers jours pendant les loisirs, au travail, à la maison…

- Intensité élevée :
  - question 1 : durant les 7 derniers jours, combien de fois avez-vous eu des activités physiques intenses (ex. : travaux de force, soulever des poids/faire de la musculation ou des travaux, faire du vélo de manière intense, jogging à 10 km/h, football…) ?
  - question 2 : lorsque vous pratiquez une activité physique intense, combien de temps y consacrez-vous en moyenne (min/j) ?
- Intensité modérée :
  - question 3 : durant les 7 derniers jours, combien de fois avez-vous eu des activités modérées telles que transport de charges légères, jardinage, vélo à allure normale, danse… ?
  - question 4 : lorsque vous pratiquez une activité physique modérée, combien de temps y consacrez-vous en moyenne (min/j) ?
- Marche :
  - question 5 : durant les 7 derniers jours, combien de fois avez-vous marché au moins 10 minutes d'affilée ?
  - question 6 : lorsque vous marchez, combien de temps y consacrez-vous en moyenne (min/j) ?
- Sédentarité :
  - question 7 : durant les 7 derniers jours, quel temps moyen avez-vous passé assis durant une journée de semaine ?

Score exprimé en MET-minutes par semaine :

Total MET-min/semaine = activités d'intensité élevée (8 MET × min × jours) + activités d'intensité modérée (4 MET × min × jours) + marche (3,3 MET × min × jours).

## Médicosport-santé

*Médicosport-santé – Le dictionnaire à visée médicale des disciples sportives* a été publié avril 2017 par la commission médicale Comité national olympique et sportif français.
Ce document de 564 pages a été élaboré en relation avec chaque fédération des disciplines sportives. Il apporte des préconisations et des orientations d'activités sportives dont la Haute Autorité de santé (HAS) et le Parlement ont reconnu l'efficacité comme intervention efficace en prévention primaire et comme thérapeutique non médicamenteuse en prévention secondaire et tertiaire. C'est un outil d'aide au choix de l'activité permettant de tenir compte des goûts du patient et des bénéfices escomptés et d'orienter vers les fédérations ayant des plans sport santé.

# Annexes

## Annexe 21.1 – Limitations fonctionnelles des patients en affection de longue durée

| TABLEAU DES PHENOTYPES FONCTIONNELS | | | | | |
|---|---|---|---|---|---|
| Fonctions | | Aucune limitation | Limitation minime | Limitation modérée | Limitation sévère |
| Fonctions locomotrices | Fonction neuro musculaire | Normale | Altération minime de la motricité et du tonus | Altération de la motricité et du tonus lors de mouvements simples | Altération de la motricité et du tonus affectant la gestuelle et l'activité au quotidien |
| | Fonction ostéo articulaire | Normale | Altération au max de 3/5 d'amplitude, sur une ou plusieurs articulations sans altération des mouvements complexes | Altération à plus de 3/5 d'amplitude sur plusieurs articulations avec altération de mouvements simples | Altération d'amplitude sur plusieurs articulations, affectant la gestuelle et l'activité au quotidien |
| | Endurance à l'effort | Pas ou peu de fatigue | Fatigue rapide après une activité physique intense | Fatigue rapide après une activité physique modérée | Fatigue invalidante dès le moindre mouvement |
| | Force | Force normale | Baisse de force, mais peut vaincre la résistance pour plusieurs groupes musculaires | Ne peut vaincre la résistance pour un groupe musculaire | Ne peut vaincre la résistance pour plusieurs groupes musculaires |
| | Marche | Distance théorique normale couverte en 6mn = 218+(5,14 x taille en cm) – (5,32 x âge en années) – (1,80 x poids en kg) + (51,31 x sexe), avec sexe=0 pour les femmes, sexe=1 pour les hommes. | Valeurs comprises entre la distance théorique et la limite inférieure de la normale (82% de la distance théorique) | Valeurs inférieures à la limite inférieure de la normale | Distance parcourue inférieure à 150 m. |
| Fonctions cérébrales | Fonctions cognitives | Bonne stratégie, vitesse normale, bon résultat | Bonne stratégie, lenteur, adaptation possible, bon résultat | Mauvaise stratégie de base, adaptation, résultat satisfaisant ou inversement bonne stratégie de base qui n'aboutit pas | Mauvaise stratégie pour un mauvais résultat, échec |
| | Fonctions langagières | Aucune altération de la compréhension ou de l'expression | Altération de la compréhension ou de l'expression lors d'activités en groupe | Altération de la compréhension ou de l'expression lors d'activités en individuel | Empêche toute compréhension ou expression |
| | Anxiété/Dépression | Ne présente aucun critère d'anxiété et/ou de dépression | Arrive à gérer les manifestations d'anxiété et/ou de dépression | Se laisse déborder par certaines manifestations d'anxiété et/ou de dépression | Présente des manifestations sévères d'anxiété et/ou de dépression |
| Fonctions sensorielles + douleur | Capacité visuelle | Vision des petits détails à proche ou longue distance | Vision perturbant la lecture et l'écriture mais circulation dans l'environnement non perturbée | Vision ne permettant pas la lecture et l'écriture / circulation possible dans un environnement non familier | Vision ne permettant pas la lecture ni l'écriture. Circulation seul impossible dans un environnement non familier |
| | Capacité sensitive | Stimulations sensitives perçues et localisées | Stimulations sensitives perçues mais mal localisées | Stimulations sensitives perçues mais non localisées | Stimulations sensitives non perçues, non localisées. |
| | Capacité auditive | Pas de perte auditive. | La personne fait répéter. | Surdité moyenne. La personne comprend si l'interlocuteur élève la voix | Surdité profonde |
| | Capacités proprioceptives | Equilibre respecté | Déséquilibre avec rééquilibrages rapides | Déséquilibres mal compensés avec rééquilibrages difficiles | Déséquilibres sans rééquilibrage Chutes fréquentes lors des activités au quotidien |
| | Douleur | Absence de douleur en dehors d'activités physiques intenses | Douleur à l'activité physique/ Indolence à l'arrêt de l'activité | Douleur à l'activité physique et qui se poursuit à distance de l'activité | Douleur constante avec ou sans activité |

(Source : Inserm. Dir. Activité physique : contextes et effets sur la santé. Rapport. Paris : Les éditions Inserm ; 2008.)

# Annexe 21.2 – Formulaire de prescription spécifique pour les patients en affection de longue durée

Formulaire spécifique de prescription à la disposition des médecins traitants

| **Tampon du Médecin** | |
|---|---|
| | |

**DATE :**

**Nom du patient :**

**Je prescris une activité physique et/ou sportive adaptée**

**Pendant ............................, à adapter en fonction de l'évolution des aptitudes du patient.**

**Préconisation d'activité et recommandations**

.................................................................................................................................................
...... ..........................................................................................................................................
...............................................................................................................................................
...............................................................................................................................................
...............................................................................................................................................
...............................................................................................................................................
...............................................................................................................................................

**Type d'intervenant(s) appelé(s) à dispenser l'activité physique (en référence à l'Article D. 1172-2 du Code de la santé publique [1]), le cas échéant, dans le cadre d'une équipe pluridisciplinaire [2]:**

...............................................................................................................................................

***Document remis au patient*** ☐

La dispensation de l'activité physique adaptée ne peut pas donner lieu à une prise en charge financière par l'assurance maladie.

Lieu date signature cachet professionnel

[1] Décret n° 2016-1990 du 30 décembre 2016 relatif aux conditions de dispensation de l'activité physique adaptée prescrite par le médecin traitant à des patients atteints d'une ALD

[2] Concerne les titulaires d'un titre à finalité professionnelle, d'un certificat de qualification professionnelle ou d'un diplôme fédéral, inscrit sur arrêté interministériel qui ne peuvent intervenir dans la dispensation d'activités physiques adaptées à des patients atteints de limitations fonctionnelles modérées que dans la cadre d'une équipe pluridisciplinaire (cf. annexe 4 de l'instruction interministérielle n° DGS/EA3/DGESIP/DS/SG/2017/81 du 3 mars 2017 relative à la mise en œuvre des articles L.1172-1 et D.1172-1 à D.1172-5 du code de la santé publique et portant guide sur les conditions de dispensation de l'activité physique adaptée prescrite par le médecin traitant à des patients atteints d'une affection de longue durée)

# Annexe 21.3 – Proposition de prescription d'activités physiques et sportives commentée. Patient lombalgique chronique

Prescription : identification du prescripteur (nom, adresse, qualité)

Prescription : identification du patient/bénéficiaire (nom, prénom, âge, sexe, taille/poids si nécessaire)

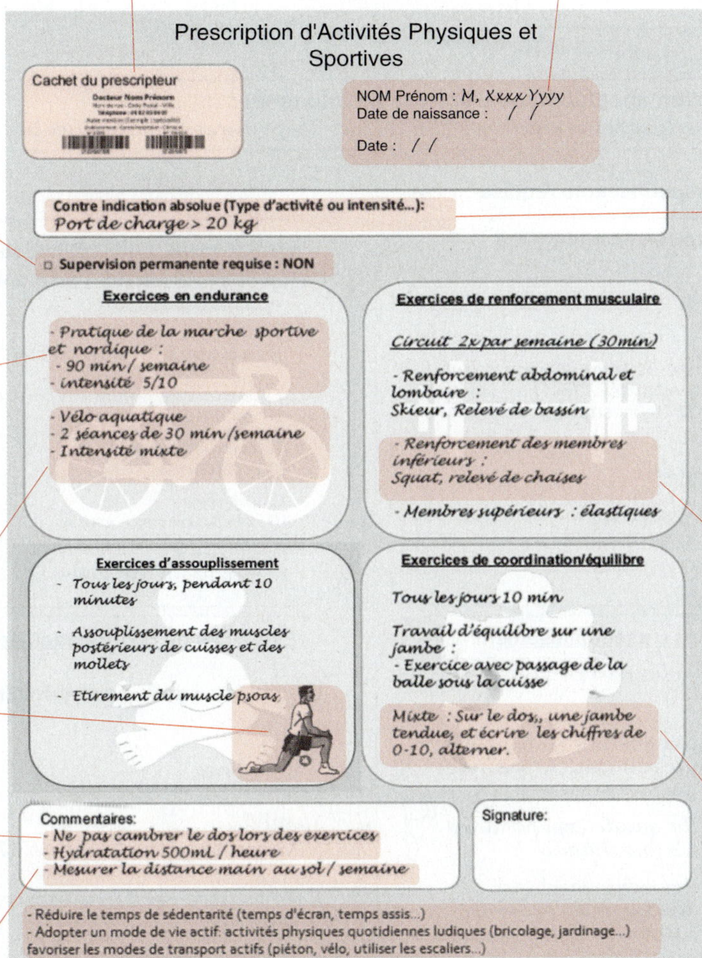

Prescription d'Activités Physiques et Sportives

Cachet du prescripteur

NOM Prénom : M, Xxxx Yyyy
Date de naissance : / /

Date : / /

Contre indication absolue (Type d'activité ou intensité...):
Port de charge > 20 kg

☐ Supervision permanente requise : NON

**Exercices en endurance**

- Pratique de la marche sportive et nordique :
- 90 min / semaine
- intensité 5/10

- Vélo aquatique
- 2 séances de 30 min /semaine
- Intensité mixte

**Exercices de renforcement musculaire**

Circuit 2x par semaine (30min)

- Renforcement abdominal et lombaire :
Skieur, Relevé de bassin

- Renforcement des membres inférieurs :
Squat, relevé de chaises

- Membres supérieurs : élastiques

**Exercices d'assouplissement**

- Tous les jours, pendant 10 minutes
- Assouplissement des muscles postérieurs de cuisses et des mollets
- Etirement du muscle psoas

**Exercices de coordination/équilibre**

Tous les jours 10 min

Travail d'équilibre sur une jambe :
- Exercice avec passage de la balle sous la cuisse

Mixte : Sur le dos,, une jambe tendue, et écrire les chiffres de 0-10, alterner.

Commentaires:
- Ne pas cambrer le dos lors des exercices
- Hydratation 500mL / heure
- Mesurer la distance main au sol / semaine

Signature:

- Réduire le temps de sédentarité (temps d'écran, temps assis...)
- Adopter un mode de vie actif: activités physiques quotidiennes ludiques (bricolage, jardinage...) favoriser les modes de transport actifs (piéton, vélo, utiliser les escaliers...)

Pour les patients les moins autonomes ou avec incapacités majeures, indiquer la nécessité de supervision

Prescription sur la base du modèle FITT : fréquence, intensité, type temps/durée

Associer les activités en autonomie et les séances d'activités physiques planifiées en groupe

Illustrer avec des schémas si besoin

Conseils vis-à-vis de la pratique :
- éviction des attitudes incorrectes
- mesures hygiéno-diététiques

Contre-indication :
- capacités physiques
- comorbidités (cardiovasculaire, orthopédique...)
- provisoire/ définitive

Préciser la nature et éventuellement le contexte (ne pas faire... pendant les X jours après votre chimiothérapie)

Montrer les exercices au patient afin qu'il puisse les identifier avec des mots simples

Proposer des exercices ludiques : meilleure adhésion

Quantifier les résultats obtenus :
- suivi
- implication du patient
- encouragement, progrès « concrets »

Messages communs :
- lutte contre la sédentarité
- lutte contre l'inactivité physique

Messages personnalisés, par ex. « aller chercher le pain à vélo»

## Annexe 21.4 – Exemple pour un individu présentant une gonarthrose symptomatique

### Prescription d'Activités Physiques et Sportives

Cachet du prescripteur
Docteur Nom Prénom
Nom de rue - Code Postal - Ville
Téléphone : 01 02 03 04 05
Autre mention (Exemple : spécialité)
Etablissement - Centre hospitalier - Clinique
N° RPPS N° FINESS

NOM, prénom : *M, Xxxx Yyyy*
Date de naissance : / /

Date : / /

**Contre-indication absolue (type d'activité ou intensité) :**
*Port de charges lourdes et répétées. Activités lors des poussées douloureuses inflammatoires*

☐ **Supervision permanente requise :** *non*

**Exercices en endurance**

*Objectif : 150 minutes par semaine*

*Ex. :*
- *Marche avec bâtons de marche*
  *Sorties de 30 minutes 3 fois par semaine*
  *Intensité 4/10 : être capable de parler*

- *Aquagym douce*
  *Nat'center*
  *Lundi soir 18-19 h*

**Exercices de renforcement musculaire**

*Objectif : 2 séances par semaine*

*Ex. :*
- *Réaliser 3 fois le circuit suivant*
- *Extension de jambe en position assise*
  *10 répétitions par jambe*
- *Relevé de chaise*
  *10 répétitions*
- *Talon-fesse*
  *10 répétitions par jambe*
- *Fente avant*
  *10 répétitions par jambe*

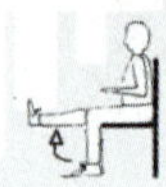

**Exercices d'assouplissement**

*Objectif : tous les jours*

*Ex. :*
- *Étirement des mollets, en position contre le mur pendant 30 secondes 3 fois chaque*
- *Étirement du quadriceps pendant 30 secondes 3 fois chaque*
- *Étirement des ischio-jambiers, jambe tendue sur une chaise pendant 30 secondes 3 fois chaque*

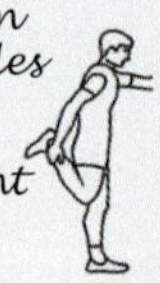

**Exercices de coordination/équilibre**

*Objectif : 3 fois par semaine*

*Ex. :*
- *Qi gong*
*MJC*
*Samedi*
*Niveau débutant : jeudi 17-18 h*

*Reproduire certains mouvement au domicile*

Commentaires :
- *Buvez 500mL par heure d'activité*
- *L'activité ne doit pas être douloureuse*
- *Utilisez périodiquement votre podomètre*

Signature :

- **Réduire le temps de sédentarité (temps d'écran, temps assis…)**
- **Adopter un mode de vie actif : activités physiques ludiques quotidiennes (bricolage , jardinage…) favoriser les mode de transport actifs (piéton, vélo, utiliser les escaliers…)**

CHAPITRE

# 22

# Item 253 – Aptitude au sport chez l'adulte et l'enfant ; besoins nutritionnels chez le sportif





***Objectifs pédagogiques***

- Conduire un examen médical d'aptitude au sport.
- Exposer les bénéfices et les inconvénients de la pratique sportive chez l'enfant et l'adulte.
- Exposer les besoins nutritionnels chez le sportif enfant et le sportif adulte.
- Argumenter les précautions et contre-indications à la pratique sportive intensive.

**Cet item a un enjeu prioritaire de transversalité.**
**Connaissances requises :**
- item 219 – facteurs de risque cardiovasculaire et prévention ;
- item 229 – électrocardiogramme : indications et interprétations ;
- item 246 – prévention primaire par la nutrition chez l'adulte et l'enfant ;

**Connaissances de base :**
- l'activité physique : item 247– modifications thérapeutiques du mode de vie (alimentation et activité physique) chez l'adulte et l'enfant (*cf.* chapitre 21).

## I. Introduction

La pratique des activités physiques et sportives connaît actuellement une croissance importante dans la population française, en particulier parce qu'elle est un facteur efficace de prévention primaire, secondaire et tertiaire d'un grand nombre de pathologies dites « non transmissibles », et d'amélioration d'états physiologiques comme le vieillissement. La promotion de l'activité physique et sportive pour la santé et pour tous représente une mission importante de la médecine du sport. De plus, le sport de compétition est aussi largement démocratisé et valorisé.

Dans ce contexte, le médecin doit avoir des connaissances pour pouvoir répondre à ces missions de santé autour du sportif, pour permettre une prise en charge complète du sujet pratiquant ou souhaitant pratiquer une activité physique et sportive, quels que soient son âge et son niveau, avec un objectif de protection de la santé des sportifs et de promotion de l'activité physique pour la santé et pour tous.

L'activité physique et sportive a de multiples effets bénéfiques sur la santé.
Les missions du médecin du sport sont de :

- dépister, prévenir et/ou prendre en charge les complications éventuelles liées à une activité physique et sportive chez les sportifs;
- promouvoir la santé par les activités physiques et sportives et lutter contre la sédentarité.

## II. Examen médical de non contre-indication à la pratique du sport

### A. Objectifs de la visite médicale de non contre-indication à la pratique du sport

Les objectifs de la visite médicale et de l'examen médical de non contre-indication à la pratique du sport sont de :

- **rechercher (éliminer) des contre-indications à la pratique sportive**, rechercher une pathologie ou anomalie clinique pouvant s'aggraver à l'exercice et entraîner un risque pour le pratiquant et qui serait une contre-indication (partielle ou totale) à la pratique du sport;
- rechercher des facteurs incompatibles avec la pratique sportive intense (pour les sportifs concernés);
- dépister des facteurs de risque de blessures;
- **donner des conseils** concernant :
  - la **prévention** des blessures, la récupération, la nutrition, le dopage et les conduites dopantes (prévention, information, éducation),
  - les disciplines sportives et modalités de pratiques à privilégier le cas échéant;
- **délivrer le certificat médical de non contre-indication à la pratique du sport**;
- délivrer une information concernant le questionnaire de santé « QS-SPORT » (ce questionnaire est à compléter les 2e et 3e années après le certificat médical de non contre-indication dans le cadre d'un renouvellement de licence).



### B. Certificat médical de non contre-indication

Le certificat médical de non contre-indication à la pratique du sport peut être rédigé et délivré par tout médecin docteur en médecine (thésé).
Le certificat médical de non contre-indication à la pratique du sport ne s'établit qu'après un examen approfondi personnalisé, tenant compte de l'état de santé du sportif et de ses ambitions de pratique sportive.
Ce certificat est obligatoire pour pouvoir participer à des compétitions sportives.

Le cadre juridique du certificat médical de non contre-indication à la pratique du sport est stipulé dans l'**article L. 231-2 du Code du sport** : « L'obtention d'une licence d'une fédération sportive est subordonnée à la présentation d'un certificat médical datant de moins d'un an et permettant d'établir l'absence de contre-indication à la pratique du sport ou, le cas échéant, de la discipline concernée. »

Lorsque la licence sollicitée permet la participation aux compétitions organisées par une fédération sportive, le certificat médical atteste l'absence de contre-indication à la pratique du sport ou de la discipline concernés en compétition.

La fréquence à laquelle un nouveau certificat médical est exigé pour le renouvellement de la licence est fixé à 3 ans par le décret n° 2016-1157 du 24 août 2016, sous réserve d'avoir complété un questionnaire de santé sans réponse positive, sinon le sportif se doit de produire un nouveau certificat médical (article D. 231-1-4 du Code du sport).

Les disciplines suivantes présentent des contraintes particulières (article D. 231-1-5 du Code du sport) : alpinisme, plongée subaquatique, spéléologie, sports de combat avec possibilité de K.O., armes à feu ou air comprimé, véhicules à moteur, aéronef et rugby à XV, XIII et VII. Pour ces disciplines, la délivrance ou le renouvellement de la licence ainsi que la participation à des compétitions sont soumis à la production d'un certificat médical datant de moins d'un an établissant l'absence de contre-indication à la pratique de la discipline concernée. La délivrance de ce certificat est subordonnée à la réalisation d'un examen médical spécifique dont les caractéristiques sont fixées par arrêté des ministres chargés de la Santé et des Sports (arrêté du 24 juillet 2017 fixant les caractéristiques de l'examen médical spécifique relatif à la délivrance du certificat médical de non contre-indication à la pratique des disciplines sportives à contraintes particulières – NOR : SPOV1722815A).

Le certificat médical peut, à la demande du licencié, ne porter que sur une discipline ou un ensemble de disciplines connexes.

L'article L. 231-2-1 du Code du sport stipule que la pratique en compétition d'une discipline sportive à l'occasion d'une manifestation organisée par une fédération est subordonnée à la présentation :

- d'une licence mentionnée à l'article L. 231-2 du Code du sport portant attestation de la délivrance de ce certificat ;
- d'un certificat médical datant de moins d'un an attestant de l'absence de contre-indication à la pratique en compétition de cette discipline ou activité sportive.

Le contenu du certificat médical de non contre-indication à la pratique du sport n'est pas figé, il peut être le suivant :

Je soussigné, docteur ......... (nom et prénom du médecin, numéro RPPS ou ADELI), certifie, au terme de mon examen de Mr/Mme ......... (nom et prénom du sportif), né(e) le ......... (date de naissance du sportif) demeurant ......... (adresse du sportif) n'avoir pas constaté à ce jour de signes cliniques apparents évocateurs de contre-indication médicale à la pratique de ......... (sport pratiqué) à l'entraînement, en loisir et en compétition (dans sa catégorie d'âge) : ...

Certificat médical réalisé à la demande de Mr/Mme ......... et remis en main propre pour faire valoir ce que de droit.

Date, lieu, signature, tamponné par le cachet professionnel du médecin

*Remarque :* **en milieu scolaire, il existe une aptitude à la pratique d'activité physique et sportive *a priori*** (y compris pour les activités pratiquées en association sportive scolaire, hormis pour les disciplines à contraintes particulières). Un certificat effectué par un médecin docteur en médecine (thésé) et visé par le médecin scolaire en cas de dispense prolongée est alors nécessaire pour établir une dispense d'activité sportive scolaire. Pour plus d'informations : http://www.sports.gouv.fr/pratiques-sportives/pratique-securite/securite-sur-la-voie-publique/article/Le-certificat-medical

## C. Examen médical de non contre-indication à la pratique du sport

Les grandes lignes de l'examen médical de non contre-indication à la pratique du sport sont décrites ci-dessous. L'objectif de l'examen médical est qu'il soit le plus approfondi et soigné possible, car il va aboutir à la rédaction d'un certificat médical qui engage la responsabilité professionnelle du médecin. Le médecin peut utilement s'aider de l'interrogatoire et l'examen clinique type élaborés de manière consensuelle par la Société Française de Médecine de l'Exercice et du Sport[9].

### *1. État civil et renseignements administratifs*

- Nom, prénom, date de naissance.
- Latéralité.
- Niveau scolaire, d'étude ou profession (horaires, stress…).
- Médecin traitant, kinésithérapeute…

### *2. Interrogatoire*



- Antécédents :
  - sportifs et pratique actuelle : niveau (haut niveau, loisir, amateur, compétition, palmarès), rythme, volume et intensité de pratique, ludique ou compétition, objectifs, conditions de pratique sportive (terrain, équipement, engagement dans un sport à catégorie de poids, conditions climatiques…), motivation de la pratique (compétition, modification corporelle, gestion du poids, maintien de la forme…) et désir sportif…
  - familiaux au premier degré : infarctus du myocarde ou **mort subite** avant 55 ans chez un homme ou 65 ans chez une femme, accident vasculaire cérébral constitué précoce chez un homme ou une femme de moins de 45 ans, coronaropathie, cardiopathie, hypertension artérielle, diabète, maladies musculaires, maladies génétiques, troubles de la coagulation…
  - médicaux : facteurs de risque cardiovasculaire personnels (âge > 50 ans chez l'homme et > 60 ans chez la femme), tabagisme actuel ou arrêté depuis moins de 3 ans (nombre de paquets-années), hypertension artérielle traitée ou non, diabète de type 2 (dernière hémoglobine glyquée ou HbA1c), dyslipidémie (*low-density lipoprotein cholesterol* ou LDLc, *high density lipoprotein cholesterol* ou HDLc, triglycérides), surpoids ou obésité (calcul de l'indice de masse corporelle ou IMC), cardiopathie (dernier électrocardiogramme ou ECG de repos et dernière échocardiographie), asthme (dernière exploration fonctionnelle respiratoire), épilepsie (dernier électroencéphalogramme), myopie (dernières corrections), traumatisme crânien (avec ou sans perte de connaissance), maladies musculaires, pathologies neurologiques, troubles de la coagulation, perte ou non-fonctionnalité d'un organe pair, maladies génétiques, traumatologiques (blessures antérieures, entorses récidivantes) ;
  - chirurgicaux.

---

9 Document téléchargeable aux adresses suivantes : http://www.sfmes.org/sfmes/textes-utiles ou https://www.sfmes.org/images/sfmes/pdf/Visite_NCI.pdf

- Allergies.
- Lecture du carnet de santé (maladies infantiles; recommandations médicales particulières; contre-indications médicamenteuses; supplémentations vitaminiques; courbe de croissance staturo-pondérale : contrôler l'âge du rebond d'adiposité, signe d'alerte s'il apparaît avant 6 ans).
- Vaccinations : bacille Calmette-Guérin (BCG) recommandé à partir de 1 mois, diphtérie–tétanos–poliomyélite (recommandé à âges fixes chez l'adulte soit 25, 45, 65 ans puis tous les 10 ans), coqueluche, rougeole–oreillons–rubéole (pour les personnes nées après 1980, être à jour signifie avoir eu deux doses de vaccin), hépatite B (à partir de 16 ans, elle est recommandée uniquement chez les personnes exposées au risque d'hépatite B).
- État pubertaire et sphère gynécologique (âge des premières règles, régularité des cycles, contraception, vaccination contre le papillomavirus humain).
- Habitudes de consommation de produits :
  - toxiques ou interdits (tabac, cannabis, alcool, dopage...);
  - à des fins de performances (compléments alimentaires, phytothérapie, boissons énergisantes...).
- Traitements médicamenteux et non médicamenteux (avec et hors prescriptions) : antalgiques, anti-inflammatoires stéroïdiens et non stéroïdiens (AINS), traitements anticoagulants, compléments alimentaires, kinésithérapie, semelles orthopédiques... Pour les traitements figurant sur la liste de produits interdits par l'Agence mondiale antidopage, vérifier que le sportif possède bien les éléments justifiant l'utilisation thérapeutique et qu'une autorisation d'usage à des fins thérapeutiques est mise en place si elle est nécessaire (pour plus d'information, *cf.* item 78).
- Habitudes de vie : habitudes alimentaires (petit déjeuner, déjeuner, collation, dîner, hydratation), habitudes de sommeil (heures de coucher et de lever, insomnie, réveils nocturnes), temps de sédentarité (télévision et/ou jeux vidéo, à quantifier en heure/jour), nombre de déplacements avec distance et moyen de locomotion utilisé, hygiène corporelle...
- **Signes fonctionnels (symptômes) au repos et à l'effort :** doléances du moment, douleur, signes fonctionnels cardiovasculaires (douleur thoracique, palpitations, syncope, perte de connaissance, dyspnée et/ou asthénie anormale), signes fonctionnels de l'appareil locomoteur (douleur, boiterie, instabilité, raideur...), fatigue chronique, contre-performances, signes de stress, troubles du sommeil...

## 3. Examen physique

Complet, systématique et soigneux, il est orienté par l'interrogatoire.

- Bilan morphologique : **poids, taille, IMC**, composition corporelle (impédancemétrie ou plis cutanés, estimation de la masse grasse et du poids idéal), envergure, empan (largeur d'une main ouverte, du bout du pouce jusqu'au bout du petit doigt), périmètre physiologique des membres supérieurs (bras et avant-bras) et inférieurs (cuisses et jambes).
- Évaluation de la croissance, développement psychomoteur, stade pubertaire (critères de Tanner).
- Appareil cardiovasculaire : fréquence cardiaque de repos, tension artérielle aux deux bras à la recherche d'une anisotension, recherche des pouls périphériques, **auscultation à la recherche de souffles cardiaques** et périphériques. Les sociétés française et européenne de cardiologie préconisent l'ECG de repos systématique à partir de 12 ans, répété tous les 3 ans jusqu'à 20 ans, puis tous les 5 ans jusqu'à 35 ans. Après 35 ans, l'épreuve d'effort remplace l'ECG de repos mais elle n'est pas systématique. Elle doit en effet être adaptée au niveau et au type d'activité physique pratiquée et au risque cardiovasculaire du patient. Lorsqu'elle est réalisée, l'épreuve d'effort est généralement répétée tous les 5 ans, mais il n'existe pas de consensus formel des sociétés savantes (un algorithme décisionnel est proposé à la figure 22.1).

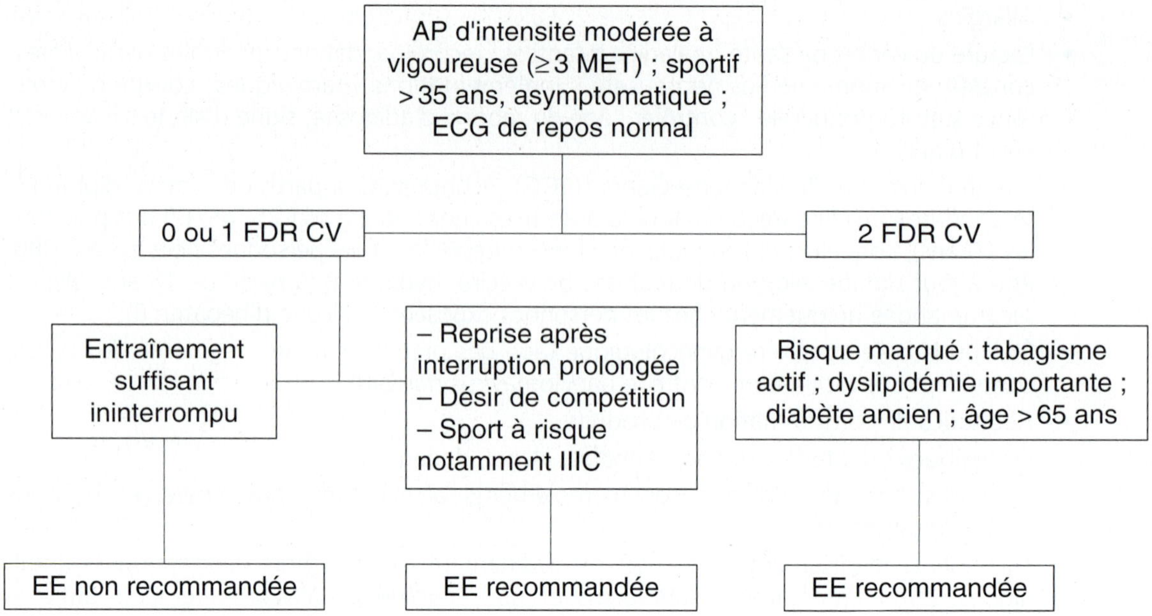


**Fig. 22.1 Algorithme décisionnel pour la réalisation d'une épreuve d'effort avec ECG d'effort.**

Le MET *(metabolic equivalent of task)* est utilisé comme unité de mesure de l'intensité d'une activité physique : 1 MET correspond au niveau de dépense énergétique au repos (ex. : assis sur une chaise, 3,5 mL/min/kg) ; les activités ≥3 MET sont considérées comme d'intensité modérée à vigoureuse. La pratique d'un sport à risque concerne les activités sportives à composantes statiques et dynamiques élevées (groupe IIIC) comme l'aviron, la boxe, le canoë-kayak, le cyclisme, le décathlon, l'heptathlon, le patinage de vitesse (glace et rollers) et le triathlon. AP : activité physique ; CV : cardiovasculaire ; ECG : électrocardiogramme ; EE : épreuve d'effort ; FDR : facteurs de risque ; IIIC : groupe IIIC comprenant les sports à haut risque ; MET : *metabolic equivalent of task.*

Source : figure modifiée d'après Borjesson M, Urhausen A, Kouidi E, et al. Cardiovascular evaluation of middle-aged/senior individuals engaged in leisure-time sport activities : position stand from the sections of exercise physiology and sports cardiology of the European Association of Cardiovascular Prevention and Rehabilitation. *Eur J Cardiovasc Prev Rehabil* 2011 ; 18(3) : 446-58.



- Appareil locomoteur : troubles de la statique rachidienne (symétrie des épaules, bascule du bassin, attitude scoliotique ou scoliose vraie avec recherche d'une gibbosité en flexion antérieure du tronc, inégalité de longueur des membres recherchée en décubitus dorsal), troubles de la statique des membres inférieurs (genu valgum ou varum), amplitudes articulaires, laxité articulaire (épaule, genou, cheville), raideurs tendinomusculaires avec chaînes sous-pelviennes postérieures (muscles ischio-jambiers) ou antérieures (muscles quadriceps), existence de points douloureux apophysaires (tubérosité tibiale antérieure = maladie d'Osgood-Schlatter ; calcanéum = maladie de Sever), examen podologique (hyperkératose traduisant un hyperappui, pieds creux ou pieds plats à l'examen au podoscope).
- Appareil respiratoire et digestif ; orifices herniaires.
- Examen neurologique : motricité, sensibilité, réflexes ostéotendineux, équilibre…
- Bilan ophtalmologique : acuité visuelle, vision des couleurs.
- Bilan ORL : tympans, sinus, acuité auditive…
- État bucco-dentaire : date de la dernière visite chez le dentiste, panoramique dentaire, dents de sagesse, orthodontie, troubles de l'articulé…
- Aires ganglionnaires, paroi abdominale, organes génitaux, phanères…
- Analyse d'urine par bandelette urinaire (glycosurie, albuminurie).

Aucun examen paraclinique n'est indispensable chez le sujet jeune asymptomatique. Si l'examen clinique révèle une(des) anomalie(s), des examens paracliniques peuvent être demandés en fonction de l'interrogatoire et l'examen clinique, de même qu'un avis spécialisé : échocardiographie, ECG d'effort, $VO_{2max}$, mesures ventilatoires (exploration fonctionnelle respiratoire : spirométrie + courbe débit/volume)... Dans l'attente, le médecin ne rédige alors pas le certificat médical de non contre-indication, mais surtout il se doit de rédiger un certificat médical de contre-indication temporaire à la pratique du sport. Chez le jeune en période scolaire, il convient aussi de rédiger une dispense d'éducation physique et sportive (EPS). Chez le sportif professionnel, il convient de réaliser un arrêt de travail.

Si lors de l'examen médical, le médecin décèle des signes évoquant une pratique de dopage (article L. 232-3 du Code du sport) :

- il est tenu de refuser la délivrance du certificat médical de non contre-indication à la pratique du sport;
- il doit informer son patient des risques encourus et doit lui proposer de le diriger vers une antenne médicale de prévention du dopage. Il doit, en liaison avec celle-ci et en fonction des nécessités, lui prescrire des examens, un traitement ou un suivi médical adapté;
- il doit transmettre obligatoirement au médecin responsable de l'antenne médicale de prévention du dopage les constatations qu'il a faites. Il doit aussi informer son patient de cette obligation de transmission qui est couverte par le secret médical.

Le non-respect de cette obligation est passible de sanctions disciplinaires (article L. 232-4 du Code du sport).

L'examen clinique doit être complet, systématique, soigneux afin de rechercher des contre-indications à la pratique du sport.
Sur le plan cardiovasculaire, il doit absolument rechercher les antécédents familiaux de mort subite et les souffles cardiaques; les sociétés française et européenne de cardiologie préconisent l'ECG de repos systématique à partir de 12 ans, répété tous les 3 ans jusqu'à 20 ans puis tous les 5 ans jusqu'à 35 ans. Après 35 ans, l'épreuve d'effort n'est pas systématique; son indication dépend du type d'activité physique pratiquée et du risque cardiovasculaire du patient.

## D. Contre-indications à la pratique du sport

Elles peuvent être transitoires (temporaires) ou définitives (permanentes), totales ou partielles; elles peuvent être spécifiques d'un sport (tableau 22.1)

Un avis auprès de la commission médicale de la fédération du sport concerné peut être utile avant de décider d'une contre-indication à la pratique sportive.

À noter que chez l'enfant, une maigreur (IMC < 3e percentile) ou une obésité (IMC ≥ 97e percentile), un souffle cardiaque anorganique, une hématurie ou une protéinurie isolée ne constituent pas une contre-indication à la pratique sportive sous réserve de l'absence de pathologie sous-jacente.

Les contre-indications absolues définitives à la pratique d'une activité physique et sportive sont rares. La plupart du temps, elle reste possible sous réserve d'un bilan approfondi si nécessaire et un encadrement initial spécifique

## E. Conseils, information, éducation, prévention

Durant cette visite médicale, il convient de dégager un temps pour prodiguer des conseils adaptés pour une pratique sportive permettant le maintien voire l'amélioration de la santé :

**Tableau 22.1** Contre-indications à la pratique sportive

| Permanentes/absolues | Temporaires | Spécifiques d'un sport (liste non exhaustive) |
|---|---|---|
| Insuffisance respiratoire, cardiaque, et rénale non stabilisée, atteintes neurologiques et musculosquelettiques évolutives… Cependant, dans ce type de pathologies chroniques, la pratique d'activités physiques non compétitives est encouragée, après bilan médical soigneux, si besoin initialement dans le cadre d'un programme de réentraînement à l'effort, notamment pour des sports avec une dépense énergétique modérée (marche à pied, golf…). | Phase aiguë d'une maladie : fièvre (risque de myocardite), maladie infectieuse, maladie inflammatoire, vaccinations non à jour, pathologies chroniques non équilibrées (diabète, maladies psychiatriques, comitialité, asthme non stabilisé…), pathologies de l'appareil locomoteur en cours de consolidation (plaque d'ostéosynthèse, fractures immobilisées, entorses graves…) | – Sports de contact ou violent : perte d'un organe pair (œil, rein, gonade…), existence d'une splénomégalie, hémophilie, affections du tronc cérébral, traitement par antivitamine K…<br>– Boxe : myopie<br>– Sports aquatiques : comitialité<br>– Plongée : diabète, pathologies ORL, myopie sévère<br>– Sports de collision, haltérophilie, équitation : affection du rachis, traitement par antivitamine K<br>Dans certains sports (boxe, sport automobile…), un accident déclaré suspend automatiquement la licence, la reprise sportive et compétitive est subordonnée à un examen médical |



- hygiène de vie : repas équilibrés et adaptés aux modalités de la pratique sportive, quantité et qualité du sommeil, bonne hydratation, apport calcique suffisant, harmonie de l'emploi du temps (sport, travail, repos);
- conseils de récupération (repos, étirements, hydratation);
- équipement sportif de qualité et adapté, utilisation du matériel de protection (indispensable pour certains sports);
- environnement sportif sérieux et encadrement de qualité, suivi scolaire;
- notion d'entraînement : échauffement, étirement, récupération…;
- reconnaître et signaler une douleur anormale, des signes de fatigue…;
- évoquer avec le sportif la question de la consommation de produits à des fins de performance (motivations, risques, possibilités de performance sans consommation de produit…), mettre en garde contre les dangers des conduites à risque et du dopage.

# III. Bénéfices et inconvénients de la pratique d'activités physiques et sportives chez l'adulte

## A. Bénéfices chez l'adulte

Les bénéfices de la pratique d'activités physiques et sportives pour la santé sont maintenant bien connus et supportés par de nombreuses études scientifiques. La pratique régulière d'activités physiques et sportives permet la diminution du risque de mortalité et morbidité notamment cardiovasculaire (20 à 30 % selon les études), l'allongement de l'espérance de vie (entre 2 et 3 ans selon les études), l'amélioration de la qualité de vie et de l'autonomie, la prévention des pathologies chroniques métaboliques (diabète, obésité), néoplasiques (cancers du côlon et du sein), neurologiques dégénératives (maladies d'Alzheimer et de Parkinson) et cognitives. La pratique d'activités physiques et sportives est aussi bénéfique pour l'appareil locomoteur par l'augmentation de la masse musculaire et des fonctions du muscle, l'augmentation des capacités physiques d'un individu, l'amélioration de la souplesse et de l'équilibre, et la prévention des pathologies de l'appareil locomoteur (arthrose, ostéoporose…). L'activité physique a également montré son intérêt dans le traitement et la prévention secondaire et tertiaire des diverses pathologies sus-citées. La pratique d'activités physiques et sportives a un rôle sur le bon équilibre psychologique, il intervient sur les troubles de l'humeur, le comportement relationnel, la gestion du stress… Les bienfaits d'une activité physique quotidienne sont également importants sur le plan collectif et financier (diminution des dépenses de Sécurité sociale notamment).

**L'activité physique et sportive a donc un intérêt physique, psychologique et social.** Mais pour être bénéfique, la pratique sportive doit être encadrée, surveillée et soumise à certaines règles, pouvant se résumer à une pratique « 3R » : raisonnée, régulière et raisonnable.

Les recommandations de l'INSERM (2008) et plus récemment de l'ANSES (2016) sont : 30 minutes d'activité physique à intensité modérée (≥ 3 MET) par jour, 5 jours par semaine (ou 150 minutes d'activité physique modérée par semaine), auquel s'ajoute la pratique d'exercices de renforcement musculaire léger 2 fois par semaine plus ou moins d'exercices d'équilibre, en particulier chez la personne âgée à risque de chutes.

## B. Risques de la pratique d'activités physiques et sportives chez l'adulte

La **mort subite du sportif** représente le principal danger. Les étiologies sont différentes en fonction de l'âge et de l'origine ethnique :

- < 35 ans : cardiomyopathies hypertrophiques, dysplasie arythmogène du ventricule droit, lésions coronaires congénitales, myocardites, rupture aortique, accident vasculaire cérébral (AVC)… ;
- > 35 ans : lésions coronaires athéromateuses, AVC.

À noter que l'ECG de repos associé à l'examen clinique dépisterait 60 à 90 % des cardiopathies responsables de morts subites contre 5 % pour l'examen clinique seul.

Au niveau de l'appareil locomoteur, les dangers de l'activité physique et sportive sont dus aux **traumatismes aigus** (chutes, chocs, traumatismes indirects…) ou aux **microtraumatismes**, étant liés à son hyper-utilisation par des gestes répétés, à la nature du sport (sollicitation intensive des membres inférieurs, sport en charge, sports de pivot-contact…), à la charge d'entraînement (nombre d'heures par semaine ou volume, intensité des entraînements, charge sur les articulations et les tendons en musculation), à la nature des lésions de l'appareil locomoteur que le sujet peut présenter (osseuses, cartilagineuses, tendineuses, musculaires…), mais également à un équipement inadapté ou en mauvais état. Pour une bonne protection de l'appareil locomoteur et un effet bénéfique du sport sur celui-ci, il convient de trouver « le juste milieu » entre le « trop » d'activité qui est nuisible et le « pas » d'activité qui n'apporte aucun bénéfice (en sachant que les bienfaits d'une activité peuvent être ressentis dès 15 minutes de pratique par jour).

Dans certains cas et à la faveur de certains contextes, les pratiquants d'activités physiques et sportives ont des usages de consommation de produits à des fins de performance (dopage et conduites dopantes, *cf.* item 78). La consommation de certains de ces produits (médicaments, stupéfiants, compléments alimentaires contaminés…) peut occasionner des problèmes de santé tant sur le plan physique que psychologique ou social. Certains consommateurs présentent également des conduites addictives.

Chez tout sportif, la pratique régulière devenant trop intensive ou inadaptée peut entraîner un état de **surentraînement**. Le diagnostic de cet état clinique est important, car le traitement principal est simple : repos sportif complet ou relatif. Les **signes généraux** suivants peuvent être des signes d'alerte : baisse des performances, perte de l'esprit de compétition, troubles du sommeil et de l'appétit, élévation de la fréquence cardiaque de repos et de la tension artérielle de repos, irritabilité, cortège de plaintes fonctionnelles (précordialgies, malaises…) avec des examens cliniques et complémentaires normaux. On peut également retrouver les **signes d'effort** suivants : plafonnement puis chute progressive des performances, hypoglycémie d'effort, fatigue précoce pour des efforts modérés, récupération plus longue et difficile après un effort habituel. Un questionnaire validé par la Société française de médecine de l'exercice et du sport peut apporter une aide au diagnostic mais aussi dans le suivi de la pathologie[10]. La prise en charge conseillée est la suivante :

- **éliminer une pathologie intercurrente** (inflammatoire, infectieuse, néoplasique…) car le diagnostic de surentraînement est un diagnostic d'élimination ;
- **favoriser le repos sportif et général adapté à l'état de fatigue**, d'une durée variable (en fonction des signes), avec arrêt provisoire de toutes compétitions; privilégier des séances de relaxation, un soutien psychologique, une vérification des habitudes alimentaires et de sommeil.

Une situation propre à l'athlète féminine est la **« triade » de l'athlète féminine**, pathologie complexe, multifactorielle, dans laquelle l'inadéquation entre les apports et la dépense énergétique est importante, les désordres alimentaires prenant souvent une large place. Elle est souvent mal diagnostiquée et difficile à prévenir. Elle associe : **aménorrhée, désordres alimentaires (anorexie, alternant parfois avec boulimie, phobies alimentaires…) et ostéoporose**. Cliniquement, elle se présente, plus souvent chez la jeune adulte ou l'adolescente, par : des fractures de fatigue récurrentes, une maigreur, un comportement compulsif, une faible estime de soi, un perfectionnisme, parfois une humeur dépressive…

Les facteurs de risques sont :

- des prédispositions générales : régime chronique et modifications pondérales de type « yoyo » ; faible estime de soi ; famille décomposée ; abus physique ou sexuel ; perfectionnisme ; manque de connaissance sur la nutrition du sportif ;
- des risques spécifiques au sportif : pratique de la haute compétition (même si cette situation peut être également rencontrée chez des amateurs) ; sports artistiques ou à catégorie de poids ; pression parentale, des entraîneurs, des juges pour perdre du poids ; souhait de gagner à tout prix ; identité personnelle liée au sport ; surentraînement et/ou sous-alimentation.



Certains sportifs présentent un véritable tableau de « dépendance à l'exercice physique » qui va les amener à continuer la pratique malgré les blessures, la fatigue, mais également à négliger leur vie personnelle et/ou professionnelle.

Le principal risque de la pratique sportive concerne l'appareil cardiovasculaire, l'appareil locomoteur venant en second. Ces risques peuvent être dans la majorité des cas prévenus par un examen clinique préventif soigneux et l'adaptation de l'activité en fonction de l'individu.

# IV. Bénéfices et inconvénients de la pratique d'activités physiques et sportives chez l'enfant

## A. Particularités de l'enfant

L'enfant est un être en croissance et en évolution constante, donc particulièrement fragile et vulnérable. Étant en croissance, il est prédisposé à des lésions spécifiques qui concernent avant tout les zones de cartilage de croissance et qui risquent de compromettre la croissance de la zone atteinte. L'enfant n'est pas un adulte miniature, mais un individu à part entière qui a sa

[10] Document téléchargeable à l'adresse suivante : https://www.sfmes.org/activites/positions-consensus

propre spécificité et sa propre physiologie qu'il faut respecter. Il est aussi un adulte en devenir, un accident pourrait laisser des cicatrices définitives ou pouvant compromettre irrémédiablement son avenir.

L'enfant est *a priori* considéré comme apte à la pratique du sport et seule la mise en évidence d'une contre-indication lors de l'examen clinique peut remettre en cause cette présomption d'aptitude. La visite médicale a comme objectif principal d'éliminer les principales contre-indications inhérentes à l'activité physique, cette visite est donc nécessaire à la pratique normale et non dangereuse du sport. L'examen médical doit durer le temps nécessaire, doit être complet, afin de ne pas omettre une éventuelle contre-indication.

Le médecin doit prendre en compte les spécificités :

- du sport (technique, niveau, catégorie d'âge, condition, volume et intensité de pratique…) ;
- de l'enfant (troubles morphologiques, risques traumatiques aigus ou chroniques…).

La conclusion de la visite médicale de non contre-indication se fait en fonction des exigences médicales du sport envisagé et des aptitudes et spécificités de l'enfant.

## B. Bénéfices chez l'enfant

Chez l'enfant, la pratique d'activités physiques et sportives a des bénéfices pour le développement physique, intellectuel, social et psychologique, l'épanouissement, l'intégration du schéma corporel, le contrôle postural, la coordination, l'équilibre, la latéralité, l'orientation dans l'espace…

Les **bénéfices** sont donc :

- **physiques** : développement musculaire harmonieux, meilleure répartition des « masses grasses–masses maigres », meilleur pic de masse osseuse ;
- **psychologiques** et intellectuels : le sport participe à l'acquisition par l'enfant de son autonomie, l'affirmation de son schéma corporel, l'amélioration de sa coordination motrice et temporo-spatiale, la gestion de ses émotions et des tensions quotidiennes, l'amélioration de ses capacités de concentration… ;
- **sociaux** : l'éthique du mouvement sportif (appelée également esprit sportif et défini dans le Code mondial antidopage) transmet un message de tolérance, de courage, de persévérance, d'esprit d'équipe, de respect de soi, des autres et des règles. Cela devrait aider à mieux se connaître, à connaître les autres et leurs différences. Mais si les éducateurs sportifs ne véhiculent pas cette éthique (dans leurs paroles mais surtout leurs actes et postures), la pratique sportive seule ne les véhiculera pas ;
- **thérapeutiques** : le sport (ou les activités physiques et sportives) est devenu un complément thérapeutique indispensable dans les pathologies chroniques et pour tout handicap.

## C. Risques liés à la pratique du sport chez l'enfant et leur prévention

Les risques chez l'enfant sont liés à/au :

- non-respect de la spécificité de l'enfant : organisme en croissance, l'enfant n'est pas un adulte en miniature ;
- non-respect de la physiologie de l'enfant : maturation de l'appareil locomoteur, maturation de l'appareil cardiovasculaire, maturation des filières énergétiques, cela nécessite donc un bon apprentissage et une bonne exécution du geste sportif ;
- défaut de dépistage et à non-prise en compte de la douleur : la douleur est le premier signe de souffrance par sur-utilisation physique chez l'enfant ;
- défaut de prise en compte des facteurs prédisposant à la pathologie : morphologie, environnement sportif, équipement mal adapté, non-utilisation des équipements de protection,

manque d'encadrement et de surveillance, mauvaise hygiène de vie (diminution des temps de repos, alimentation non équilibrée, carences…), pathologie éventuelle (cardiovasculaire, pathologie chronique, aiguë, traumatique…)… ;
- syndrome de réussite par procuration notamment de la famille ou de l'entraîneur ;
- entraînement sportif intensif (ESI) : plus de 10 h de pratique par semaine chez les enfants de plus de 10 ans, et à partir de 6 h par semaine avant 10 ans. Un enfant soumis à un ESI est un enfant à risque qu'il convient de suivre régulièrement afin de déceler toute difficulté.

Chez l'enfant, l'appareil locomoteur est en croissance. Les maladies de croissance du jeune sportif sont fréquentes dans cette période de fragilité de 9 à 15 ans. Ces pathologies se présentent par une douleur d'une extrémité osseuse, d'apparition progressive ou brutale lors de la pratique sportive, d'horaire mécanique, toujours bénigne mais d'évolution souvent longue. Cinquante zones ont été décrites, les plus fréquentes sont les apophysoses de croissance, principalement au niveau du genou (maladie d'Osgood-Schlatter), du talon (maladie de Sever) et du rachis (maladie de Scheuerman). Les causes sont la répétition des mêmes gestes, les sols durs et les chaussures inadaptées, les raideurs tendinomusculaires. Ces pathologies peuvent être prévenues en variant les gestes et les situations sportives, avec un équipement adapté, par la pratique des étirements, et surtout en ne négligeant pas les plaintes de l'enfant.

Chez l'enfant, l'activité physique et sportive a donc des bénéfices physiques, psychologiques, psychomoteurs et sociaux. Les principaux risques concernent les appareils cardiovasculaire et locomoteur, la croissance, et la fragilité psychologique, mais ils peuvent être dans la majorité des cas prévenus par : une attention portée, à l'interrogatoire, à l'environnement de la pratique sportive ; un examen clinique préventif soigneux ; une adaptation de la pratique aux spécificités de l'enfant.



# V. Besoins nutritionnels chez le sportif

L'activité physique entraîne une augmentation de la dépense énergétique au-dessus de la dépense énergétique de repos. La nutrition du sportif doit donc répondre aux besoins nutritionnels spécifiques qui découlent des réponses physiologiques à l'exercice et de leur enchaînement. Pour cela, le sportif doit adapter ses apports au quotidien, aussi bien en quantité et qualité, qu'en termes de répartition dans la journée (repas, collations, etc.), mais aussi dans la saison (période de compétition, période de préparation physique, intersaison, arrêt ou blessure…). **Les besoins nutritionnels du sportif sont globalement les mêmes que pour l'ensemble de la population** (*cf.* items 45 et 246), **mais ils sont adaptés à l'augmentation des besoins/dépenses énergétiques et au processus de récupération**.

Le sportif occasionnel a des besoins équivalents à ceux de la population générale : glucides 50 %, lipides 35 %, protéines 15 %. Une alimentation équilibrée, diversifiée et adaptée aux conditions d'activité physique et sportive est suffisante pour couvrir les apports de la majorité des pratiquants y compris des sportifs ayant une pratique intensive.

Pour le sportif régulier (≥ 3 fois par semaine), les apports recommandés sont les suivants :
- **glucides** : pour un sportif d'endurance, entre 5 et 10 g/kg/j, soit 55 à 65 % de l'apport énergétique total quotidien (AETQ), pas moins de 4 g/kg/j au risque d'altérer la performance. Pour un sportif de force, au moins 50 % de l'AETQ pour assurer les synthèses en protéines musculaires ;
- **lipides** : pas moins de 15 % des AETQ, entre 1,2 et 1,5 g/kg/j en limitant les apports en acides gras saturés à 25 % des apports lipidiques et veiller à la qualité des lipides ingérés ;
- **protéines** : chez le sportif de force, augmentation des apports aux alentours de 1,8 g/kg/j. Des apports supérieurs à 3 g/kg/j n'ont aucun bénéfice. Le maintien de la masse musculaire est obtenu pour des apports de 1,3 à 1,5 g/kg/j. Les apports glucidiques doivent être suffisants pour procurer l'énergie nécessaire à la synthèse des protéines musculaires. Chez le

sportif d'endurance, les apports protéiques sont légèrement supérieurs aux apports nutritifs conseillés (ANC) pour des efforts soutenus (> 1 heure) et répétés (> 3 fois par semaine) ;

- **eau et électrolytes** : débuter une épreuve dans un état de normohydratation et s'hydrater régulièrement au cours de l'effort (au minimum 0,6 L/heure). Après l'effort, boire l'équivalent du poids perdu pendant l'activité physique, auquel on ajoute environ 0,6 à 1 g/L de sodium dans la boisson pour des efforts de plus de 3 heures. Les boissons énergisantes (présentées comme des stimulants de l'effort physique et intellectuel, contenant des substances comme la caféine, la taurine…) ne doivent pas être considérées comme des boissons de l'effort (dites énergétiques, qui répondent en principe aux besoins des sportifs).

Les besoins en vitamines et minéraux (et en anti-oxydants) des sportifs sont les mêmes que ceux de la population générale (ANC) et sont assurés par une alimentation variée et équilibrée.

Chez le jeune sportif, les besoins nutritionnels sont d'autant plus majorés que le jeune est en croissance, il convient là encore d'adapter les apports alimentaires.

# VI. Précautions et contre-indications à la pratique sportive intensive

La pratique sportive intensive est définie par plus de 10 h de pratique par semaine chez les enfants de plus de 10 ans, et à partir de 6 h par semaine avant 10 ans.

## A. Risques de la pratique sportive intensive

Les risques de la pratique sportive intensive sont les mêmes que ceux qui ont été développés plus haut sur les inconvénients et dangers de la pratique sportive chez l'adulte et l'enfant. Cependant, la pratique sportive intensive ou non raisonnée peut augmenter la fréquence de survenue de ces risques. Les dérives liées au sport intensif et de haut niveau (pressions familiales, des entraîneurs, des responsables de clubs, des médias, financières…) peuvent potentialiser ces risques.

Chez l'enfant, les risques de la pratique sportive intensive sont notamment engendrés par le non respect de sa spécificité et de sa physiologie. Les risques de la pratique sportive intensive peuvent être : biomécaniques (ostéochondrose, périostites, arrachement, fracture de fatigue…), risque pour la croissance staturo-pondérale, retentissement pubertaire (aménorrhée primaire et secondaire), carences nutritionnelles, retentissement psychologique (stress invalidant, troubles de la conduite alimentaire, troubles du comportement alimentaire, syndrome dépressif…), dopage, entraînement abusif, maltraitance.

## B. Précautions

La protection de la santé des sportifs pratiquant une activité sportive intense passe notamment par un suivi médical régulier et attentif, et un environnement du sportif étayant mais également une bonne coordination des professionnels techniques (entraîneurs, préparateurs physiques) et de santé (médecins, kinésithérapeutes, psychologues…). Le suivi médical peut consister en :

- une visite médicale de début de saison, associée à des visites régulières durant l'année ;
- une prise en charge adaptée des éventuelles déficiences mises en évidence lors des visites ;
- une prise en charge rapide et précoce des petites plaintes pour éviter la chronicisation.

Les sportifs de haut niveau sur les listes ministérielles bénéficient d'un suivi médical réglementaire définit par un cadre légal et adapté en fonction de la discipline sportive pratiquée (articles

L. 231-6, A. 231-3 et A. 231-4 du Code du sport). Ce suivi médical réglementaire fait partie des éléments mis en place pour protéger la santé des sportifs.

## C. Contre-indications à la pratique sportive intensive

Hormis les pathologies ou circonstances détaillées plus haut, on peut ajouter comme contre-indication à la pratique sportive intense :

- une douleur chronique ou une faiblesse de l'appareil locomoteur ;
- une immaturité physique et/ou psychique ;
- un trouble psychologique ou psychiatrique ;
- certaines activités sportives par leurs contraintes biomécaniques et leurs risques traumatiques.

*Remerciements :* ce document a été rédigé en collaboration avec le Pr Pierre Rochcongar† (Société Française de Médecine de l'Exercice et du Sport).

## *Pour en savoir plus*

Bensahel H. Aptitude de l'enfant au sport, de l'école à la compétition. L'enfant et la pratique du sport. Paris : Masson ; 1998.

Bigard X, Guezennec Y. Nutrition du Sportif. Paris : Masson ; 2003.

Brunet-Guedj E, Brunet B, Girardier J, Moyen B. Médecine du Sport. 7e édition. Issy-les-Moulineaux : Masson ; 2006.

Dupuis J, Daudet G. Médecine du Sport de l'enfant et de l'adolescent. Paris : Ellipses ; 2001.

INSERM. Synthèse et recommandations INSERM : activité physique, contextes et effets sur la santé. Coll. Expertise collective, Éditions INSERM ; 2008.

Jousselin E. Les certificats médicaux de non contre-indication à la pratique du sport. Laboratoire Genévrier/Masson ; 2006.

Muff G, Rivière D, Lecocq J. Sport et santé. Aptitude aux sports chez l'enfant et chez l'adulte. Besoins nutritionnels chez le sportif. La Revue du Praticien 2013 ; 63(66) : 861–70.

Rochcongar P, Rivière D, Monod H, Rodineau J, Amoretti R. Médecine du sport pour le praticien. 5e éd. Issy-les-Moulineaux : Elsevier Masson ; 2013. Coll. Pour le praticien.

Viton JM, Delarque A, Coudreuse JM, et al. Sport et santé. Aptitude aux sports chez l'enfant et chez l'adulte. Besoins nutritionnels chez le sportif. Service de Médecine du Sport, AP-HM, Faculté de Médecine de Marseille. In : Polycopié de la faculté de Médecine de Marseille ; 2003.

Agence française de sécurité des aliments. « Apports en protéines : consommation, qualité, besoins et recommandations ». Rapport 2007. https://www.anses.fr/fr/system/files/NUT-Ra-Proteines.pdf

Agence nationale de sécurité sanitaire de l'alimentation, de l'environnement et du travail (ANSES). Avis relatif à l'évaluation des risques liés à la consommation de boissons dites « énergisantes ». 2013. https://www.anses.fr/sites/default/files/documents/NUT2012sa0212.pdf

Agence nationale de sécurité sanitaire alimentation, environnement, travail (ANSES). Actualisation des repères du PNNS : révision des repères de consommations alimentaires. Décembre 2016. https://www.anses.fr/fr/system/files/NUT2012SA0103Ra-1.pdf

Agence nationale de sécurité sanitaire alimentation, environnement, travail (ANSES). Actualisation des repères du PNNS : élaboration des références nutritionnelles. Décembre 2016. https://www.anses.fr/fr/system/files/NUT2012SA0103Ra-2.pdf

CHAPITRE

# 23

# Item 324 – Thérapeutiques non médicamenteuses et dispositifs médicaux



*Objectifs pédagogiques*

- Expliquer les principes d'évaluation.
- Connaître les aspects réglementaires médico-économiques.
- Lister les principaux appareillages et technologies pour la rééducation et la réadaptation des handicapés.
- Savoir prescrire et évaluer les résultats des aides techniques, aides à la déambulation et fauteuils, orthèses et chaussures médicales. Connaître les principes de prescription des prothèses pour handicapés.
- Expliquer les modalités des cures thermales et en justifier la prescription.



## I. Appareillage

### A. Les métiers de l'appareillage

Voir chapitre 2, Professionnels de rééducation et de réadaptation.

### B. Orthèses et prothèses

#### 1. Notion de petit et grand appareillage

**Petit appareillage**

C'est un dispositif médical le plus souvent de série (préfabrication et avec différentes tailles) qui permet de compenser une fonction organique déficiente.

Quelques exemples de petit appareillage : bandage, chevillère, semelles amovibles sur mesure, chaussures thérapeutiques, bas de contention, ceinture de soutien lombaire, collier cervical, certaines attelles…

Ces appareillages sont prescrits sur ordonnance.

Ils sont remboursés à hauteur de 60 % de la base de remboursement par l'assurance maladie obligatoire lorsqu'ils sont inscrits sur la liste des produits et prestations remboursables (LPPR).

Le prix du petit appareillage est libre, la facture peut donc dépasser cette base de remboursement.

Ces petits appareillages peuvent être délivrés en pharmacie et par les podo-orthésistes (pour ce qui concerne le pied) et *a fortiori* par les orthoprothésistes.

### Grand appareillage

Il comporte des dispositifs médicaux tels que des orthèses, des prothèses (voir ci-dessous). Sont rattachées au grand appareillage les aides techniques sophistiquées depuis la téléthèse (interface de commande de l'environnement) jusqu'à des matériels majeurs comme les véhicules pour handicapés physiques.

Le grand appareillage est le champ exclusif des orthoprothésistes. Ils conçoivent et réalisent des orthèses et prothèses sur mesure grâce à un moulage (par plâtre ou captation optique et numérique).

Ces appareils sont inscrits à la LPPR et peuvent être pris en charge à 100 %.

## *2. Règles de prescription de l'appareillage*

**Les podo-orthèses** (réalisées par les podo-orthésistes et orthoprothésistes), **les orthèses sur mesure** et **les prothèses** (les deux étant réalisées uniquement par les orthoprothésistes) sont prescrites **initialement** par les spécialités médicales suivantes : médecine physique et de réadaptation, orthopédie, rhumatologie, neurochirurgie, neurologie, endocrinologie, chirurgie plastique et reconstructrice, chirurgie vasculaire, pédiatrie, dermatologie et gériatrie. Pour ces trois dernières spécialités, la prise en charge initiale est également subordonnée à un prescripteur d'un établissement de santé.

Les renouvellements, en particulier des fauteuils roulants manuels mais aussi des podo-orthèses et chaussures orthopédiques, peuvent être prescrits par le médecin spécialiste en médecine générale.

Une demande d'entente préalable est nécessaire dans tous les cas pour le grand appareillage. La caisse d'assurance maladie dispose d'un délai de 15 jours, à compter de la date de réception de la demande d'accord préalable, pour se prononcer. L'absence de réponse dans ce délai de 15 jours vaut acceptation. La prescription médicale détaillée doit être faite sur imprimé spécifique (grand appareillage). La prise en charge est la suivante : orthèses et prothèses = 60 % (hors ALD) à 100 % (en ALD) ; podo-orthèses = 60 % (100 % si ALD).



Les masseurs-kinésithérapeutes peuvent également prescrire à leurs patients certains dispositifs médicaux[11] (qui seront donc remboursés), comme :

- les matelas d'aide à la prévention d'escarres type gaufrier ; les coussins d'aide à la prévention des escarres en fibres siliconées ou en mousse monobloc ;
- les aides à la déambulation (cannes, béquilles, déambulateurs) ; les fauteuils roulants à propulsion manuelle de classe I, à la location pour des durées inférieures à 3 mois ;
- les attelles souples de correction orthopédique de série ;
- les ceintures de soutien lombaire de série et bandes ceintures de série.

Les infirmiers peuvent également prescrire à leurs patients certains dispositifs médicaux[12] (qui seront remboursés) comme des articles pour pansements, des cerceaux pour lit de malade ou bien des dispositifs médicaux pour le traitement de l'incontinence et pour l'appareil urogénital.

Les infirmiers peuvent aussi prescrire certains dispositifs après avoir prévenu le médecin traitant du patient : ceux-ci concernent certains matelas ou sur-matelas d'aide à la prévention des escarres, certains coussins d'aide à la prévention des escarres, certaines orthèses élastiques de contention des membres en renouvellement uniquement.

---

11 La liste complète est disponible sur le site Internet de l'assurance maladie : https://www.ameli.fr/pharmacien/exercice-professionnel/dispensation-prise-charge/droits-prescription/droit-prescription-masseurs-kinesitherapeutes

12 La liste complète est consultable sur le site Internet de l'assurance maladie : https://www.ameli.fr/pharmacien/exercice-professionnel/dispensation-prise-charge/droits-prescription/droit-prescription-infirmiers

Cas particulier pour les ocularistes (prothèses oculaires et maxillo-faciales) : il leur faut une prescription par des médecins spécialistes d'ophtalmologie, chirurgie maxillo-faciale et chirurgie plastique et reconstructrice. Les dispositifs médicaux sont remboursés après entente préalable sur devis et pris en charge à 100 % (tout comme pour les orthoprothèses du grand appareillage).

## 3. Orthèses

Orthèse : elle supplée un membre ou un segment de membre déficient ou le rachis.

### Différents types et indications

Il faut différencier le traitement orthopédique du traitement orthétique :

- le **traitement orthopédique** est un traitement médico-chirurgical imposant une immobilisation stricte : celle-ci est réalisée le plus souvent par le chirurgien, elle est en plâtre ou en résine (ex. : corset après fracture vertébrale) et permet une cicatrisation des tissus par une immobilisation complète ;
- le **traitement orthétique** (par orthèse) a différents objectifs :
  - orthèses d'immobilisation : elles sont toujours statiques, circulaires mais parfois bivalves (rôle du traitement orthopédique),
  - orthèses de repos : elles sont également toujours statiques mais elles ne permettent pas l'usage de la fonction, elles n'ont pas non plus les capacités à immobiliser de façon stricte,
  - orthèses de stabilisation : elles peuvent être statiques ou dynamiques. Ces orthèses permettent justement la fonction, des limites sont établies pour permettre la cicatrisation mais aussi la récupération dans les meilleures conditions,
  - orthèses de correction : il s'agit de récupérer ou au moins de maintenir pour éviter l'aggravation d'une déformation articulaire,
  - orthèses de suppléance : elles remplacent une fonction perdue.

**Remarque**

Certaines orthèses peuvent avoir et remplir différents objectifs :

- exemple 1 : une orthèse de genou après rupture ligamentaire du pivot central peut être utilisée dans le cadre d'un traitement fonctionnel pour cicatriser (orthèse de stabilisation), mais aussi à titre de suppléance pour réduire l'instabilité ;
- exemple 2 : les orthèses releveurs de pied ont un rôle à la fois de stabilisation avec lutte anti-équin (participant au traitement d'une raideur articulaire) mais aussi de suppléance tout particulièrement lors de la phase d'oscillation du pas (compensant un déficit moteur).

### Principales orthèses

Celles-ci sont présentées dans le tableau 23.1 et la figure 23.1.

### Type de prescription, prise en charge, distribution

- Petit appareillage et appareillage de série :
  - prescription : ordonnance habituelle ;
  - prise en charge : 60 % (inscrit sur la LPPR). Tarif libre pouvant dépasser le taux de remboursement ;
  - distribution : pharmaciens, podo-orthésistes, orthoprothésistes.

**Tableau 23.1 Liste des principales orthèses en fonction du segment de membre**

| Type d'orthèse | | Objectifs | Fabrication | Indications |
|---|---|---|---|---|
| **En général** | | | | |
| Orthèse de stabilisation | | Stabiliser une articulation, améliorer une fonction | Grand appareillage ou série | Entorse, pathologie articulaire, douleur |
| **Appareillage du poignet et de la main** | | | | |
| Orthèse de posture | Statique | Améliorer une amplitude, éviter l'aggravation | Grand appareillage | Fracture, pathologie neurologique, douleur |
| | Dynamique | Améliorer une amplitude, améliorer une fonction | Grand appareillage | Paralysie, lésion tendineuse, post-chirurgical |
| Orthèse de limitation d'amplitude | | Limiter une mobilité articulaire | Grand appareillage | Post-chirurgical |
| **Appareillage du coude** | | | | |
| Orthèse de fonction | Orthèse hélicoïdale | Améliorer la fonction | Grand appareillage | Paralysie plexus brachial |
| Orthèse de posture | Statique | Améliorer une amplitude, éviter l'aggravation | Grand appareillage | Pathologie rhumatologique : tendinopathie, immobilisation post-chirurgicale |
| | Dynamique | Améliorer une amplitude, améliorer une fonction | Grand appareillage | Pathologie rhumatologique, neurologique |
| **Appareillage de l'épaule** | | | | |
| Orthèse d'immobilisation | Coude au corps (écharpe, gilet d'immobilisation) | Immobiliser bras et épaule coude au corps | Série | Traumatisme, luxation, subluxation (hémiplégie), plexus brachial, post-chirurgie |
| | Abduction (coussin d'abduction) | Favoriser la cicatrisation des tendons de l'épaule | Série et grand appareillage | Postopératoire coiffe des rotateurs, luxation, fractures, chirurgie d'épaule |
| | Claviculaire (anneaux claviculaires) | Consolider | Série | Fracture, entorse |
| **Appareillage de cheville** | | | | |
| Orthèse suro-pédieuse | Non articulée | Limiter un pied tombant (déficit moteur, limiter une hypertonie spastique), limiter la mobilité articulaire | Grand appareillage, série (Astep®, orthèse à tracteur élastique : releveur Liberté®) | Pathologie neurologique périphérique et centrale ; pathologie articulaire |
| | Articulée | Conserver une mobilité de cheville | Grand appareillage | Pathologie neurologique périphérique et centrale |

| | | | | |
|---|---|---|---|---|
| Orthèse de stabilisation | Attelle de stabilisation de cheville (Aircast®), botte d'immobilisation | Stabiliser une cheville | Série | Entorse |
| Orthèse de posture | Statique ou dynamique | Améliorer un secteur de mobilité, prévenir et/ou lutter contre un équin | Grand appareillage, série | Pathologie neurologique |
| Orthèse de semi-décharge | | Décharger la partie distale de jambe | Grand appareillage | Mal perforant, fracture, neuro-arthropathie |
| **Appareillage de genou** | | | | |
| Orthèse cruro-pédieuse | Genou libre, verrouillé, butée extension | Corriger une déformation articulaire (recurvatum, valgum, varum), suppléer un déficit moteur (dérobement genou), antalgie | Grand appareillage | Pathologie neurologique, rhumatologique, traumatologique |
| Orthèse de stabilisation | Genouillère ligamentaire, genouillère rotulienne, attelle cruro-jambière, orthèse de décharge unicompartimentale articulée ou non articulée (Zimmer) | Stabiliser le genou, limiter la mobilité du genou, soulager une douleur | Série et grand appareillage | Rupture et entorse des ligaments croisés et collatéraux du genou, arthrose, syndrome fémoro-patellaire, instabilité rotulienne |
| Orthèse de décharge | Appui ischiatique | Décharger en proximal le membre inférieur | Grand appareillage | Infection, tumeur, fracture |
| Orthèse de posture | Articulée ou non articulée | Lutter contre un flessum de genou ou un équin de cheville | Grand appareillage | Pathologie neurologique |
| **Appareillage du tronc** | | | | |
| Orthèse de tronc | Corset dorso-lombaire, lombaire ; coutil baleiné (sur mesure) ; ceinture lombaire de série | Corriger des déformations, immobiliser, soulager une douleur | Grand appareillage, série | Fracture vertébrale ; déformation ; scoliose ; pathologie dégénérative, neurologique, rhumatologique |
| Orthèse cervicale | Minerve, collier cervical | Stabiliser, immobiliser, soulager une douleur | Grand appareillage, série | Entorse ; stabilisation ; pathologie dégénérative, neurologique, rhumatologique |

(*Suite*)

**Tableau 23.1** **Suite**

| Type d'orthèse | | Objectifs | Fabrication | Indications |
|---|---|---|---|---|
| Appareillage du pied | | | | |
| Chaussures | Chaussures orthopédiques | Prendre en compte des déformations (éviter douleurs), stabiliser une cheville, éviter un pied tombant | Grand appareillage | Pathologie neurologique ou rhumatologique avec déformation du pied, instabilité de cheville, déficit moteur, amputation du pied, inégalité de longueur, trouble trophique… |
| | Chaussures thérapeutiques : chaussage à usage temporaire (CHUT), chaussage à usage permanent (CHUP) | Décharge un avant-pied (Barouk), Prendre en compte une augmentation de volume | Série | Œdème, troubles trophiques, traumatologie |
| Orthèses plantaires | Coin pronateur, coin supinateur, talonnette, barre rétro-capitale | Corriger la statique du pied, décharger des zones d'hyperappui | Sur mesure, sur empreintes, série | Pathologie orthopédique, rhumatologique, anomalie statique du pied |
| Orthoplastie | | Protéger les orteils | Sur moulage | Déformation des orteils |



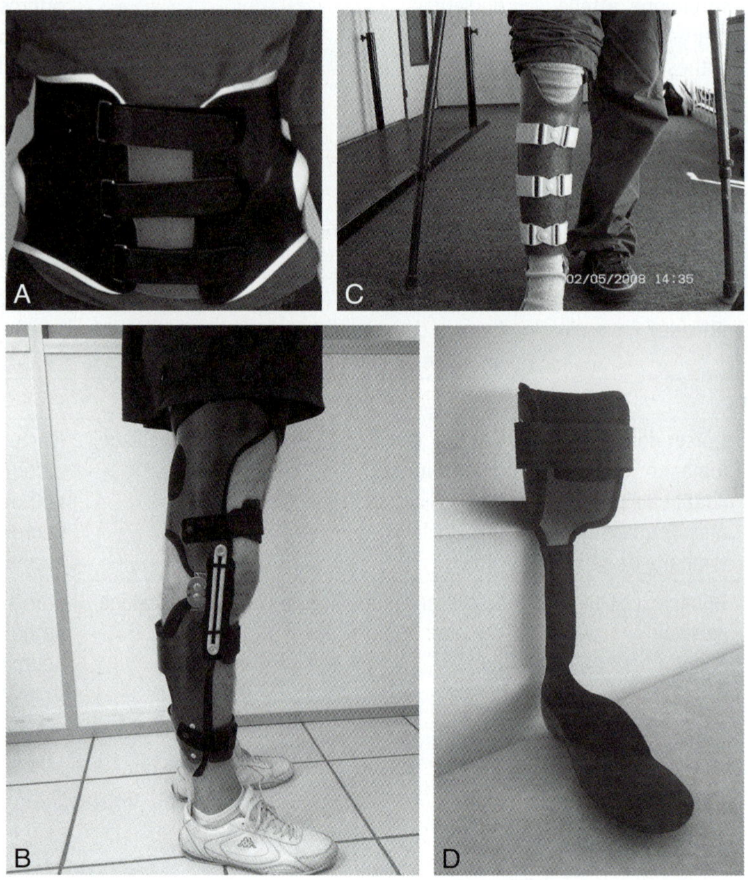


**Fig. 23.1** **Orthèses *(voir aussi cahier couleur).***

A. Orthèse de tronc ou corset. B. Orthèse cruro-pédieuse avec articulation de genou libre. C. Orthèse de semi-décharge. D. Orthèse suro-pédieuse.

- Grand appareillage :
  - prescription : ordonnance de grand appareillage (par les médecins spécialistes cités plus haut) ;
  - prise en charge : 100 % (inscrit sur la LPPR) ;
  - distribution : orthoprothésistes.

Exemples de tarifs de produits inscrits sur la LPPR :
- attelle releveur de pied de série : 76,22 euros ;
- orthèse cruro-pédieuse carbone : 2866,70 euros.

## 4. Prothèses

Prothèse : elle remplace un membre ou un segment de membre manquant.

### Sujet amputé

Il est caractérisé par :
- des données individuelles ;
- le niveau d'amputation ;
- la qualité du membre résiduel (peau, amplitudes, force musculaire…) ;
- l'étiologie de l'amputation et les éventuelles pathologies associées ;
- son projet ;
- son environnement (personnel, familial, professionnel, architectural, économique…).

### Constitution de la prothèse

Elle comprend :
- en **proximal**, une emboîture, sur moulage ou empreintes numériques : elle reçoit le membre résiduel ;
- un manchon : interface entre le membre résiduel et l'emboîture (fig. 23.2) ;
- en **intermédiaire**, des articulations éventuelles (ex. : un genou prothétique sur une amputation fémorale) et pièces de liaison ;
- en **distal**, des effecteurs distaux (ex. : un pied prothétique).

### Règles générales pour la rééducation des sujets amputés

- Appareillage précoce : appareillage provisoire tant que le volume n'est pas stabilisé, puis définitif.
- Appareillage intégré à la rééducation : adaptation réciproque.
- Conception de l'appareillage : choix de la technologie en fonction du projet de vie.
- Rééducation en centre spécialisé (hospitalisation complète ou alternative à l'hospitalisation) pour apprendre l'usage de la prothèse et effectuer une rééducation physique, ainsi qu'une réadaptation sociale et professionnelle.
- Interactions fortes et rapides avec le milieu de vie (vie à domicile, activités scolaires ou professionnelles, activités sportives et de loisirs…).

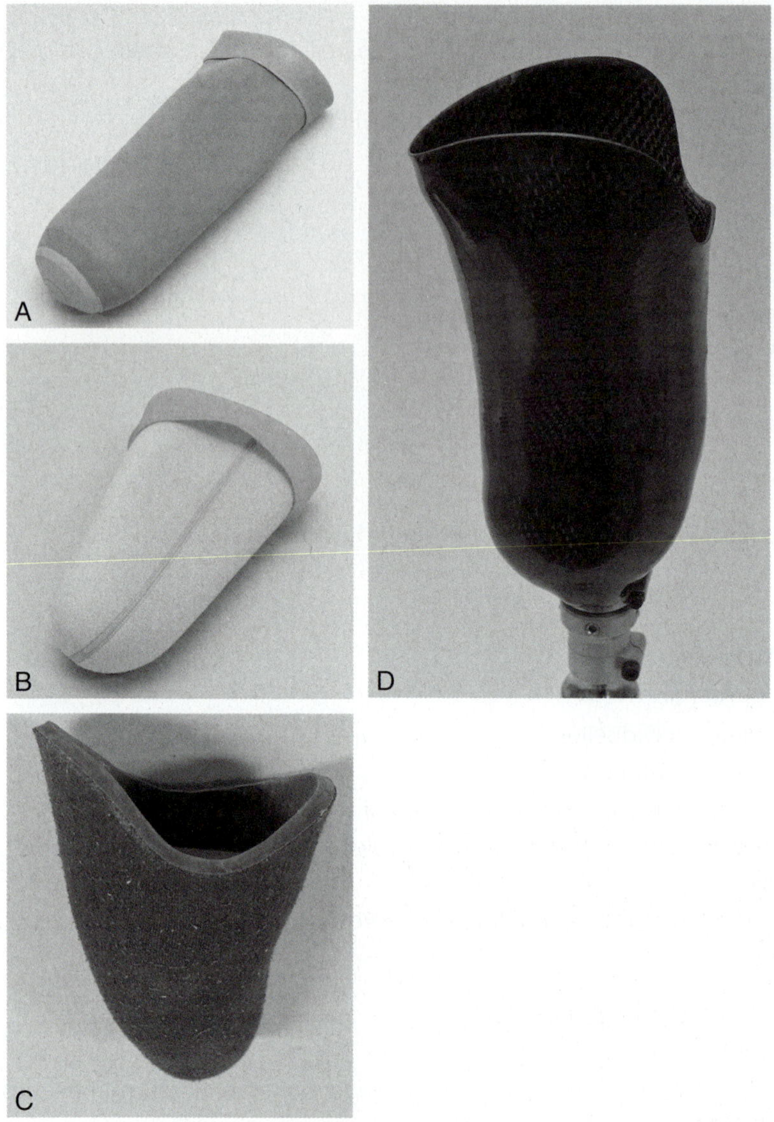




**Fig. 23.2 Prothèses de membre inférieur : manchons et emboîture pour amputé tibial *(voir aussi cahier couleur).***

A. Gel silicone. B. Gel polyuréthane. C. Gel copolymère. D. Emboîture.

## Pour les sujets amputés de membre inférieur (fig. 23.3 et 23.4)

- La prothèse est animée par la dynamique des muscles et ce, par rapport aux axes de rotation.
- La problématique est :
  - l'appui et l'animation du membre prothétique ;
  - le compromis entre efficacité mécanique (bras de levier) et tolérance cutanée (risque de pression excessive).
- Certains amputés de membre inférieur ne sont pas appareillés en particulier sur artériopathie, polypathologie et diabète.
- Les prothèses à visée sociale (esthétique) sont exceptionnelles.
- Les prothèses à visée fonctionnelle sont la règle. Les composants peuvent être mécaniques simples (genou à verrou, pied à coin talonnier…) ou mécaniques complexes (genou

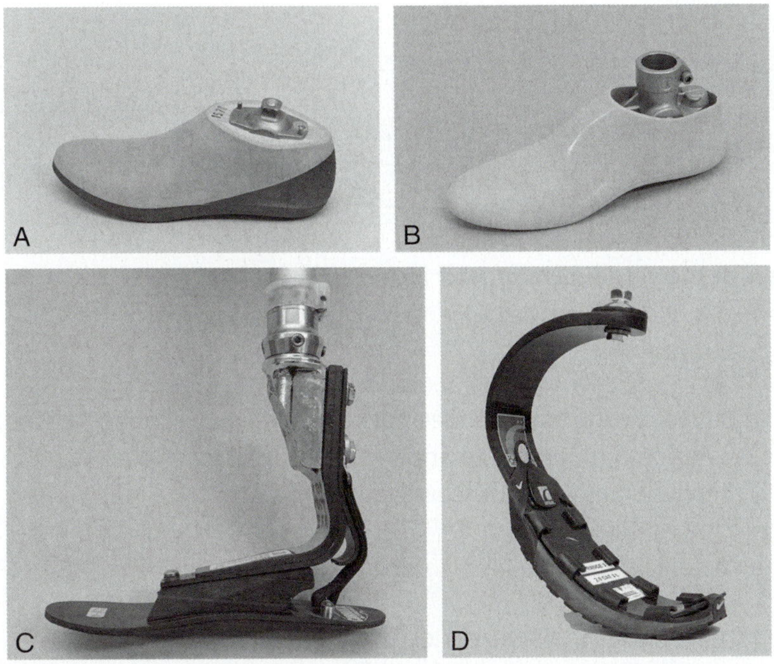

**Fig. 23.3 Prothèses de membre inférieur : effecteur distal *(voir aussi cahier couleur).***
A. Pied SACH. B. Pied articulé. C. Pied à restitution. D. Lame de course.

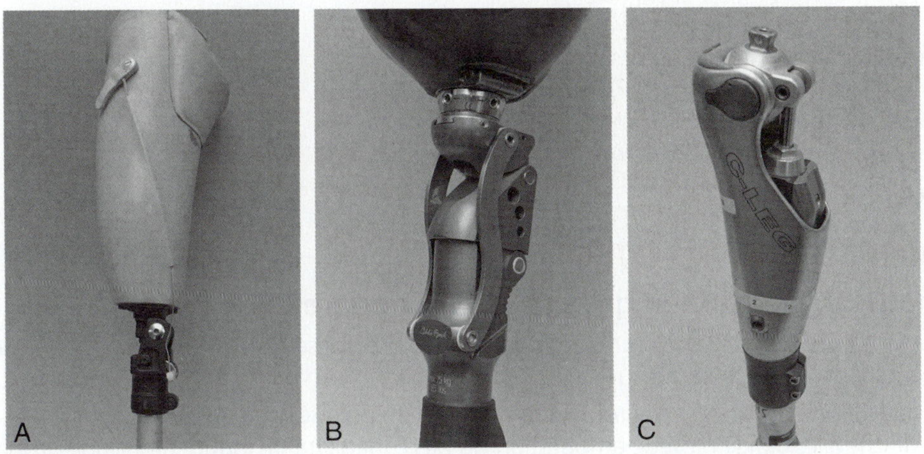

**Fig. 23.4 Prothèses de membre inférieur : pièces de genou *(voir aussi cahier couleur).***
A. À verrou. B. Hydraulique ou pneumatique. C. Électronique (C-Leg®, etc.).

hydraulique ou pneumatique, pied articulé, pied à restitution d'énergie) ou alors électroniques (genou et pied, ayant des régulations, des motorisations, des programmations dites intelligentes).

## Pour les sujets amputés de membre supérieur (fig. 23.5)

- La problématique est la commande des articulations intermédiaires éventuelles et des effecteurs distaux (main).
- Tous les amputés de membre supérieur ne sont pas appareillés (par choix premier ou par abandon).
- Les prothèses à visée sociale (esthétique) sont parfois choisies.

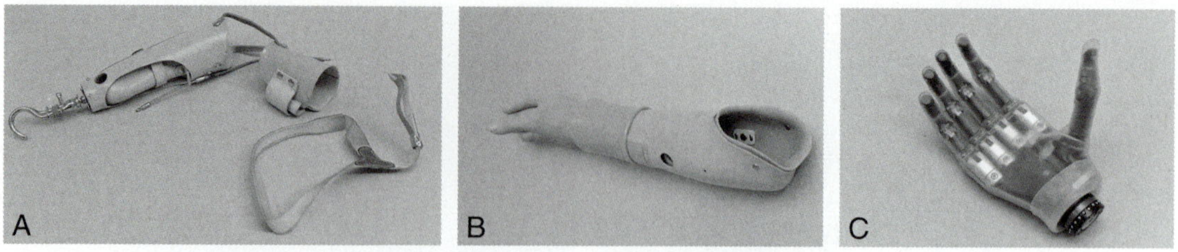


**Fig. 23.5 Prothèses de membre supérieur *(voir aussi cahier couleur).***
A. Prothèse mécanique. B. Prothèse myoélectrique. C. Main polydigitale.

- Les prothèses à visée fonctionnelle sont les plus fréquentes :
  - prothèse mécanique (commandée par câbles et épaule contro-latérale);
  - prothèse myoélectrique (commandée par les muscles résiduels) :
    - la préhension est efficace mais séquencée,
    - la force est importante,
    - la dextérité s'améliore avec l'usage mais reste partielle.

### Type de prescription, prise en charge, distribution

- Prescription : ordonnance de grand appareillage (médecins spécialistes cités plus haut).
- Prise en charge : 100 % (inscrit sur la LPPR).
- Distribution : orthoprothésistes.



Exemples de tarifs de produits inscrits sur la LPPR :
- pied restitution d'énergie classe III Triton® LP : 2899,05 euros;
- genou à microprocesseur RHEO KNEE® : 16 959,26 euros;
- main bionic i-limb® : 27 134,70 euros.

## *5. Chaussures orthopédiques*

### Chaussures orthopédiques de grand appareillage

- Différents types : chaussures orthopédiques, l'orthèse peut y être associée; réalisées sur moulage ou prise de mesure.
- Indication : pathologie neurologique ou rhumatologique avec déformation du pied, instabilité de cheville, déficit moteur, amputation du pied, inégalité de longueur, trouble trophique...
- Distribution : podo-orthésiste (ou orthoprothésiste).
- Prise en charge : 60 % (100 % si ALD).

### Chaussures thérapeutiques de série

- Différents types : chaussage à usage temporaire (CHUT), chaussage à usage permanent (CHUP).
- Indication : décharge avant-pied (Barouk), augmentation de volume.
- Distribution : orthopédistes-orthésistes, podo-orthésistes, orthoprothésistes, pharmaciens.
- Prise en charge : 60 %. Tarif libre pouvant dépasser le taux de remboursement.

### Orthèses plantaires

- Différents types : coin pronateur, coin supinateur, talonnette, barre rétro-capitale; ces orthèses sont réalisées sur moulage ou prise de mesures.
- Indication : corrige la statique du pied, décharge des zones d'hyperappui.

- Distribution : podologues-pédicures, podo-orthésistes ou orthoprothésistes.
- Prise en charge : 60 %. Tarif libre pouvant dépasser le taux de remboursement.

### Orthoplastie

- Indication : protection des orteils.
- Distribution : podologues-pédicures, podo-orthésistes ou orthoprothésistes.
- Prise en charge : tarif libre.

Exemples de tarifs de produits inscrits sur la LPPR :
- chaussures orthopédiques sur mesure : 735,04 euros ;
- chaussures thérapeutiques : 30,49 euros ;
- orthèses plantaires : 14,43 euros.

## II. Aides techniques

Celles-ci sont présentées dans le tableau 23.2.

Aides techniques : tout dispositif (instrument, système...), non appliqué directement sur le corps permettant de diminuer les limitations d'activité et contribuant à l'amélioration de l'autonomie, de la sécurité et du bien-être des personnes handicapées.

**Tableau 23.2 Principales aides techniques**

| Catégorie | Type d'appareillage | Objectifs | Fabrication | Indications |
|---|---|---|---|---|
| Aides à la déambulation | Canne simple (canne T), canne blanche, canne tripode, canne quadripode, béquilles axillaires, béquille à appui anté-brachial (canne anglaise), déambulateur (cadre fixe), déambulateur à roue (Rollator®) | Améliorer la stabilité à la marche | Série | Douleur, trouble de l'équilibre, déficit moteur, raideur articulaire, déficience cardiovasculaire et respiratoire, déficience visuelle, vieillissement |
| | Tables de marche | | | |
| | Main courante, barres parallèles | | | |
| Aides au déplacement | Fauteuil roulant manuel (poids variable, pliable ou non pliable, propulsion unilatérale pour patient hémiplégique, dossier fixe ou inclinable...), fauteuil roulant manuel de sport<br>Fauteuil roulant électrique : intérieur, extérieur, commandes (joystick, menton), élévateur, verticalisateur<br>Aide à la propulsion : kit de motorisation, roue motrice<br>Scooters | Se déplacer | Série | Pathologie entraînant une impossibilité de propulsion avec les membres supérieurs, pathologie neurologique |
| Aides à la station debout | Verticalisateur | Aider à la station debout | Série | Pathologie neurologique, paraplégie, tétraplégie |

(*Suite*)

**Tableau 23.2** Suite

| Catégorie | Type d'appareillage | Objectifs | Fabrication | Indications |
|---|---|---|---|---|
| Aides à la manipulation et à la préhension | Pince à long manche | Ramasser un objet | Série | Pathologie neurologique, rhumatologique, traumatologique |
| | Couteau, fourchette, tapis antidérapant | Prendre un repas, couper | | |
| | Enfile-chaussette, enfile-bouton | S'habiller | | |
| | Brosse à long manche, chaise de bain, planche de bain | Faire sa toilette, de laver | | |
| | Rehausseur, chaise garde-robe | Assurer son hygiène | | |
| | Planche de transfert, guidon de transfert, potence | Se transférer | | |
| Aide technique pour le décubitus et la position assise | Lit médicalisé, matelas anti-escarres | Éviter des lésions cutanées | Série | Pathologie neurologique, pathologie entraînant une limitation des capacités de mobilisation |
| | Coussin anti-escarres : mousse, gel de silicone, cellules pneumatiques | | | |
| Contrôle d'environnement | Domotique, volet roulant électrique, ouverture de porte, appareil hifi et vidéo, commande vocale… | Améliorer l'autonomie | Série | Pathologie neurologique (tétraplégie) |
| Aides à la communication | Synthèses vocales, pictogramme | Communiquer | Série | Pathologie neurologique |
| Aides à l'audition | Appareils auditifs, implants cochléaires | Entendre | Série | Surdité |
| Aides pour la vision | Appareillage basse vision (systèmes permettant le grossissement), braille | Voir | Série | Cécité |
| Appareillage ventilatoire | Trachéotomie, canules, respirateur (ventilation) | Respirer, protéger les voies aériennes | Série | Ventilation mécanique prolongée (tétraplégie, myopathie) |
| Appareillage vésico-sphinctérien | Sondes urinaires, dispositif de lavement | Protéger les voies urinaires et le rein, améliorer le transit | Série | Pathologie neurologique |



# A. Prescription des aides à la déambulation

Les aides à la déambulation sont inscrites à la LPPR. Elles sont prises en charge (au niveau du montant de la LPPR) mais peuvent présenter un dépassement (prix de vente libre). La prescription est faite sur une ordonnance ou une ordonnance bizone : médecins (toutes spécialités autorisées) et kinésithérapeutes (limitation à certaines aides techniques sur liste).

## Exemple de la canne

- Elle est de forme variable (en T, en C); elle peut présenter une poignée adaptée, ergonomique proposant un meilleur appui sur l'éminence hypothénar dans le cas, par exemple, d'une polyarthrite rhumatoïde ou d'une spasticité.
- La hauteur variable de la canne est nécessaire pour s'adapter à la morphologie du sujet.
- Idéalement, la poignée devrait se situer au niveau du grand trochanter sur un sujet debout avec un angle du coude d'environ 20°.

## B. Prescription des fauteuils roulants

### 1. Fauteuil roulant manuel

La prescription d'un fauteuil roulant manuel se fait sur ordonnance simple ou bizone par tout médecin. Il est possible de louer un fauteuil roulant manuel. L'inscription à la LPPR permet une prise en charge par la Sécurité sociale à la location ou à l'achat.

### 2. Fauteuil roulant électrique

Une demande d'entente préalable (délai de réponse de 15 jours, l'absence de réponse dans ce délai vaut acceptation) doit être faite. Le fauteuil roulant électrique inscrit à la LPPR est pris en charge par la Sécurité sociale à l'achat (pas en location). À titre indicatif, le tarif de base est de 2702,81 euros pour un fauteuil électrique à dossier non inclinable.

Pour prescrire un fauteuil roulant électrique, il faut un essai préalable (réalisé par un médecin MPR avec un ergothérapeute ou un kinésithérapeute) portant sur l'adéquation du fauteuil choisi au handicap et sa non-dangerosité pour le patient. La prescription médicale indique le type de fauteuil et les adjonctions si besoin. L'entente préalable tient lieu de devis (faite par le fournisseur).

L'essai préalable est systématique pour la première prescription ou lors des changements de fauteuil pour les renouvellements. Les réparations sont prises en charge forfaitairement. Les fauteuils sont délivrés par les orthoprothésistes, les revendeurs de matériel médical ou les pharmaciens.

Pour les patients de moins de 60 ans, tout matériel non remboursé totalement par la Sécurité sociale pourra être pris en charge par la MDPH sous réserve d'un accord de la CDAPH (item 115). Après 60 ans, aucun remboursement réglementaire n'est prévu par l'APA, en plus de celui de la Sécurité sociale.

# III. Cures thermales

Les cures thermales mettent en œuvre dans un but thérapeutique les ressources hydrominérales et climatiques des stations thermales.

La cure est prescrite par un médecin généraliste ou spécialiste.

La prescription des soins thermaux et le suivi de la cure sont assumés par le médecin thermal et la cure est remboursée par les organismes sociaux.

## A. Quelques définitions

- **Cure thermale** : ensemble complexe des moyens de traitements mis en œuvre pendant le séjour du patient (le curiste) dans la station thermale.
- **Thermalisme** : « science de l'utilisation et de l'exploitation des eaux minérales » ; en fait, tout ce qui concerne l'organisation, l'aménagement et l'exploitation des stations thermales.
- **Crénothérapie** : traitement par les « eaux de source » ; en pratique, l'utilisation thérapeutique des cures thermales.
- **Pélothérapie** : traitement par les boues thermales.
- **Station thermale** : commune dotée d'un ou de plusieurs établissements thermaux.
- **Établissement thermal** : structure où sont effectués les soins thermaux (bains, douches, cure de boissons, piscine, techniques diverses…).

## B. Modalités thérapeutiques en milieu thermal

### *1. Les agents crénothérapiques*

Ce sont les divers moyens naturels que l'on utilise pour traiter en milieu thermal :

- **eau minérale** : c'est une eau naturelle provenant d'une source, jaillissant spontanément ou artificiellement à la suite d'un forage, qui ne subit ni addition ni soustraction d'un élément quelconque et qui a des propriétés thérapeutiques supposées :
  - en fonction de leur température à l'émergence, on distingue les eaux froides inférieures à 20°, les eaux hypothermales de 20 à 35°, les eaux thermales de 35 à 50°, et les eaux hyperthermales au-dessus de 50°. On appelle eaux mésothermales ou isothermales les eaux jaillissant aux alentours de 36 à 37°,
  - les autres propriétés physiques des eaux, intéressantes sur le plan thérapeutique, sont leur richesse en gaz, leur tonicité et leur radioactivité,
  - la composition chimique des eaux est très importante surtout lorsqu'elles sont utilisées par voie interne. En fonction de cette composition, on distingue divers types d'eaux : bicarbonatées, chlorurées, sodiques, sulfurées, sulfatées, à minéralisation spécifique (arsenicales, carbo-gazeuses, cuivreuses…) ou, enfin, pauci-minéralisées ;
- **autres agents crénothérapiques** : il s'agit des vapeurs thermales, des gaz thermaux (hydrogène sulfuré, gaz carbonique) et les boues thermales à la base de la pélothérapie.

### *2. Techniques de cure*

On distingue, d'une part, les techniques thermales proprement dites utilisant les agents crénothérapiques et, d'autre part, les techniques associées.



#### Techniques thermales

- Cure externe :
  - bains (balnéothérapie), individuels ou en piscine ;
  - douches (générales ou locales) ;
  - douches sous-marines, hydro-massages ;
  - pélothérapie : illutations, cataplasmes de boues… ;
  - utilisation des vapeurs : étuves locales ou générales.
- Cure interne : ingestion d'eau (cure de boissons).

#### Techniques associées

Il s'agit de techniques non spécifiques du milieu thermal mais qui sont aujourd'hui très développées et qui contribuent largement à l'action thérapeutique des cures :

- massages, mobilisations en piscine ;
- repos ;
- incitation à la pratique régulière d'exercices physiques, gymnastique ;
- prise en charge diététique ;
- rupture du cadre de vie habituel propice à l'information et l'éducation (thérapeutique) du patient.

## C. Déroulement de la cure

La durée classique des cures thermales est de 21 jours dont 18 jours de traitement thermal. En règle, le rythme des cures est annuel. Les cures peuvent être répétées pendant plusieurs années si elles sont bénéfiques.

Lorsqu'il arrive en station thermale, le patient (le curiste) est pris en charge par le médecin thermal qui va le suivre tout au long des 3 semaines. Le médecin thermal établit, après avoir vérifié l'état clinique et l'absence de contre-indications, le programme thérapeutique thermal, c'est-à-dire qu'il détermine pour un curiste donné les agents et les moyens crénothérapiques qui vont être utilisés et les techniques qui vont être appliquées.

Le médecin thermal assume le suivi médical de la cure et juge du résultat en fin de séjour.

## D. Mode d'action de la cure thermale

Ce mode d'action est complexe et polyfactoriel :

- **effets liés aux propriétés physiques ou chimiques des eaux, des boues, des gaz ou des vapeurs** :
  - l'utilisation d'une eau chaude a un effet sédatif et décontracturant, l'utilisation d'une eau froide a un effet tonique et excitant,
  - lors de la balnéothérapie en piscine, l'effet d'allègement du poids du corps est d'autant plus important que l'eau est hypertonique,
  - les propriétés chimiques des eaux déterminent aussi certains effets thérapeutiques; ainsi, par exemple, les eaux sulfurées sont plus utilisées pour les voies respiratoires en raison de leur action anti-infectieuse et trophique,
  - les boues sont intéressantes par leur viscosité permettant de mouler diverses régions anatomiques notamment les articulations : elles libèrent lentement la chaleur qu'elles ont emmagasinée (thermopexie);
- **effets généraux** : la cure est aussi une période de repos, de rupture avec le quotidien. Le patient est dans une ambiance conditionnée favorable à l'acquisition de nouvelles règles d'hygiène de vie (créno-réadaptation).

Au total, l'effet de la cure est lié à l'action conjuguée du « médicament thermal », c'est-à-dire de l'effet des eaux des boues et des vapeurs, et de l'environnement et du repos (effet général).

## E. Place de la crénothérapie en thérapeutique

Les **contre-indications** sont :

- générales :
  - cancers et hémopathies malignes, altérations sévères de l'état général ou toutes les affections débilitantes,
  - maladies aiguës (maladies infectieuses évolutives, tuberculose...),
  - insuffisances viscérales graves, cardiaques, pulmonaires, rénales, hépatiques...,
  - accidents vasculaires cérébraux récents, hypertensions artérielles mal stabilisées,
  - troubles mentaux sévères, démences évoluées,
  - âge : il n'est toutefois pas en soi une contre-indication;
- spécifiques :
  - la balnéothérapie en piscine est contre-indiquée en d'insuffisance sphinctérienne, de conjonctivite, de manifestations ORL évolutives ou de troubles cutanés avec perte de substance...,
  - l'insuffisance veineuse peut contre-indiquer la balnéothérapie particulièrement en eau chaude ou les applications de boues.

D'autres contre-indications tiennent à l'évolutivité de certaines maladies : poussées inflammatoires de certaines affections rhumatismales.

Concernant les **indications**, de façon générale la crénothérapie s'adresse aux affections chroniques. Les organismes sociaux reconnaissent **12 orientations thérapeutiques** :

- rhumatologie et séquelles de traumatismes ostéo-articulaires (RH);
- maladies des voies respiratoires (VR);
- maladies de l'appareil digestif et maladies métaboliques (AD);
- gynécologie (GYN);
- fermatologie (DER);
- affections des muqueuses bucco-linguales (AMB);
- maladies de l'appareil urinaire et maladies métaboliques (AU);
- phlébologie (PHL);
- thérapeutique des affections psychosomatiques (PSY);
- troubles du développement de l'enfant (TDE);
- neurologie (NEU);
- maladies cardio-artérielles (MCA);

Chaque station thermale est reconnue pour une ou plusieurs de ces orientations en fonction notamment du type d'eau et des soins qui peuvent être prodigués.

Le thermalisme français repose aujourd'hui sur une centaine de stations thermales, les plus importantes étant Dax, Balaruc-les-Bains, Amélie-les-Bains, Luchon…

L'orientation locomotrice, avec notamment les **affections rhumatologiques**, représente aujourd'hui la première des indications de cure thermale prise en charge par les organismes sociaux.

La **pathologie dégénérative** arthrosique des membres (gonarthrose, arthrose des mains, polyarthrose…) et les rachialgies communes (cervicalgies, lombalgies) représentent l'essentiel des indications. Les rhumatismes inflammatoires (polyarthrite rhumatoïde, spondylarthrite ankylosante…) peuvent être pris en charge en dehors des poussées. Les états fibromyalgiques peuvent bénéficier de programmes thérapeutiques spécifiques.



Dans la **justification de la prescription de la cure thermale**, entrent en compte :

- les effets thérapeutiques propres de la cure, aujourd'hui établis sur la base d'essais cliniques apportant un niveau de preuve variable notamment pour les indications rhumatologiques;
- les limites des traitements conventionnels et autres alternatives thérapeutiques;
- l'absence de contre-indications.

La crénothérapie ne s'oppose pas aux autres thérapeutiques notamment médicamenteuses. Il s'agit d'une prise en charge complémentaire qui peut être proposée à certains patients. Elle a pour but d'essayer d'améliorer l'état lésionnel mais surtout de permettre une meilleure tolérance des lésions acquises.

## F. Aspect réglementaire de la prescription

### *1. Prescription de la cure*

La prescription de la cure est réalisée par le médecin et repose sur un formulaire spécial qui identifie :

- l'orientation médicale principale et éventuellement une deuxième orientation indiquée par une lettre clé (RH pour la rhumatologie, VR pour les voies respiratoires, PHL pour la phlébologie…);
- la station thermale proposée adaptée à la pathologie;
- la nécessité, le cas échéant, d'une hospitalisation (hôpital thermal ou maison d'enfants à caractère sanitaire);
- l'absence de contre-indications;
- les conditions administratives particulières de remboursement (ALD, accident du travail, maladie professionnelle).

## 2. Prise en charge par l'assurance maladie

- Les soins (forfait de surveillance médicale, forfait de soins thermaux) sont remboursés sans condition de ressources par l'assurance maladie avec application du ticket modérateur. En sont exonérés les patients en ALD, accident du travail ou maladie professionnelle.
- Sous conditions de ressources, le curiste peut bénéficier de surcroît d'un remboursement partiel et forfaitaire des frais d'hébergement et de transport avec application du ticket modérateur (exonération pour les patients en affection de longue durée, accident du travail ou maladie professionnelle).
- En règle générale, la cure s'effectue, pour les patients en activité, dans le cadre d'un congé annuel à l'exception de certains cas particuliers, notamment accident du travail ou maladie professionnelle.

**Points clés**

- Le petit appareillage est un dispositif médical, le plus souvent de série, prescrit sur ordonnance simple, alors que le grand appareillage rassemble des dispositifs plus sophistiqués, pouvant être réalisés sur mesure, et prescrits sur ordonnance spécifique.
- L'orthèse supplée un membre ou un segment de membre déficient ou le rachis. L'objectif peut être l'immobilisation, la stabilisation, le repos, la correction ou la suppléance.
- La prothèse remplace un membre ou un segment de membre manquant; elle est généralement constituée de plusieurs parties et peut avoir un rôle de fonction ou esthétique.
- La chaussure orthopédique peut être de série (thérapeutique) ou faite sur mesure (grand appareillage).
- Les aides techniques permettent de diminuer les limitations d'activités et d'améliorer l'autonomie, la sécurité et le bien-être des utilisateurs. Elles peuvent avoir de nombreux objectifs d'aide au déplacement, à la station debout ou assise, à la préhension, au contrôle d'environnement, à la communication…
- Le fauteuil roulant manuel est prescrit par tout médecin sur ordonnance simple ou bizone. Le fauteuil roulant électrique est prescrit après essai préalable réalisé par un médecin de MPR et un ergothérapeute ou un kinésithérapeute.
- Les produits inscrits sur la LPPR sont remboursés par la Sécurité sociale à un tarif défini. Ces remboursements varient de 60 à 100 % en fonction du régime de sécurité sociale ou de la pathologie concernée.
- Les cures thermales sont prescrites par tout médecin dans un centre thermal adapté à la pathologie. Les soins thermaux et le suivi de la cure sont assumés par le médecin thermal.

CHAPITRE

24

# Item 334 – Syndrome coronaire aigu

## Objectifs de rééducation et principales techniques



## I. Indications

La rééducation et la réadaptation dans ce contexte sont souvent regroupées sous le terme unique de réadaptation. La réadaptation est envisagée au décours d'un épisode coronaire aigu, avec ou sans infarctus. Elle peut également être envisagée dans les suites d'une angioplastie ou d'un pontage coronaire.



## II. Modalités organisationnelles

La réadaptation est réalisée par des équipes multidisciplinaires, dans des centres spécialisés (sous contrôle d'un cardiologue), en hospitalisation complète, en hôpital de jour ou en externe, pour des durées de 3 à 6 semaines (pouvant aller à 12 semaines selon les centres), à raison de 3 à 5 jours ou séances par semaine.

## III. Évaluation initiale

Indispensable, elle précise le risque évolutif du patient et permet de définir le programme de réadaptation.

### A. Stratification des patients en fonction du risque évolutif

Les patients à risque bas ou intermédiaire constituent une indication à la réadaptation d'emblée. Les patients à risque élevé sont du ressort d'un renforcement du traitement pharmacologique, d'une revascularisation voire d'une transplantation, et ne répondent donc pas aux critères d'indication première de la réadaptation. Ce risque est déterminé à partir de données cliniques, des investigations fonctionnelles et de l'imagerie.

L'examen clinique permet de dépister les facteurs de risque qui sont : l'âge >65 ans, le sexe féminin, la consommation de tabac, un antécédent d'infarctus du myocarde, un diabète, une hypercholestérolémie et une dyslipidémie, et l'existence de signes d'insuffisance cardiaque à la phase aiguë.

L'électrocardiogramme (ECG) de repos et l'épreuve d'effort permettent d'évaluer le seuil d'ischémie résiduelle, le pic de consommation en oxygène ou la capacité aérobie à l'effort maximal, le profil tensionnel et fréquentiel, ainsi que la présence de troubles du rythme. L'échographie cardiaque de repos permet d'évaluer la fonction ventriculaire gauche systolique (fraction d'éjection, stratification du risque) ainsi que diastolique.

## B. Adaptation du programme de réadaptation

La consommation maximale en oxygène ($VO_{2max}$) et la charge de travail associée ($P_{max}$), obtenues au cours d'une épreuve d'effort triangulaire progressive et maximale, contribuent à établir l'intensité des exercices physiques proposés (en pourcentage de $VO_{2max}$ ou $P_{max}$) et sa progression au cours du programme de réadaptation. L'intensité de la pratique peut aussi être établie à partir de la fréquence cardiaque maximale théorique ou de réserve, ou encore de l'échelle de Borg.

Les modalités de pratique concernent des efforts aérobies continus (20–30 min), d'intensités faibles à modérées (de 50 à 70 % $P_{max}$ selon la classe fonctionnelle de la *New York Heart Association* ou NYHA) ou intermittents de courtes durées (de 15 s à 4 min) et d'intensités élevées (de 80 à 120 % $P_{max}$ selon la classe fonctionnelle NYHA et la durée de l'effort), entrecoupés de périodes de récupération active. La progression se fait par paliers hebdomadaires de 10 à 30 %.

Un programme de résistance ayant pour objet le développement de la masse musculaire est également proposé en complément.

Les tests fonctionnels et les échelles psychométriques que sont le test de marche des 6 minutes et les échelles d'anxiété, de dépression, de détresse psychologique ou de qualité de vie, sont utilisés.

## C. Cibles thérapeutiques

Les cibles de la réadaptation sont la capacité physique à l'effort et les facteurs de risque cardiovasculaire. La réadaptation améliore la survie après infarctus du myocarde, la capacité fonctionnelle, la qualité de vie ainsi que le contrôle des facteurs de risque cardiovasculaire.

La réinsertion socioprofessionnelle est le corollaire de l'amélioration fonctionnelle. Elle peut être favorisée par des mesures spécifiques de réadaptation.

# IV. Programme de réadaptation

Objectifs/moyens :

- **augmentation de la capacité à l'effort :**
  - activités gymniques ;
  - activités aérobies (endurance) et de résistance ;
  - renforcement musculaire faible.
- **contrôle des facteurs de risque cardiovasculaires**, c'est-à-dire tabagisme, sédentarité, syndrome métabolique :
  - sevrage du tabac ;
  - conseils de vie et éducation thérapeutique : détente, activité physique, alimentation.

- réinsertion socioprofessionnelle :
  - conseil social ;
  - ergothérapie ;
  - orientation et formation professionnelles.

Les programmes de réadaptation cardiovasculaires sont le plus souvent inclus dans des programmes d'éducation thérapeutique permettant d'autonomiser les patients pour le meilleur contrôle possible des facteurs de risque cardiovasculaires individuels au long cours.

CHAPITRE
25

# Item 335 – Accidents vasculaires cérébraux



### *Objectifs pédagogiques*

- Diagnostiquer un accident vasculaire cérébral.
- Identifier les situations d'urgence et planifier leur prise en charge préhospitalière et hospitalière.
- Argumenter l'attitude thérapeutique et planifier le suivi du patient.
- Décrire les principes de la prise en charge au long cours en abordant les problématiques techniques, relationnelles et éthiques en cas d'évolution défavorable.

### *Objectifs de médecine physique et de réadaptation*

- Savoir identifier les différentes déficiences secondaires à un accident vasculaire cérébral et les signes cliniques associés qui peuvent avoir une incidence fonctionnelle.
- Connaître les grandes fenêtres temporelles de la récupération et les temps de rééducation.
- Décrire les objectifs de la prise en charge de médecine physique et de réadaptation à la phase aiguë, à la phase de récupération puis au stade des séquelles de l'accident vasculaire cérébral.



## I. Conséquences directes

Les accidents vasculaires cérébraux (AVC) entraînent des lésions focales (à l'opposé d'atteintes diffuses progressives) au niveau du cerveau et entraînent des déficiences multiples pouvant être isolées ou associées en fonction de leurs topographies.

Les conséquences s'abordent selon les aspects suivants : déficiences, complications cliniques secondaires, limitations d'activité, entraînant des restrictions de participation.

En fonction du territoire, il peut s'agir de **déficiences** :

- motrices : hémiplégie, monoplégie, déglutition ;
- sensorielles : hémianesthésie, hémianopsie ;
- cognitives : aphasie, apraxie, agnosie, négligence spatiale unilatérale, fonctions exécutives.

> Exemple pour mieux comprendre : une lésion englobant le bras postérieur de la capsule interne touchera tout le faisceau pyramidal et entraînera une atteinte motrice proportionnelle (membre supérieur/inférieur/face), alors qu'une lésion englobant le cortex moteur primaire irrigué par l'artère cérébrale moyenne entraînera une atteinte motrice à prédominance brachiofaciale.

Les **complications surajoutées** à dépister peuvent être :

- des troubles du tonus musculaire : hypotonie (phase flasque initiale du syndrome pyramidal) puis spasticité avec hypertonie et hyperréflectivité ostéotendineuse, trépidations ;
- un « syndrome épaule–main » : syndrome douloureux régional complexe touchant le poignet et l'épaule, compliquant souvent une subluxation inférieure de l'épaule par non-coaptation de la tête humérale devant la parésie des muscles de la coiffe des rotateurs, parfois majorée par la spasticité ;
- des rétractions musculaires avec limitation des amplitudes articulaires (doigts et membre supérieur en flexion/cheville en varus équin) ;
- des douleurs neuropathiques (hyperpathie, allodynie, syndrome thalamique) ;
- des troubles de l'humeur et psychologiques (dépression post-AVC, trouble anxieux) ;
- des troubles vésicosphinctériens et anorectaux ;
- des troubles de la déglutition (atteinte fosse postérieure notamment).

Prérequis : il faut maîtriser la physiopathologie et la séméiologie pour différencier à l'examen clinique les déficiences précédentes, consécutives à la lésion focale, de troubles post-lésions vasculaires plus diffuses (leucopathie vasculaire, lacunes à répétition, etc.) qui peuvent donner un syndrome extrapyramidal, des troubles de mémoire, voire une démence vasculaire (*cf.* items 106 et 129).

Ceci peut entraîner des **limitations d'activité** importantes pouvant concerner la marche, la préhension, la cognition (et la communication), et la continence sphinctérienne (*cf.* chapitre 13).



Ces éléments ont un impact sur les **participations : restrictions de participation** dans la vie professionnelle, la vie familiale, les loisirs ; retentissement sur le lieu de vie et le type de domicile (maison adaptée, par exemple), etc. L'évaluation de ces restrictions de participation nécessite aussi un bilan médico-social (*cf.* chapitre 13). Les objectifs de la prise en charge de ces restrictions de participation sont envisagés de manière précoce dés le début de la prise en charge qu'ils orientent.

# II. Pronostic et courbes de récupérations

La récupération post-AVC est maximale dans les premières semaines suivant la lésion. Environ 70 % de la récupération s'effectue dans les 3 premiers mois. Cette récupération est proportionnelle à la sévérité initiale dans à peu près 70 % des cas. L'âge n'est pas forcément un facteur de mauvais pronostic mais est à adapter à l'état global de santé (notion d'âge physiologique). Certains biomarqueurs sont de plus en plus explorés pour affiner cette prédiction, notamment concernant les 30 % de patients ne suivant pas la courbe classique (potentiels évoqués moteurs, biomarqueurs en imagerie, etc.).

La figure 25.1 permet de mieux comprendre cette récupération et les étapes de prise en charge en médecine physique et de réadaptation (MPR).

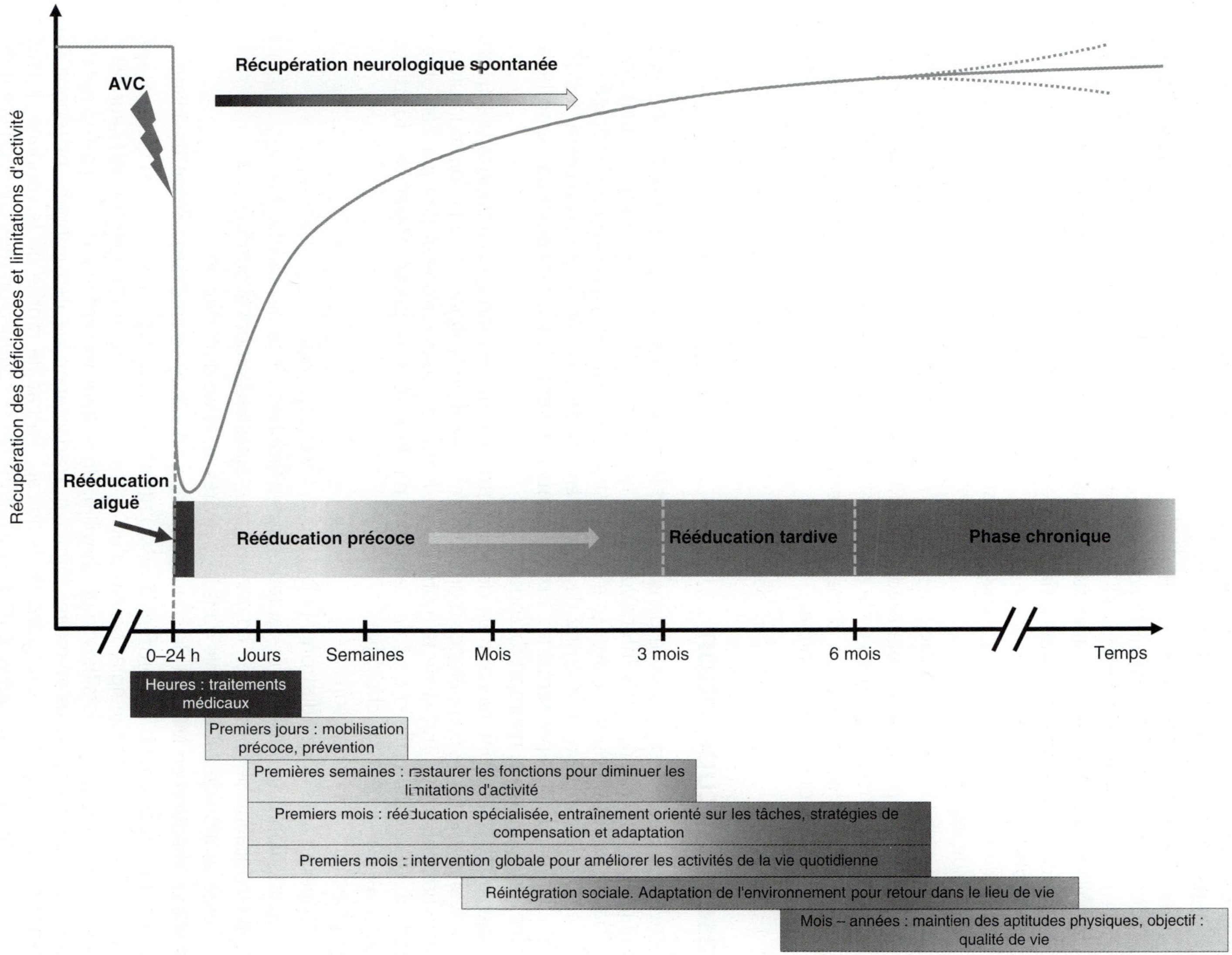


**Fig. 25.1** **Courbe de récupération post-AVC et différentes interventions et objectifs de la rééducation (*voir aussi cahier couleur*).**

# III. Prise en charge en médecine physique et de réadaptation

## A. Phase aiguë d'un accident vasculaire cérébral

Les objectifs de la rééducation concernent prioritairement la lutte contre les complications de l'immobilité (*cf.* chapitre 14) :

- lutter contre les déformations et douleurs articulaires (notamment « syndrome épaule–main ») : posture du bras hémiplégique afin de s'assurer de la coaptation de la tête humérale dans la glène; prévention du flexum de hanche, de l'équin du pied, etc. par des mobilisations articulaires passives quotidiennes et un positionnement correct;
- lutter contre l'œdème de stase : massages et drainage vasculaire (membres inférieurs en particulier membre paralysé);
- lutter contre l'encombrement trachéobronchique : favoriser une kinésithérapie respiratoire avec aide expiratoire si besoin;
- réaliser un bilan d'orthophonie :
  - repérer et prévenir les troubles de déglutition à l'origine de fausses routes silencieuses pouvant être compliquées de pneumopathie d'inhalation grave,
  - évaluation et rééducation d'une aphasie (notamment la démutisation), d'une dysarthrie, de troubles de la parole.

## B. Phase de récupération



Cette récupération est maximale dans les premières semaines qui suivent l'AVC *(cf. supra)* et la prise en charge doit être intensive soit en service de soins de suite et rééducation (SSR) spécialisé, soit en ambulatoire avec une coordination par un référent ou mieux une équipe spécialisée pluridisciplinaire. L'intensité de la prise en charge doit permettre un accès si possible quotidien (4 à 5 fois par semaine) aux différents intervenants (kinésithérapeute, ergothérapeute, orthophoniste, neuropsychologue).

L'objectif de chaque intervenant est de permettre une diminution des limitations d'activités dans leur domaine de compétence (par exemple : travail du langage et de la communication avec l'orthophoniste, travail de la motricité du membre supérieur/préhension par l'ergothérapeute, travail de la marche et de l'équilibre par le kinésithérapeute, travail des fonctions cognitives par le neuropsychologue).

Les objectifs fonctionnels sont :

- l'équilibre assis (tonus du tronc) puis debout, bi- et unipodal;
- l'acquisition des transferts (lit–fauteuil, fauteuil roulant–siège des toilettes);
- la rééducation de la marche : adaptation avec aides techniques si besoin;
- l'amélioration de l'autonomie dans les activités de la vie quotidienne.

Le rôle du médecin en MPR est de coordonner et guider la prise en charge des intervenants.

En plus de l'intervention des professionnels, l'utilisation d'aides techniques ou d'orthèses est parfois nécessaire (par exemple, besoin d'un releveur dynamique du membre inférieur pour compenser un déficit de dorsiflexion de cheville). Un fauteuil roulant manuel est parfois nécessaire transitoirement ou de manière définitive. L'adaptation de l'environnement (domicile, voiture…) peut réduire les situations de handicap. En cas de reprise de la conduite, il faut informer le patient de la nécessité d'une validation par la commission médicale du permis de conduire de la préfecture.

De nouvelles approches physiologiques prometteuses permettent d'améliorer les effets induits par la rééducation sur la neuroplasticité et la récupération : neuromodulation par *repetitive transcranial magnetic stimulation* (rTMS) ou *transcranial direct current stimulation* (tDCS), interfaces cerveaux machines et rééducation en *closed loop*, etc.

Il est important d'évaluer les améliorations via des échelles adaptées comme la mesure d'indépendance fonctionnelle ou l'index de Barthel qui évaluent des limitations fonctionnelles. Ces mesures permettent d'orienter et décider l'orientation (par exemple, un index de Barthel > 60/100 permet dans la plupart des cas un retour à domicile).

## C. Au stade de stabilisation

Évidemment, le suivi des facteurs de risque cardiovasculaires, le bilan et la prise en charge de l'étiologie doivent être effectués en coordination avec le neurologue vasculaire. Le suivi est à organiser en relais avec le médecin traitant, mais toujours dans l'idée de pouvoir s'appuyer sur un médecin référent ou une équipe pluridisciplinaire (voire des équipes mobiles). L'objectif de la prise en charge est surtout focalisé sur la qualité de vie des patients, leur réinsertion, et la surveillance de possibles complications tardives ou d'un handicap invisible non suivi.

La kinésithérapie d'entretien permet :

- le maintien de l'autonomie acquise et de l'adaptation à l'effort du patient;
- la poursuite de la prévention des déformations orthopédiques secondaires : lutte contre la spasticité qui favorise ces déformations (enraidissement en triple flexion du membre supérieur, extension et varus équin du membre inférieur et pied) à l'aide d'étirements, d'apprentissage d'auto-étirements et de mobilisations passives et actives.

En cas de spasticité invalidante, peuvent être associées aux séances de kinésithérapie des injections de toxine botulinique si la spasticité est focale, ou un traitement médicamenteux (baclofène, dantrolène sodique). Des traitements chirurgicaux (orthopédique, neurochirurgical) sont possibles lorsque le trouble spastique prédomine sur certains muscles ou s'accompagne de déformations fixées (phénolysations de nerfs, allongements tendineux, etc.).

L'orthophonie permet la rééducation des troubles du langage et de l'aphasie, mais aussi d'autres troubles cognitifs. Des aides à la communication sont mises en place en cas d'aphasie d'expression ou d'aphasie globale sévère. L'intensité des séances est à adapter à la fatigabilité du patient. Des progrès concernant la récupération de l'aphasie sont intéressants même au-delà d'un an post-AVC voire plus.

La gestion médico-sociale porte sur la réinsertion professionnelle (*cf.* chapitre 13), le suivi des démarches initiées avec la maison départementale pour les personnes handicapées (MDPH) et l'obtention de compensations.

Enfin, il faut savoir dépister la diminution de l'autonomie du patient, un handicap invisible sous-diagnostiqué (syndrome dépressif par exemple), des complications liées à une pathologie médicale intercurrente ou un déclin cognitif (démence vasculaire).

CHAPITRE

26

# Item 357 – Lésions ligamentaires de genou et de cheville

## Objectifs de rééducation et principales techniques

## Lésions ligamentaires de genou





## I. Indications

La masso-kinésithérapie est indiquée dans le traitement des entorses du ligament collatéral médial et en cas de lésion isolée du ligament croisé antérieur ou postérieur. Les enjeux sportifs de haut niveau peuvent motiver un traitement chirurgical. La masso-kinésithérapie est réalisée après une phase d'immobilisation dont la durée (de quelques jours à 6 semaines) dépend de la localisation et de la gravité lésionnelle. Elle est également indiquée en cas d'instabilité chronique faisant suite à une lésion du ligament croisé antérieur ou postérieur ancienne.

## II. Modalités organisationnelles

La masso-kinésithérapie est pratiquée en séances individuelles, ambulatoires.

## III. Cibles thérapeutiques

Les cibles de la rééducation sont la douleur, la raideur articulaire susceptible de venir compliquer le tableau traumatique initial et l'instabilité articulaire.

*Médecine physique et de réadaptation*

## IV. Programme de rééducation

- **Objectifs et moyens** :
  - diminution de la douleur;
  - glaçage initial;
  - attelle d'extension amovible pour une durée de quelques jours à 6 semaines selon la gravité;
  - appui contrôlé guidé par la douleur.
- **Prévention de la raideur articulaire** : mobilisation articulaire passive précoce.
- **Récupération de la stabilité articulaire** :
  - renforcement musculaire des muscles quadriceps et ischio-jambiers;
  - travail de la proprioception : co-contraction des muscles péri-articulaires agonistes et antagonistes en appui stable puis instable (plateau mobile) avec puis sans contrôle de la vue, sans puis avec sollicitations extérieures déstabilisantes.
- **Commentaires** :
  - la rééducation respecte la cicatrisation ligamentaire et la remise en tension progressive du ligament;
  - les techniques antalgiques directes que sont le massage et la physiothérapie contribuent également à la diminution de la douleur. Le travail en chaîne fermée, extrémité distale fixe, facilite l'obtention de la co-contraction des muscles péri-articulaires agonistes et antagonistes. La rééducation des lésions anciennes du ligament croisé antérieur ou postérieur est essentiellement orientée vers la récupération de la stabilité articulaire.



## V. Pronostic de récupération et suivi

Le pronostic fonctionnel dépend de la gravité de l'entorse, de l'état préalable de l'articulation, et de l'enraidissement susceptible de venir compliquer le tableau clinique initial.

Le suivi tient compte de l'évolution de la douleur, des amplitudes physiologiques et de la stabilité articulaire ainsi que de la capacité fonctionnelle en contextes courant et sportif.

# Lésions ligamentaires de cheville



## I. Indications

La masso-kinésithérapie est indiquée dans le traitement des entorses du ligament collatéral latéral de la cheville. Elle est mise en œuvre sans délai en cas d'entorse bénigne ou de gravité moyenne, associée initialement à une contention souple (strapping) ou semi-rigide (orthèse amovible). Elle fait suite à une immobilisation semi-rigide ou rigide (botte plâtrée ou en résine) en cas d'entorse grave.

# II. Modalités organisationnelles

La masso-kinésithérapie est pratiquée en séances individuelles, ambulatoires. Les conditions de prise en charge par l'Assurance maladie sont déterminées par référentiel (*cf.* chapitre 15).

# III. Cibles thérapeutiques

Les cibles de la rééducation sont la douleur, la raideur articulaire susceptible de venir compliquer le tableau traumatique initial et l'instabilité articulaire.

# IV. Programme de rééducation

- **Objectifs et moyens** :
  - diminution de la douleur;
  - glaçage initial;
  - contention souple, semi-rigide ou rigide de quelques jours à 6 semaines selon la gravité;
  - appui contrôlé guidé par la douleur.
- **Prévention de la raideur articulaire** : mobilisation articulaire passive précoce.
- **Récupération de la stabilité articulaire** :
  - renforcement des muscles fibulaires, jambier postérieur, triceps sural et tibial antérieur;
  - travail de la proprioception : co-contraction des muscles péri-articulaires agonistes et antagonistes en appui stable puis instable (plateau mobile) avec puis sans contrôle de la vue, sans puis avec sollicitations extérieures déstabilisantes.
- **Commentaires** : la rééducation respecte la cicatrisation ligamentaire et la remise en tension progressive du ligament. Cette phase autorise l'entretien passif des mobilités articulaires. Les techniques antalgiques directes que sont le massage et la physiothérapie contribuent également à la diminution de la douleur. Le renforcement musculaire est réalisé sur un mode isométrique puis dynamique. Le renforcement musculaire dynamique excentrique est également un temps préparatoire au travail de la proprioception. Le travail en chaîne fermée facilite l'obtention de la co-contraction des muscles péri-articulaires agonistes et antagonistes.



# V. Pronostic de récupération et suivi

Le pronostic fonctionnel dépend de la gravité de l'entorse, de l'état préalable de l'articulation et de l'enraidissement susceptible de venir compliquer le tableau clinique initial.

Le suivi tient compte de l'évolution de la douleur, des amplitudes physiologiques et de la stabilité articulaire ainsi que de la capacité fonctionnelle en contexte courant et sportif.

# Partie III

## Entraînement

CHAPITRE
27

# Cas cliniques

## Énoncés et questions

### Cas clinique 1

Un patient de 65 ans présente de façon soudaine un déficit moteur hémicorporel gauche lié à un infarctus dans le territoire superficiel de l'artère cérébrale moyenne droite. Vous le voyez en consultation 6 mois après l'épisode initial. Le patient présente des séquelles d'hémiparésie gauche.

#### Question 1

Compte tenu de ces éléments cliniques, vous vous attendez à observer le type de marche suivant :

**A** Une boiterie de Trendelenburg
**B** Une marche en salutation du côté gauche
**C** Un steppage du côté gauche
**D** Un fauchage du côté gauche
**E** Une marche avec embardées

#### Question 2

Vous observez les éléments suivants : marche avec une flexion insuffisante du genou gauche à la phase oscillante ; élévation de l'hémibassin gauche et abduction de hanche pour le passage du pas ; le pied se pose au sol en varus équin générant une instabilité.
Concernant ce trouble moteur :

**A** Il existe une spasticité des muscles extenseurs du genou
**B** Il s'agit d'un fauchage
**C** Il s'agit d'une marche précautionneuse
**D** Le membre inférieur gauche décrit un mouvement en demi-cercle
**E** Il existe une rétropulsion spontanée

#### Question 3

Concernant les conséquences des troubles moteurs liés à l'atteinte de la voie cortico-spinale du côté droit chez ce patient :

**A** Le déficit du muscle tibial antérieur génère un fauchage, car il est « allongeur » du membre inférieur en phase oscillante
**B** Le déficit du muscle ilio-psoas participe au fauchage, car il est fléchisseur de hanche en phase oscillante
**C** L'hyperactivité du muscle triceps sural participe au fauchage, car il est « plantiflexeur » de cheville
**D** L'hyperactivité du muscle quadriceps participe au steppage, car il est freinateur en phase d'appui
**E** Le déficit des muscles ischio-jambiers participe au fauchage, car ils sont fléchisseurs du genou

#### Question 4

Votre examen clinique va vous permettre d'évaluer certains débattements articulaires nécessaires pour la marche et les activités de la vie quotidienne. Parmi les items suivants, le(s)quel(s) est (sont) juste(s) ?

**A** Pour marcher, la flexion dorsale de cheville doit être au moins de 0°
**B** Pour marcher, l'extension de hanche doit être au moins de 10°
**C** Pour s'asseoir, la flexion de hanche doit être au minimum de 90°
**D** Pour l'utilisation des escaliers (alternance des membres inférieurs), la flexion de hanche doit être au moins de 90°
**E** Pour marcher, l'extension de genou doit être de 0°

#### Question 5

Vous souhaitez obtenir une évaluation chiffrée des troubles de la marche. Vous utilisez les moyens suivants :

**A** Un test de marche des 6 minutes pour évaluer les troubles de la cinématique articulaire
**B** Un test de marche des 10 mètres pour évaluer la vitesse de marche
**C** Un tapis instrumenté avec capteurs pour évaluer les paramètres spatio-temporels de la marche
**D** Une analyse vidéoscopique pour évaluer la vitesse de la marche
**E** Un *timed up and go test* pour évaluer la marche et les transferts

### Cas clinique 2

Madame M., 35 ans, vous consulte devant une incontinence urinaire.
Vous lui demandez s'il y a eu un facteur déclenchant à son incontinence urinaire et la patiente vous informe que tout a débuté au décours d'une chute ayant entraîné une fracture de la vertèbre L3 compliquée d'un syndrome de la queue de cheval il y a 10 mois.
Depuis son accident, la patiente a bien récupéré sur le plan moteur, elle peut marcher sans aide technique et sans limitation de son périmètre de marche, mais elle garde une hypoesthésie des membres inférieurs.
Elle n'a pas d'autre antécédent significatif.

### Question 1

Maintenant que vous suspectez une atteinte vésicosphinctérienne dans le cadre d'un syndrome de la queue de cheval, quelle(s) typologie(s) de troubles urinaires vous attendez-vous à retrouver à l'interrogatoire ?

A Incontinence urinaire à l'effort
B Dysurie
C Besoins mictionnels douloureux
D Absence de besoin urinaire
E Cystites fréquentes

### Question 2

Que vous attendez-vous à retrouver sur le plan anorectal et génito-sexuel (une ou plusieurs réponses exactes) ?

A Constipation
B Incontinence anale
C Impériosités fécales
D Trouble de la lubrification vaginale
E Hypo-orgasmie

### Question 3

Que pouvez-vous retrouver à l'examen périnéal de cette patiente (une ou plusieurs réponses exactes) ?

A Hypertonie anale
B Hypoesthésie dans le territoire métamérique sacré
C Réflexe clitorido-anal vif
D Présence de selles dans l'ampoule rectale
E Vaginisme

### Question 4

Vous souhaitez évaluer de manière plus objective les déficiences vésicosphinctériennes de cette patiente. Quel(s) outil(s) pouvez-vous utiliser ?

A Un catalogue mictionnel
B Un score de symptômes (*urinary symptom profile* ou USP)
C Une échelle spécifique de qualité de vie
D Une mesure d'indépendance fonctionnelle (MIF)
E Une échelle de constipation *(Bristol stool chart)*

### Question 5

La patiente présente une incontinence urinaire à l'effort et une dysurie. Elle a eu cinq infections urinaires basses en 10 mois. Elle décrit une constipation avec une difficulté à faire sortir les selles et a parfois une incontinence anale. Elle n'a plus d'activité sexuelle par manque d'envie, et « de toute façon [elle] ne ressent plus rien ». Vous lui prescrivez des examens complémentaires, le(s)quel(s) ?

A Une échographie vésicorénale
B Une débitmétrie
C Une cystomanométrie
D Une créatininémie
E Une protéinurie des 24 heures

### Question 6

Vous prescrivez un bilan urodynamique à votre patiente dont la conclusion est : détrusor hypoesthésique, stable, normocompliant et hypocontractile. La miction s'effectue par poussées abdominales avec une rétention urinaire incomplète. Il existe une paralysie incomplète du sphincter uréthral.
Que lui proposez-vous comme traitement (une ou plusieurs réponses exactes) ?

A Rééducation périnéale
B Autosondages
C Anticholinergique
D Alpha-bloquant
E Toxine botulinique intradétrusorienne

## *Cas clinique 3*

Monsieur V., 62 ans, sans antécédent, est hospitalisé en service de médecine physique et de réadaptation pour une hémiplégie droite survenue brutalement il y a 15 jours.
Le déficit prédomine au membre inférieur avec récupération d'une motricité proximale partielle du membre supérieur. La sensibilité paraît préservée. L'équilibre assis est tenu, l'équilibre debout est précaire permettant de faire quelques pas avec un soutien des deux côtés. La communication est altérée par une aphasie invalidante. L'auscultation est libre. L'infirmière du service vous informe que la sonde nasogastrique a été posée en raison des fausses routes et que Monsieur V. est totalement dépendant pour la toilette et l'habillage. Le plus souvent, Monsieur V. refuse de se lever.

### Question 1

Dans la description de ce patient, quel(s) élément(s) est(sont) à classer dans les limitations d'activité ?

A Aide pour la toilette
B Défaut d'équilibre assis
C Déficit partiel du membre inférieur droit
D Fausses routes
E Marche nécessitant un soutien

### Question 2

Quelle(s) est(sont) la(les) complication(s) du décubitus à laquelle(auxquelles) est exposé ce patient ?

A Perte de force musculaire
B Désadaptation posturale
C Trouble du rythme cardiaque
D Pneumopathie
E Hypertension artérielle

### Question 3

Parmi les mesures suivantes, laquelle(lesquelles) est(sont) importante(s) pour prévenir les complications cardiovasculaires de décubitus chez ce patient ?

A Verticalisation immédiate si le Doppler carotidien vous le permet
B Mise en place d'un traitement sympathomimétique par voie orale
C Renforcement musculaire au lit du malade
D Mise au fauteuil
E Contention élastique des membres inférieurs

### Question 4
Parmi les objectifs de rééducation suivants, le(s)quel(s) vous semble(nt) pertinent(s) à ce stade ?
- **A** Exercices actifs de renforcement musculaire pour la préhension, l'équilibre et la marche sur les muscles les plus faibles
- **B** Maintenir la kinésithérapie respiratoire de désencombrement
- **C** Immobiliser l'épaule pour limiter le risque de syndrome douloureux régional complexe chez ce patient fragile
- **D** Encourager les compensations fonctionnelles vu le faible niveau de récupération
- **E** Ablation de la sonde nasogastrique et rééducation de la déglutition

## Cas clinique 4
Monsieur B., 42 ans, manutentionnaire dans une grande entreprise, sans antécédent notable, vous consulte en urgence pour une douleur du bas du dos survenue il y a 24 h sur son lieu de travail lors d'un effort de soulèvement. L'intensité des douleurs est à 7,5/10, la marche est difficile mais se fait sans boiterie. Il n'y a ni déficit sensitivo-moteur ni troubles génito-sphinctériens. Vous notez une attitude antalgique en inflexion latérale droite, une contracture paravertébrale lombaire et la mobilisation du rachis lombaire est douloureuse de manière multidirectionnelle.

### Question 1
Quel examen complémentaire devez-vous prescrire en urgence ?
- **A** Des radiographies du rachis lombaire
- **B** Un bilan biologique avec NFS, VS et CRP
- **C** Une IRM du rachis lombaire
- **D** Aucun examen complémentaire
- **E** Un scanner du rachis lombaire

### Question 2
Que prescrivez-vous pour soulager les symptômes de Monsieur B. ?
- **A** Des antalgiques de palier 1 ou 2
- **B** Des anti-inflammatoires non stéroïdiens
- **C** Des antalgiques de palier 3
- **D** Des séances de kinésithérapie
- **E** Des myorelaxants

### Question 3
Que dites-vous à Monsieur B. ?
- **A** D'arrêter de travailler pendant 1 semaine
- **B** De ne pas s'inquiéter car l'évolution des douleurs est le plus souvent rapidement favorable
- **C** De poursuivre l'ensemble de ses activités de la vie quotidienne
- **D** D'arrêter de porter des charges de plus de 10 kg pendant 1 mois
- **E** De respecter un repos au lit de 48 h

### Question 4
Monsieur B. vous consulte 7 semaines plus tard car les lombalgies persistent. Le rachis est raide et douloureux à la mobilisation. Vous notez une raideur des plans sus- et sous-pelviens et une appréhension aux tentatives de mobilisation. Les radiographies du rachis lombaire sont normales. Vous décidez de prescrire des séances de kinésithérapie. Quels en sont les objectifs ?
- **A** Renforcer les muscles stabilisateurs du rachis lombaire
- **B** Obtenir l'antalgie complète
- **C** Apprendre un autoprogramme d'exercices adaptés
- **D** Assouplir les plans sus- et sous-pelviens
- **E** Favoriser l'ouverture du canal lombaire

### Question 5
Vous revoyez Monsieur B. à 4 mois. Il reste douloureux et n'a pas repris le travail. Vous constatez qu'il présente un syndrome de déconditionnement à l'effort et proposez une prise en charge dans un programme de réentraînement à l'effort. Quels sont les objectifs de ce type de programme ?
- **A** La réactivation physique
- **B** La prise en charge diététique si nécessaire
- **C** La prise en charge psychologique
- **D** La prise en charge sociale
- **E** La remise en situation professionnelle



## Cas clinique 5
Mademoiselle R., 37 ans, secrétaire, vous consulte en raison de douleurs de la main droite évoluant depuis 6 mois.

Ces douleurs sont apparues dans les suites d'un choc direct contre un coin de table à son travail. Le bilan radiologique ne retrouvait pas de signe de fracture mais l'urgentiste lui aurait dit « qu'elle ne s'était pas loupée vu l'hématome ». Elle est restée le bras en écharpe avec une attelle « sans bouger » pendant 3 mois.

La patiente n'a aucun antécédent significatif.

Elle décrit ses douleurs comme sourdes, envahissantes, mêlant brûlures et fourmis permanentes. Elle décrit une sensation de « main froide » par intermittence. Elle ne peut plus saisir les objets même légers. Elle dit que sa main s'est progressivement fermée.

À l'examen, son état général est conservé : température à 36,8 °C, 66 kg pour 1,68 m ; l'aspect de la main droite est modifié, œdématié, luisant, pâle, avec une douleur à l'effleurement jugée très désagréable. La pilosité est asymétrique. Les aires ganglionnaires sont libres. Les amplitudes des doigts comme du poignet sont très limitées :

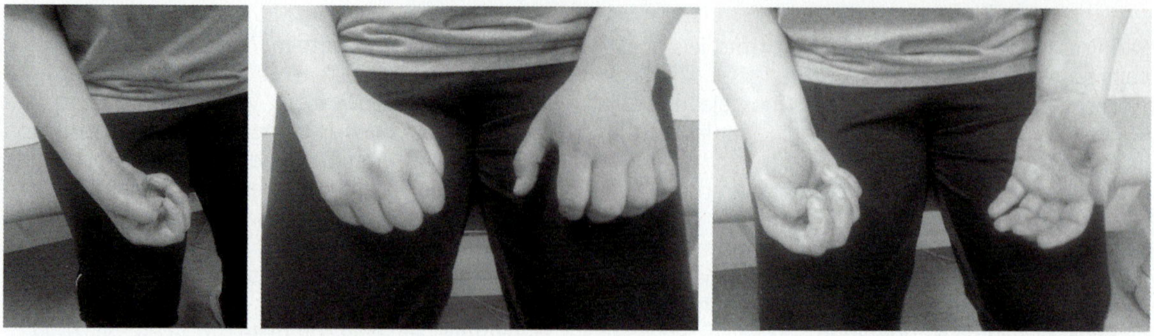

Elle est en arrêt de travail depuis l'accident, assume péniblement ses activités du quotidien comme l'habillage et ne monte plus à cheval, sa passion. Elle dit rester chez elle la plupart du temps.

### Question 1

Dans cette observation, quel(s) est(sont), parmi les items suivants, celui(ceux) qui relève(nt) de la déficience ?

**A** Main droite œdématiée
**B** Arrêt de travail depuis le traumatisme
**C** Paresthésies permanentes
**D** Aide pour l'habillage
**E** Ne monte plus à cheval

### Question 2

Dans cette observation, quel(s) est(sont), parmi les items suivants, celui(ceux) qui relève(nt) de la limitation d'activité ?

**A** Main froide, rétractée
**B** Arrêt de travail impactant son humeur
**C** Reste enfermée chez elle
**D** Aide pour l'habillage
**E** Difficulté pour saisir les objets

### Question 3

Quels critères peuvent être utilisés pour confirmer ou infirmer le diagnostic de syndrome douloureux régional complexe ?

### Question 4

Quel(s) examen(s) est(sont) nécessaire(s) pour confirmer le diagnostic ?

**A** Aucun, le diagnostic est simplement clinique
**B** Une radiographie pour l'aspect d'ostéoporose mouchetée
**C** Une IRM considérant l'antécédent de traumatisme direct
**D** Une scintigraphie qui pourra affirmer l'hyperfixation du traceur aux trois temps
**E** L'échographie Doppler pour confirmer les modifications de la microcirculation

### Question 5

Concernant le pronostic de récupération du syndrome douloureux complexe régional, quelle(s) est(sont) la(les) réponse(s) vraie(s) parmi les propositions suivantes ?

**A** Les critères de Budapest fixent le pronostic
**B** L'œdème douloureux est de mauvais pronostic
**C** Le pronostic du syndrome douloureux régional complexe est difficile à établir
**D** La scintigraphie permet de préciser le mode évolutif
**E** Les atteintes bilatérales sont de mauvais pronostic

### Question 6

Quelle(s) technique(s) rééducative(s) pouvez-vous proposer en première intention ?

**A** Mobilisations et prévention des rétractions tendineuses
**B** Lutte contre l'œdème
**C** Thérapie en miroir
**D** Thérapie contrainte (immobilisation du membre sain pour contraindre l'utilisation du membre atteint)
**E** Physiothérapie antalgique



# Réponses

## *Cas clinique 1*

### Question 1

Vrai : B, D.

Remarque : le déficit isolé du moyen fessier est rarissime dans l'AVC (réponse A) ; le steppage est rare dans l'hémiparésie, les compensations proximales n'étant pas suffisantes (réponse C) ; l'atteinte dans le territoire superficiel de l'artère cérébrale moyenne droite ne donne pas de signe cérébelleux (ni atteinte cérébelleuse anatomique, ni atteinte des voies cérébelleuses, principalement le thalamus dont la vascularisation dépend de la circulation postérieure) (réponse E).

### Question 2

Vrai : A, B, D.

Remarque C : type de marche du syndrome cérébelleux (réponse C) ; type de marche de l'astasie–abasie (réponse E).

### Question 3

Concernant les conséquences des troubles moteurs liés à l'atteinte de la voie cortico-spinale Vrai : A, B, C, E.

Remarque : l'hyperactivité du muscle quadriceps participe au fauchage (réponse D).

### Question 4

Vrai : B, C, E.

Remarque : au moins 10° (réponse A) ; au moins 110° (réponse D).

### Question 5
Vrai : B, C, E.
Remarque : il faut utiliser une analyse quantifiée de la marche pour évaluer la cinématique articulaire (réponse A) ; la vidéoscopie ne permet pas de chiffrer la vitesse de la marche (réponse D).

## Cas clinique 2

### Question 1
Vrai : A, B, D, E.
Remarque : symptomatologie neurologique périphérique.

### Question 2
Vrai : A, B, D, E.
Remarque : les impériosités sont la conséquence d'une lésion neurogène centrale et non périphérique.

### Question 3
Vrai : B, D.
Remarque : les réponses A et C sont typiquement neurogènes centraux et le vaginisme est plutôt une pathologie psychogène.

### Question 4
Vrai : A, B.
Remarque : Cette question fait référence à la distinction entre déficience et limitation d'activité (une échelle de symptômes est bien une échelle de déficience contrairement à la MIF. Elle fait aussi référence aux échelles spécifiques des troubles urinaires par opposition aux échelles génériques ou anorectales.

### Question 5
Vrai : A, B, C, D.
Remarque : bilan du fonctionnement vésicosphinctérien et de son retentissement.

### Question 6
Vrai : A, B.
Remarque : les objectifs sont une vidange vésicale complète et à basse pression, et la lutte contre l'incontinence urinaire à l'effort avant de discuter d'une chirurgie de continence.

## Cas clinique 3

### Question 1
Vrai : A, E.
Remarque : déficiences (réponses B, C et D).

### Question 2
Vrai : A, B, D

### Question 3
Vrai : A, C, D, E.

### Question 4
Vrai : A, E.
Remarque : auscultation libre, pas de kinésithérapie respiratoire préventive (réponse B) ; 0 à la question si réponse C cochée ; pas à ce stade (réponse D).

## Cas clinique 4

### Question 1
Vrai : D.
Remarque : devant une lombalgie aiguë (< 6 semaines) du sujet jeune sans « drapeaux rouges » ni signes de gravité, il s'agit le plus vraisemblablement, par argument de fréquence, d'une lombalgie aiguë « commune ». Dans cette situation, aucun examen complémentaire n'est nécessaire et l'évolution est spontanément favorable dans 90 % des cas. La réalisation de radiographies standard est recommandée par la HAS en cas de persistance des douleurs plus de 7 semaines, malgré un traitement médical bien conduit. Cependant, les radiographies ne sont pas un examen sensible, notamment en cas de pathologie rachidienne débutante. Le scanner permet de visualiser avec une meilleure sensibilité les anomalies osseuses et articulaires, alors que l'IRM permet de mieux visualiser le disque intervertébral, le sac dural et les parties molles paravertébrales.

### Question 2
Vrai : A, B, E.
Remarque : les traitements de première intention dans la lombalgie aiguë commune visent à réduire l'intensité des douleurs et reposent sur les antalgiques, les anti-inflammatoires non stéroïdiens et les myorelaxants. Ils sont prescrits sur une courte durée. Leur prescription doit tenir compte des comorbidités du patient (par exemple : âge, facteurs de risque cardiovasculaires, insuffisance rénale) et des éventuelles contre-indications (ulcère gastroduodénal actif, risque de somnolence avec les myorelaxants, interactions médicamenteuses). Les antalgiques de palier 3 ne sont pas indiqués et la kinésithérapie n'a pas montré d'intérêt en première intention.

### Question 3
Vrai : B, C.
Remarque : il faut rassurer le patient et lui recommander de poursuivre le maximum d'activités physiques tolérables. Le repos ou l'arrêt de travail ordonnés sont délétères, car ils peuvent retarder la guérison voire favoriser une chronicisation des douleurs, c'est-à-dire leur persistance au-delà de 3 mois.

### Question 4
Vrai : A, C, D.
Remarque : les objectifs de la kinésithérapie en cas de lombalgie subaiguë (durée comprise entre 6 semaines et 3 mois) sont de réduire les déficiences musculo-squelettiques liées à la lombalgie et de prévenir leur aggravation, en particulier l'enraidissement progressif des plans sus- et sous-pelviens, l'insuffisance d'endurance et de force des muscles spinaux et le déconditionnement à l'effort. Le patient doit également apprendre un programme d'exercices et d'activité physique adapté et le

réaliser de manière régulière et autonome. Obtenir l'antalgie complète n'est pas un objectif de la kinésithérapie. Toutefois, des techniques à visée antalgique sont parfois utiles pour faciliter la réalisation des séances de kinésithérapie. L'ouverture du canal lombaire est un objectif de kinésithérapie dans le canal lombaire rétréci.

### Question 5

Vrai : A, B, C, D, E.

Remarque : les programmes de réentraînement à l'effort sont des programmes multidisciplinaires intensifs d'éducation, de rééducation et de réadaptation destinés aux patients lombalgiques chroniques en situation de handicap, c'est-à-dire qui présentent des déficiences, limitations d'activité et restrictions de participation persistantes malgré un traitement initial bien conduit. Les programmes de réentraînement à l'effort visent à réduire le syndrome de déconditionnement à l'effort associé à la lombalgie chronique. Ce syndrome associe une diminution des performances physiques, un retentissement psychologique et des difficultés socioprofessionnelles. La prise en charge en est nécessairement multidisciplinaire.

## Cas clinique 5

### Question 1

Vrai : A, C.

Remarque : participation (réponses B et E); limitation d'activité (réponse D).

### Question 2

Vrai : D, E.

### Question 3

Réponse : critères de Budapest.

### Question 4

Vrai : A.

Remarque : aucun examen n'est nécessaire pour confirmer le diagnostic.

### Question 5

Vrai : C.

Remarque : critères diagnostiques.

### Question 6

Vrai : A, B, C, E.

Remarque : la thérapie en miroir peut être utilisée précocement (réponse C); la thérapie contrainte est employée dans l'AVC (réponse D).

CHAPITRE 28

# QCM

## Questions

### QCM 1

Un patient hémiplégique vient vous consulter pour un trouble de la marche. L'analyse de sa marche est proposée dans la vidéo 28.1. Quelle(s) proposition(s) est(sont) exacte(s) ?

- **A** La vidéo montre une hypertonie d'origine pyramidale du triceps sural
- **B** La vidéo montre un clonus du pied
- **C** La vidéo montre un tremblement de repos du membre supérieur
- **D** La vidéo montre une hémiplégie flasque
- **E** La vidéo montre une hypertonie pyramidale qui est plastique

### QCM 2

Concernant la visite de non contre-indication à la pratique sportive :

- **A** L'ECG de repos est conseillé à partir de 12 ans lors de la délivrance de la première licence
- **B** L'ECG peut se faire sans voir physiquement le patient
- **C** L'ECG permet la délivrance du certificat médical et s'inscrit dans une logique de prévention
- **D** L'épreuve d'effort est obligatoire seulement à partir de plus de 10 heures de sport par semaine
- **E** L'épreuve d'effort peut être effectuée par tout médecin thésé indépendamment de sa spécialité

### QCM 3

Quelles sont les objectifs de la prescription d'une orthèse de repos dans la rhizarthrose (arthrose de la base du pouce) ?

- **A** Réduire les douleurs de la base du pouce
- **B** Lutter contre la déformation en pouce adductus (subluxation dorsale et radiale du 1er métacarpien par rapport au trapèze)
- **C** Améliorer la force des pinces pollici-digitales
- **D** Ralentir l'évolution radiologique de la rhizarthrose
- **E** Maintenir l'ouverture de l'angle entre les 1er et 2e métacarpiens (pouce en abduction et antépulsion)

### QCM 4

Quels sont les principes de prescription d'une cure thermale ?

- **A** Seul un médecin spécialiste peut prescrire une cure thermale
- **B** La prescription doit mentionner l'absence de contre-indication
- **C** La station proposée doit correspondre à l'affection principale qui motive la cure
- **D** L'orientation thérapeutique principale doit être indiquée
- **E** Le diagnostic médical précis doit être indiqué

### QCM 5

Le(s) professionnel(s) susceptible(s) de confectionner des orthèses plantaires sur mesure est(sont) :

- **A** Le médecin MPR
- **B** L'ergothérapeute
- **C** Le pédicure-podologue
- **D** L'orthoprothésiste
- **E** Le podo-orthésiste

### QCM 6

Parmi les propositions suivantes, laquelle(lesquelles) est(sont) vraie(s) ?

- **A** Les ergothérapeutes libéraux réalisent des actes de rééducation qui ne sont pas pris en charge par l'assurance maladie
- **B** Les psychomotriciens libéraux réalisent des actes de rééducation qui sont pris en charge par l'assurance maladie
- **C** Les kinésithérapeutes libéraux réalisent des actes de rééducation répertoriés dans la nomenclature générale de la Sécurité sociale
- **D** L'exercice de l'ergothérapie se fait majoritairement dans le secteur libéral
- **E** L'exercice de la psychomotricité se fait majoritairement dans le secteur salarié

### QCM 7

À propos des troubles de la marche :

- **A** L'astasie–abasie peut être un signe d'hydrocéphalie
- **B** Les embardées sont caractéristiques de la marche du patient parkinsonien



*Médecine physique et de réadaptation*

C Le fauchage est lié à la spasticité des muscles extenseurs du genou
D Le steppage est principalement lié à une spasticité isolée du muscle triceps sural
E La boiterie avec salutation est liée à un défaut de flexion de hanche

## QCM 8

Une personne présente une pathologie pouvant être source de difficultés à la conduite automobile (item 115). Parmi les propositions suivantes, laquelle(lesquelles) est(sont) exacte(s) ?

A Le médecin doit informer le patient de la démarche à suivre
B Pour faire valider son permis de conduire, le patient doit faire des démarches auprès de la MDPH
C Pour financer des aménagements de la voiture, une demande peut être réalisée auprès de la préfecture
D C'est au médecin de signaler les patients à risque de difficultés à la conduite auprès de la préfecture
E Un bilan sur simulateur automobile ou en auto-école peut être réalisé au préalable

## QCM 9

Un retard des acquisitions est découvert chez un enfant de 24 mois. Une prise en charge rééducative est nécessaire (items 54, 115, 118). Parmi les propositions suivantes laquelle(lesquelles) est(sont) exacte(s) ?

A Il est nécessaire de prendre en compte la croissance et le développement de l'enfant dans la prise en charge
B Il faudra réaliser un projet thérapeutique global et multidisciplinaire propre à l'enfant et à la nature de son handicap
C La psychomotricité fait l'objet d'une nomenclature des actes donnant lieu à un remboursement par la caisse d'assurance maladie
D L'ergothérapeute réalise un bilan de déglutition
E Le centre d'action médico-sociale précoce (CAMPS) peut être un lieu d'accueil et de prise en charge pour cet enfant



## QCM 10

Un patient paraplégique en fauteuil roulant manuel présente une escarre sacrée (item 116). Parmi les propositions suivantes concernant l'évaluation et la prise en charge d'une escarre laquelle(lesquelles) est(sont) exacte(s) ?

A Le stade 3 d'une escarre correspond à une lésion cutanée partielle intéressant l'épiderme, le derme ou les deux
B L'escarre sacrée est une complication de la position assise prolongée
C L'ostéite est une complication possible de l'escarre sacrée
D L'installation au fauteuil devra être réévaluée
E La prise en charge chirurgicale ne fait pas partie des principes possibles de prise en charge d'une escarre de stade 3

## QCM 11

Dans les suites d'un accident de travail, un ouvrier de 40 ans, en bon état général, est amputé au niveau de son avant-bras droit, il va devoir être appareillé par prothèse (items 324 et 115). Parmi les propositions suivantes concernant la prescription de l'appareillage, laquelle(lesquelles) est(sont) exacte(s) ?

A Les prothèses relèvent du grand appareillage
B La demande de reconnaissance en tant que travailleur handicapé se fait auprès de la caisse primaire d'assurance maladie
C Les prothèses sont réalisées par les ergothérapeutes
D Tout médecin peut prescrire une prothèse
E Seule la MDPH finance les grands appareillages

## QCM 12

Une patiente dans les suites d'un AVC présente des fausses routes à la moindre déglutition et à la salive (item 53). Parmi les propositions suivantes, laquelle(lesquelles) est(sont) exacte(s) ?

A Une évaluation auprès d'une orthophoniste peut être réalisée
B Il ne faut pas adapter la texture des aliments
C Une sonde nasogastrique doit être posée
D La bonne installation au repas est importante dans la prévention des fausses routes
E La pneumopathie d'inhalation est une des complications

## QCM 13

Parmi les propositions suivantes, quelles sont les deux propositions exactes ? La mesure d'indépendance fonctionnelle (MIF) est une échelle :

A Générique qui mesure les limitations d'activité
B Générique qui mesure les restrictions de participation
C Spécifique des atteintes neurologiques
D Spécifique qui mesure les limitations d'activité
E Qui mesure les fonctions motrices et cognitives

## QCM 14

Quelle(s) est(sont) la(les) proposition(s) exacte(s) ? L'ergothérapeute utilise des techniques de rééducation qui permettent :

A La prévention du risque cutané
B Le réentraînement à l'effort
C L'utilisation des aides techniques
D L'amélioration de la communication
E L'adaptation de l'environnement de vie quotidienne

## QCM 15

Parmi les propositions suivantes, quelles sont les deux échelles qui mesurent le risque d'escarre ?

**A** L'échelle d'Ashworth
**B** L'échelle de Norton
**C** L'échelle de Rankin
**D** L'échelle de Waterlow
**E** Le score de Barthel

## QCM 16

Parmi les propositions suivantes, quelles sont les deux propositions qui correspondent à des limitations d'activité ?

**A** Il ne peut pas marcher plus de 200 mètres
**B** Elle a une toux grasse
**C** Il ne peut plus lever la jambe pour monter les escaliers
**D** Elle n'arrive pas à mettre ses chaussures
**E** Il a une hémiplégie

## QCM 17

Une femme de 40 ans, atteinte de SEP, présente une poussée qui se traduit par une hémiplégie spastique et des troubles du langage. Parmi les propositions suivantes, quels sont les objectifs de votre prescription de kinésithérapie ?

**A** Ralentir l'évolution
**B** Rééduquer le langage
**C** Éviter une nouvelle poussée
**D** Maintenir les possibilités de marche
**E** Éviter les raideurs articulaires

## QCM 18

Parmi les propositions suivantes concernant la scolarisation de l'enfant en situation de handicap, indiquez celle(s) qui est(sont) vraie(s) :

**A** Tout enfant doit être scolarisé
**B** En termes de scolarisation, la priorité est de privilégier le maintien au domicile et l'intégration en milieu scolaire ordinaire
**C** Un enfant ayant un trouble des apprentissages peut être orienté vers un dispositif spécialisé type CLIS ou UPI
**D** Certaines actions d'aide à la scolarisation de l'enfant et de soutien peuvent être effectuées sans passer par la MDPH
**E** La MDPH n'intervient pas dans l'orientation scolaire d'un enfant en situation de handicap.

## QCM 19

Parmi les situations suivantes, quelles sont celles imposant en première intention une immobilisation stricte au lit ?

**A** Accident vasculaire cérébral ischémique sur sténose carotidienne sévère, à la phase aiguë
**B** Fracture vertébrale ostéoporotique hyperalgique dans les premières 24 heures
**C** Poussée de rhumatisme inflammatoire chronique
**D** Postopératoire de prothèse totale de hanche à J3
**E** Escarres ischiatiques chez un blessé médullaire thoracique complet

## QCM 20

Six mois après un AVC responsable d'une hémiplégie massive gauche, vous voyez un patient de 75 ans en consultation. Il est sorti 1 mois plus tôt de l'établissement de soins de suite et de réadaptation polyvalent dans lequel il était pris en charge depuis cet AVC. Il est capable de marcher avec une canne, mais n'a pas récupéré de motricité volontaire au niveau du membre supérieur gauche, qui présente une spasticité importante. Concernant sa prise en charge à ce stade :

**A** Une orthèse suro-pédieuse de type releveur peut être utile s'il présente un pied tombant en phase oscillante du pas
**B** Une chaussure thérapeutique sur mesure peut être prescrite en cas de pied varus équin instable pendant la phase d'appui
**C** Une orthèse de fonction peut lui être prescrite pour prévenir la rétraction des fléchisseurs des doigts
**D** La kinésithérapie à ce stade a pour but de faire récupérer la motricité du membre supérieur gauche
**E** Il n'y a plus d'intérêt à l'ergothérapie après la sortie d'hospitalisation

## QCM 21

Un collègue vous montre la vidéo d'un de ses patients (vidéo 28.2). Devant le trouble de la marche que vous observez, vous pouvez lui dire que :

**A** Cette limitation d'activité a obligatoirement comme conséquence une restriction de participation
**B** Ce type de marche est classiquement secondaire à une lésion extrapyramidale
**C** L'ergothérapie est la discipline paramédicale la plus adaptée pour améliorer cette limitation d'activité
**D** L'absence de flexion du genou peut être liée à une paralysie atteignant les fléchisseurs de hanche
**E** L'absence de flexion du genou peut être liée à une co-contraction des fléchisseurs et extenseurs de cheville

## QCM 22

Monsieur L., 56 ans, 83 kg pour 1,75 m, vous consulte pour une gonarthrose fémoro-tibiale médiale droite douloureuse. Son score algo-fonctionnel de Lequesne est à 3. Vous n'observez pas de boiterie à la marche. Il n'y a ni épanchement intra-articulaire, ni enraidissement articulaire. Quelles mesures non médicamenteuses lui proposez-vous ?

**A** Pratique d'une activité physique régulière
**B** Contre-indication à la pratique des sports en charge

**C** Perte de poids
**D** Exercices de renforcement des muscles stabilisateurs du genou, en particulier des muscles valgisateurs du genou
**E** Port d'une canne à gauche

# Réponses

## QCM 1

Vrai : B.

## QCM 2

Vrai : A, C, E.
Remarque : 0 à la question si réponse B cochée ; l'ECG de repos est recommandé tous les 3 ans entre 12 et 25 ans (réponse A) ; la visite comprend l'interrogatoire et l'examen physique, la délivrance d'un certificat médical se fait sur la base d'un examen complet et avec une trace dans le dossier médical (réponse B) ; l'épreuve d'effort est recommandée à partir de 35 ans et, en fonction des fédérations, dans le cadre du suivi des sportifs de haut niveau (réponse D) ; il faut être « docteur en médecine », donc thésé pour rédiger un certificat médical de non contre-indication, quelle que soit la spécialité. Lors de cette signature, on engage sa responsabilité, il y a une obligation de moyen dans la réalisation de la visite, il est donc important d'avoir les compétences pour la réaliser (réponse E).



## QCM 3

Vrai : A, B, E.
Remarque : la rhizarthrose est une atteinte dégénérative des articulations de la base du pouce, en premier lieu l'articulation trapézo-métacarpienne et parfois l'articulation scapho-trapézienne. Elle touche principalement les femmes après la ménopause. Elle évolue par poussées et se manifeste par des douleurs mécaniques, une déformation et une enraidissement progressif intéressant les articulations de la base du pouce. Elle limite les activités manuelles en particulier celles qui nécessitent l'usage des pinces pollici-digitales et peut restreindre les patients dans leur participation professionnelle ou de loisirs. L'orthèse de repos est indiquée en cas de rhizarthrose douloureuse et lorsque la déformation est encore réductible. Elle doit être portée plusieurs heures, plutôt la nuit, et a montré son efficacité dans la réduction des douleurs et du handicap à 1 an. Son effet structural n'a pas été démontré.

## QCM 4

Vrai : B, C, D.
Remarque : la prise en charge des cures thermales repose sur le principe de l'entente préalable. Pour ce faire, le patient doit adresser sa demande aux organismes sociaux avant de partir en cure thermale et obtenir l'accord de ces derniers avant de la débuter, s'il souhaite obtenir un remboursement. Le médecin traitant est amené à remplir la partie médicale de la demande d'entente préalable (CERFA 1113902 Cure thermale, questionnaire de prise en charge). Dans la partie du formulaire réservé au prescripteur, le médecin doit indiquer l'orientation thérapeutique principale parmi 12 orientations possibles (par exemple : rhumatologie, voies respiratoires, phlébologie, etc.) et prescrire une station thermale. L'orientation indiquée et la station proposée doivent correspondre à l'affection principale qui motive la cure. Il n'est pas demandé d'indiquer le diagnostic médical précis. En revanche, le médecin doit attester l'absence de toute contre-indication liée à l'état général du malade connue à ce jour.

## QCM 5

Vrai : C, E.
Remarque : 0 à la question si réponse C non cochée.

## QCM 6

Vrai : A, C, E.

## QCM 7

Vrai : A, C.
Remarque : B : embardées liées au syndrome cérébelleux (réponse B) ; steppage lié à la faiblesse des muscles fléchisseurs de cheville (réponse D) ; défaut d'extension de hanche (réponse E).

## QCM 8

Vrai : A, E.
Remarque : c'est au patient de faire la démarche de se signaler auprès de la commission médicale de la préfecture, le médecin ne fait un signalement qu'en cas de danger imminent évident. La MDPH peut participer au financement des aménagements, l'AGEPIPH ou le FIPHFP aussi si le véhicule est utilisé au travail. Seul un médecin agréé par la préfecture peut valider le permis, il peut utiliser les informations fournies par le patient et notamment les résultats du test fait sur simulateur de conduite.

## QCM 9

Vrai : A, B, E.
Remarque : seuls les actes de kinésithérapie et d'orthophonie font l'objet d'une prise en charge par l'assurance maladie et ont une nomenclature à la LPPR. Les actes d'ergothérapie en libéral peuvent être financé par la MDPH en fonction des situations. Le CAMSP est la structure pluridisciplinaire qui assure le suivi et le dépistage des troubles du développement psychomoteurs des enfants jusqu'à 6 ans ; une demande et une notification par la MDPH ne sont pas nécessaires pour y accéder.

## QCM 10

Vrai : B, C, D.
Remarque : stade 1 = rougeur ne disparaissant pas à la pression ; stade 2 = phlyctène ou phlyctène ouverte ; stade 3 = escarre superficielle ; stade 4 = escarre en profondeur.

## QCM 11

Vrai : A.
Remarque : les appareillages sur moulages sont dans la catégorie des « grands appareillages », ils sont pris en charge à 100 % et prescrits sur un formulaire spécial. La RQTH est prononcée en CDAPH par la MDPH. Les orthoprothésistes fabriquent les grands appareillages. Les sources de financement sont multiples (assurance maladie ; employeur si accident du travail, car la responsabilité de l'employeur est en jeu ; AGEFIPH si l'appareillage est utilisé au travail, MDPH en complément).

## QCM 12

Vrai : A, C, D, E.
Remarque : l'orthophoniste participe à l'évaluation des troubles de la déglutition. La sonde nasogastrique est indiquée pour l'alimentation, car les fausses routes sont systématiques.

## QCM 13

Vrai : A, E.

## QCM 14

Vrai : A, C, D, E
Remarque : prévention du risque cutané par le positionnement (réponse A).

## QCM 15

Vrai : B, D.

## QCM 16

Vrai : A, D.
Remarque : le fait de ne pas lever la jambe pour monter les escaliers est une déficience et ne peut présupposer de la limitation d'activité concernant les escaliers. Celle-ci est probable mais s'il n'a pas l'occasion de monter des escaliers, il n'y a pas de limitation d'activité. L'évaluation n'est pas théorique mais contextualisée depuis la CIF.

## QCM 17

Vrai : D, E.
Remarque : La kinésithérapie n'a aucun effet démontré sur l'évolution des pathologies mais limite l'apparition de complications (réponse A).

## QCM 18

Vrai : A, B, C, D.
Remarque : 0 à la question si réponse B non cochée. Pour les enfants handicapés, voir items ECN 53, 54, 115 et 117. Concernant la scolarité, il existe une obligation légale à la scolarisation de tout enfant. La sollicitation de la MDPH (par les parents ou les services scolaires) aboutit à la proposition d'un plan personnalisé de scolarisation. Un enfant avec un handicap d'origine cognitive bénéficiera d'une scolarisation ordinaire avec une aide rééducative en libéral (orthophonie, neuropsychologue, ergothérapie). Si c'est impossible, une scolarité adaptée peut être proposée : classe pour l'inclusion scolaire (CLIS), unité pédagogique d'intégration (UPI), section d'enseignement général et professionnel adapté (SEGPA). Si celle-ci est irréalisable, il sera orienté vers un institut médico-éducatif (IME).

## QCM 19

Vrai : A, B, E.
Remarque : 0 à la question si réponse D cochée ; prévention de l'aggravation de l'ischémie en zone de pénombre si sténose artérielle carotidienne (hypoperfusion) (réponse A) ; immobilisation à visée antalgique en attendant l'appareillage rachidien d'immobilisation (réponse B) ; un rhumatisme inflammatoire peut imposer un repos mais pas en décubitus strict (réponse C) ; il faut verticaliser rapidement les patients après prothèse totale de hanche et ne surtout pas les restreindre au lit (réponse D) ; il n'est pas possible de laisser un paraplégique s'asseoir au fauteuil sur son escarre ischiatique donc l'alitement est indispensable (réponse E).

## QCM 20

Vrai : A, B.
Remarque: toute possibilité d'améliorer la marche est envisageable en fonction de l'examen clinique et des demandes du patient (A et B). Une orthèse de fonction suppose une motricité sous jacente puisqu'elle aide à fonctionner. Sinon il s'agit d'une orthèse de posture. (C) La kinésithérapie à la phase chronique a plutôt comme objectifs un entretien des mobilités et des fonctions existantes. (D) L'ergothérapie peut intervenir à tout moment en fonction de l'évolution (E).

## QCM 21

Vrai : D.
Remarque : une limitation d'activité peut ne pas avoir comme conséquence de restriction de participation si les facteurs personnels et de l'environnement compensent (réponse A) ; il s'agit d'une lésion pyramidale (hémiplégie) (réponse B) ; la kinésithérapie est la technique la plus appropriée pour améliorer

la marche (réponse C); une absence de flexion de hanche entraîne une absence de flexion de genou (réponse D); une co-activation des fléchisseurs et extenseurs de cheville a peu de conséquences sur la flexion du genou (réponse E).

## QCM 22

Vrai : A, C, D.

Remarque : les mesures non médicamenteuses font partie du traitement de première intention de la gonarthrose symptomatique et doivent être proposées à tous les patients souffrant de gonarthrose quel que soit le stade de leur maladie. Selon les recommandations 2014 de l'*Osteoarthritis Research Society International* (OARSI), ces mesures associent l'activité physique sous la forme d'exercices à sec et/ou en milieu aquatique, le contrôle du poids, le renforcement musculaire, l'auto-soin *(self-management)* et l'éducation du patient. Les autres mesures non médicamenteuses sont à adapter en fonction du patient et de sa maladie. L'arthrose des membres inférieurs (par exemple, arthrose de hanche ou de genou) ne contre-indique pas la pratique des sports en charge. Toutefois, un repos sportif relatif et temporaire peut être conseillé en cas de poussée inflammatoire d'arthrose. Dans le cas de Monsieur L., le retentissement algo-fonctionnel de la gonarthrose est faible et ne justifie pas la prescription d'une canne. Le renforcement des muscles valgisateurs permet de réduire les contraintes mécaniques sur le compartiment médial. Le renforcement des muscles varisateurs permettrait de réduire les contraintes mécaniques sur le compartiment latéral et serait indiqué en cas de gonarthrose fémorotibiale latérale.

# Index

## R



## S



## T



## V

# Cahier couleur

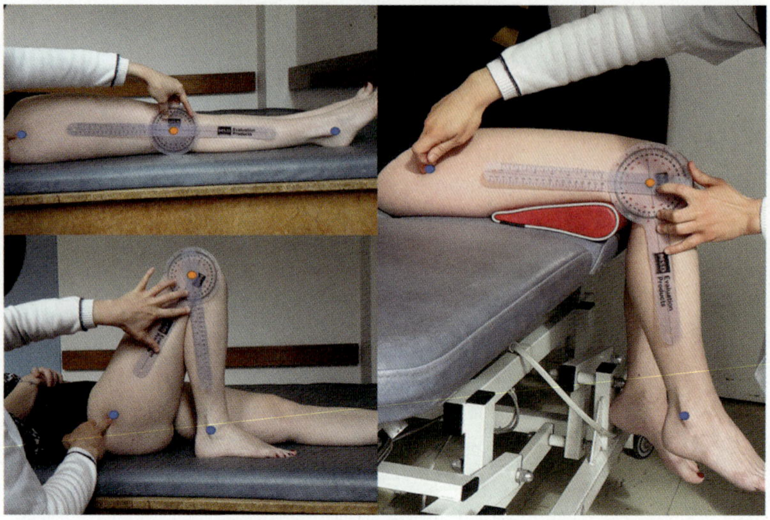

**Fig. 3.1 Mesure goniométrique des amplitudes de genou.**

L'axe du goniomètre (en orange) est placé sur l'axe de flexion/extension de genou. Les repères osseux (en bleu) sont en regard du grand trochanter en proximal et en regard de la malléole latérale en distal. Il est à noter que la position de hanche modifie les amplitudes en raison de la résistance qui peut être provoquée par l'hypo-extensibilité des ischiojambiers (pour l'extension) et le droit fémoral (pour la flexion).

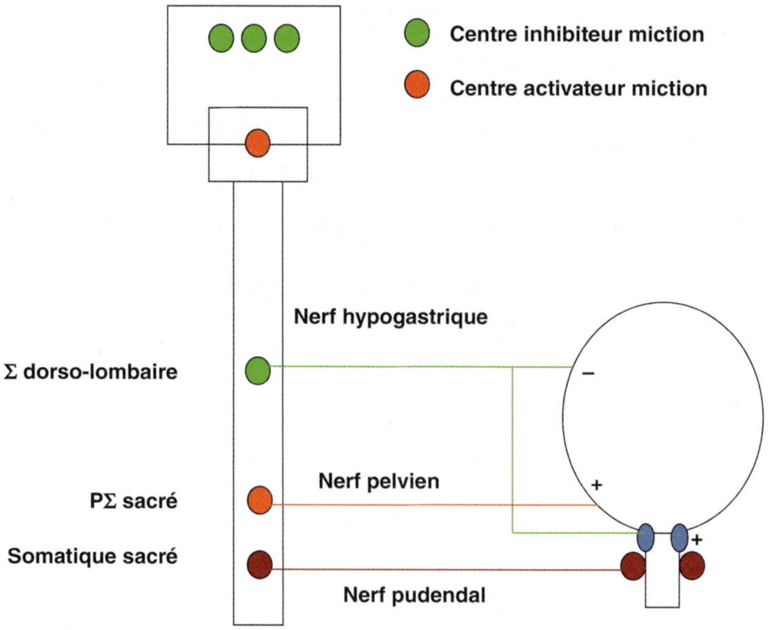


**Fig. 4.1 Distribution périphérique de l'innervation vésicale.**

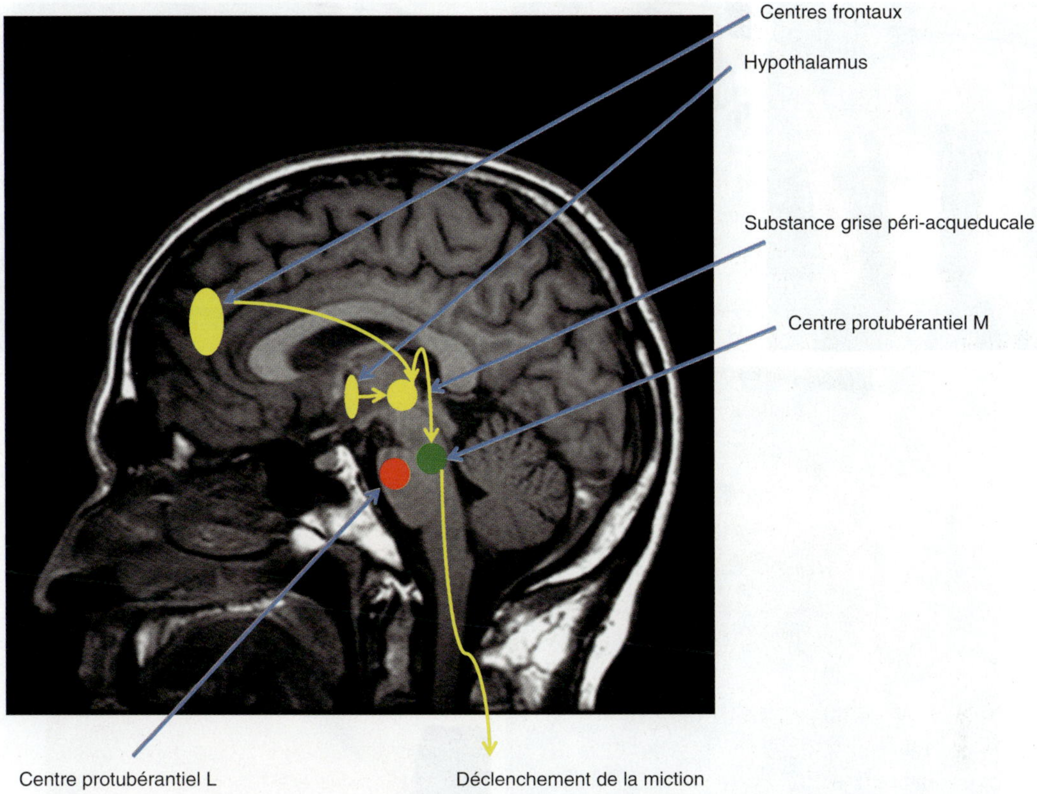


**Fig. 4.2** **Centres impliqués dans le déclenchement de la miction.**

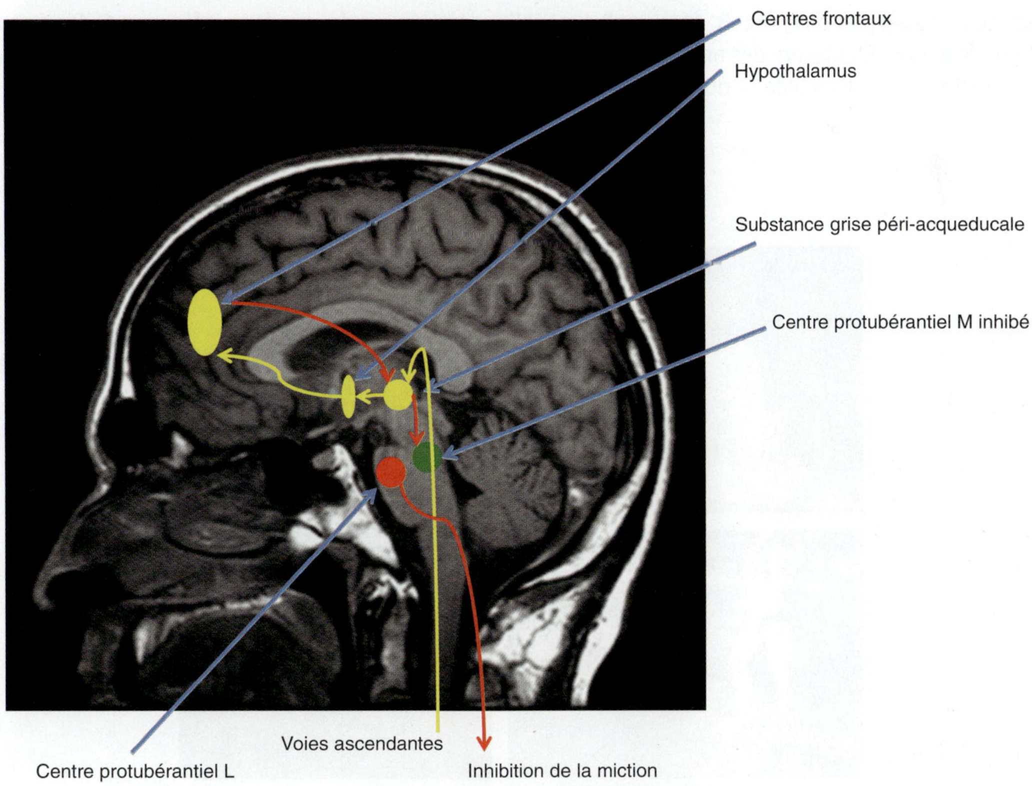


**Fig. 4.3** **Centres impliqués dans la phase de remplissage (inhibition de la miction).**

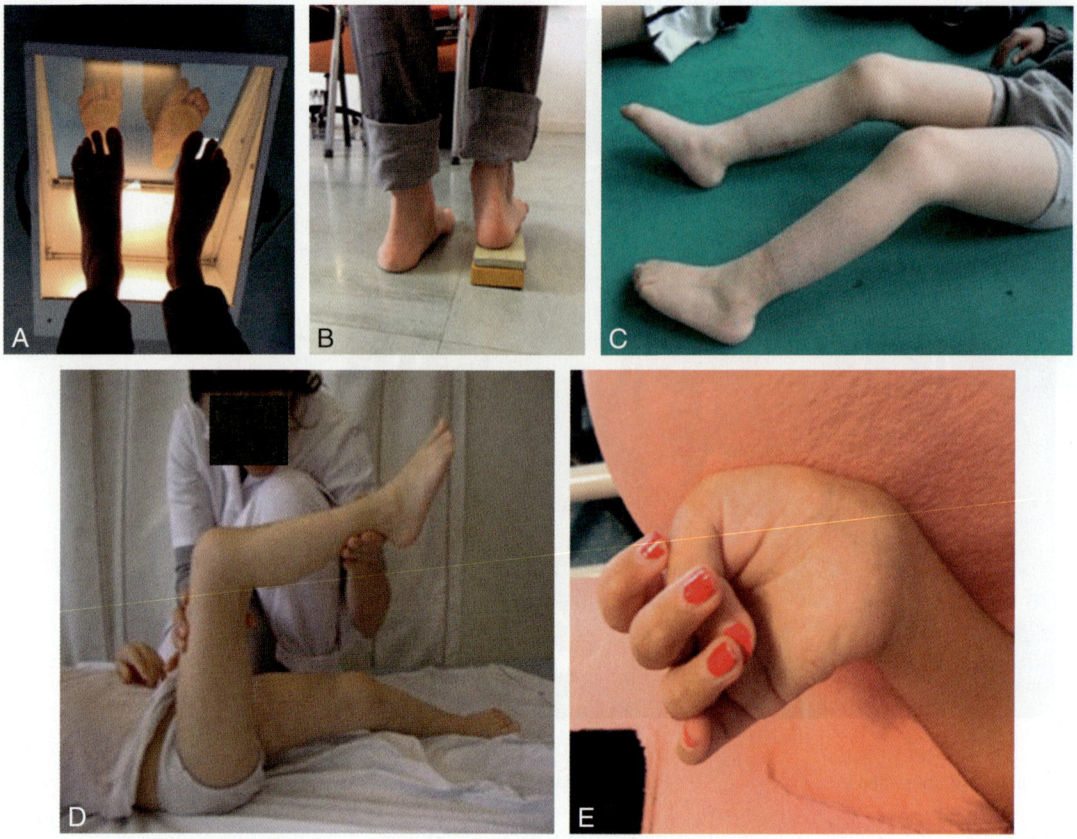


**Fig. 8.3 Examen clinique.**

A. Podoscopie : pied plat ou creux. B. Mesure de l'inégalité de longueur de membres inférieurs. C. Pied en équin et flessum de genou. D. Mesure des amplitudes articulaires : angle poplité. E. Déformation du membre supérieur : pouce adductus, inclinaison ulnaire du poignet.

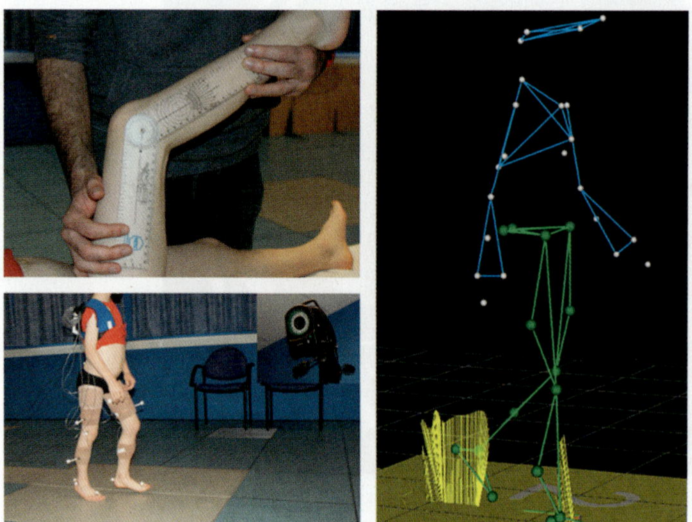

**Fig. 8.4 Analyse quantifiée de la marche.**

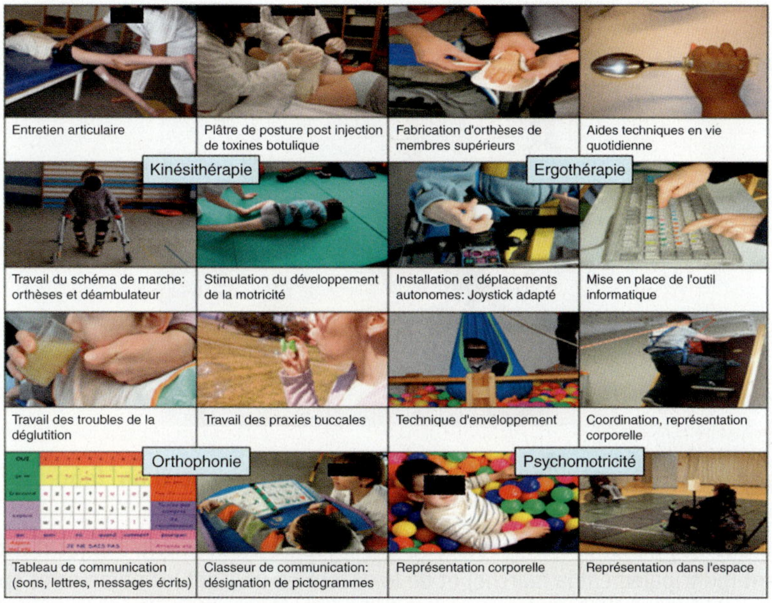


**Fig. 8.6 La diversité des prises en charge.**

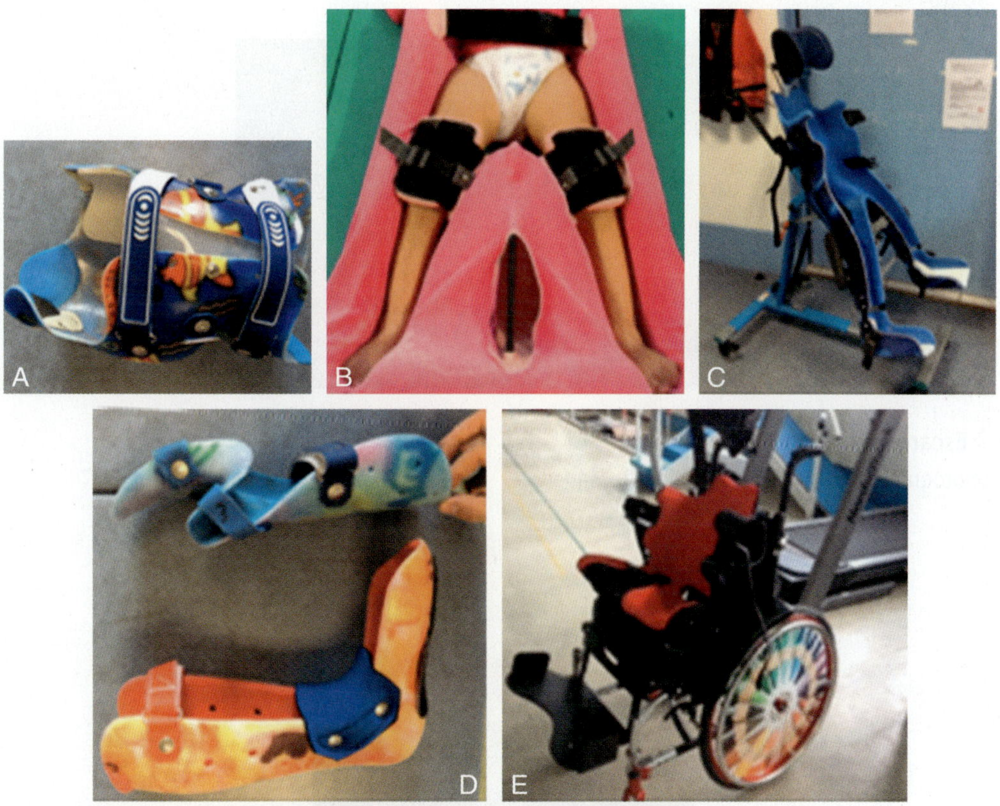


**Fig. 8.7 Illustration d'appareillage en pédiatrie.**

A. Corset lors de scolioses. B. Matelas mousse : installation de nuit. C. Coquille de verticalisation. D. Orthèse de posture nocturne de membre supérieur et de membre inférieur. E. Coquille de station assise.

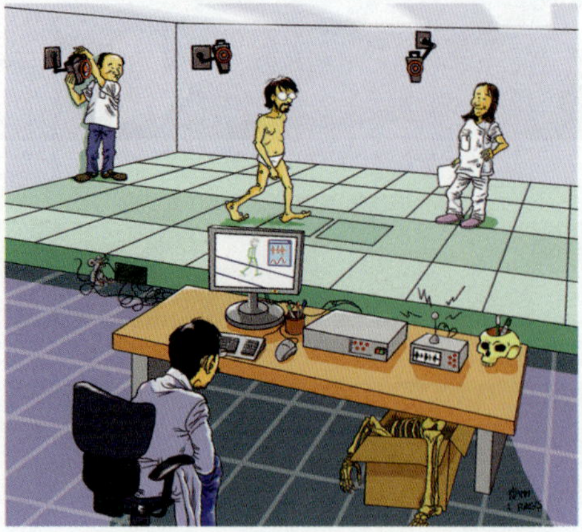

**Fig. 12.2 Dispositif expérimental et principes de fonctionnement d'un laboratoire d'analyse du mouvement.**

Exemple de configuration de matériel d'un laboratoire d'analyse du mouvement. L'objectif est de capturer/enregistrer le mouvement (principalement la marche) et de le décrire en utilisant les paramètres spatio-temporaux et les paramètres cinématiques articulaires obtenus à partir de capteurs optiques (mouvements de chaque articulation dans les 3 plans), les paramètres cinétiques articulaires obtenus à partir de plateformes de forces intégrées au sol (mesure des contraintes appliquées aux articulations) et enfin l'activité musculaire recueillie par électromyographie quantitatives.

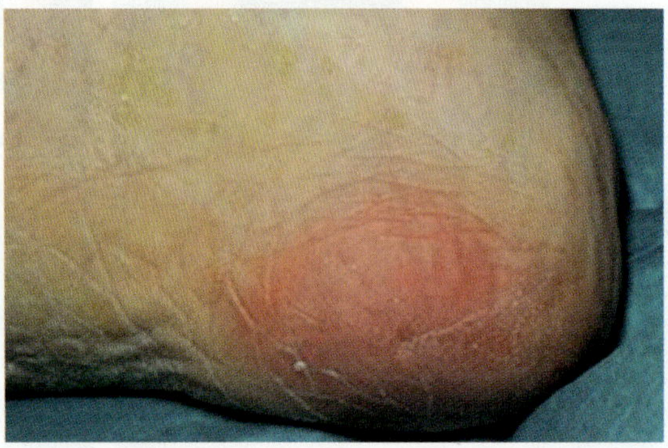

**Fig. 14.3 Escarre de stade 1.**

Source : photographie prise en service d'hospitalisation.

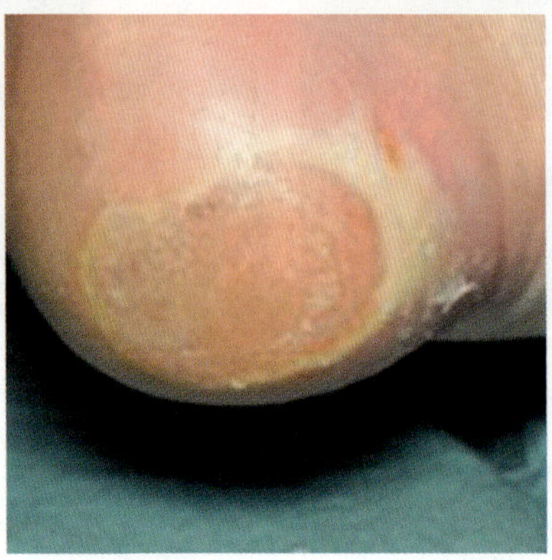

**Fig. 14.4 Escarre de stade 2.**

Source : photographie prise en service d'hospitalisation.

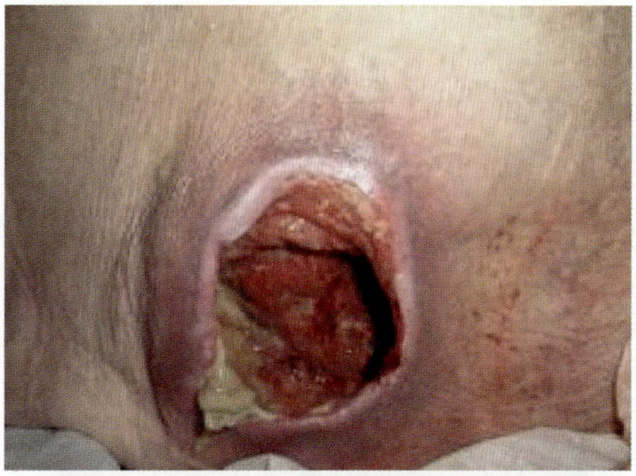

**Fig. 14.5 Escarre de stade 3.**
Source : photographie prise en service d'hospitalisation.

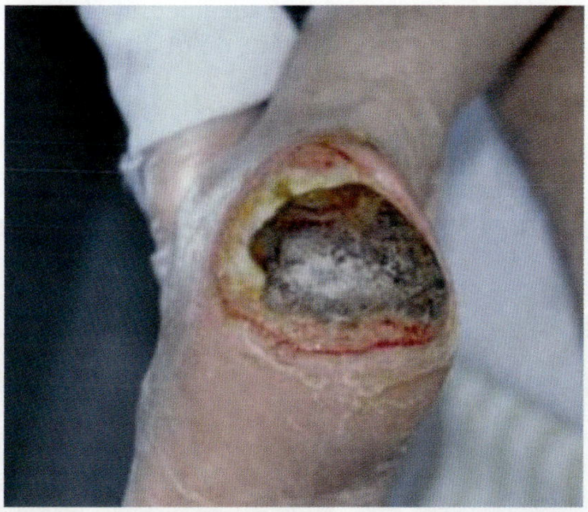

**Fig. 14.6 Escarre de stade 4.**
Source : photographie prise en service d'hospitalisation.

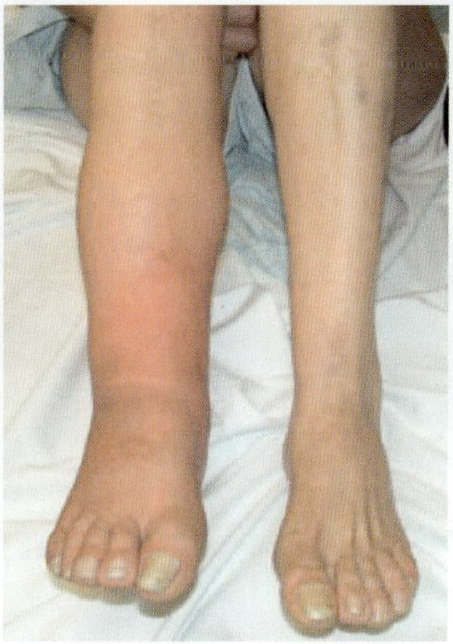

**Fig. 20.1 Œdème et rougeur lors d'un SDRC du pied.**

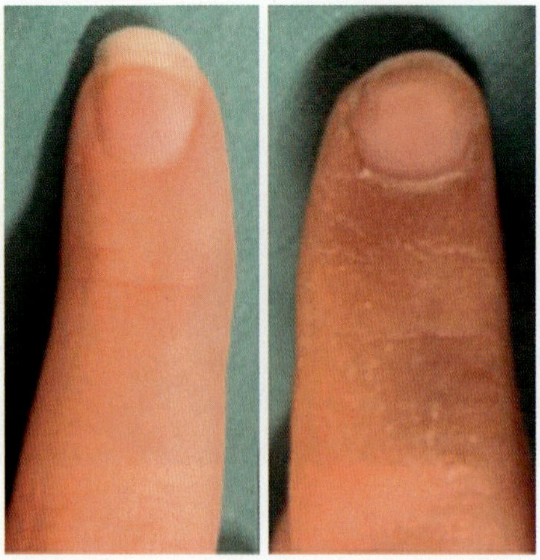

**Fig. 20.2** **Troubles trophiques cutanés (peau sèche et squameuse) et des ongles (pousse ralentie) lors d'un SDRC de la main. À gauche, doigt normal ; à droite, doigt atteint.**

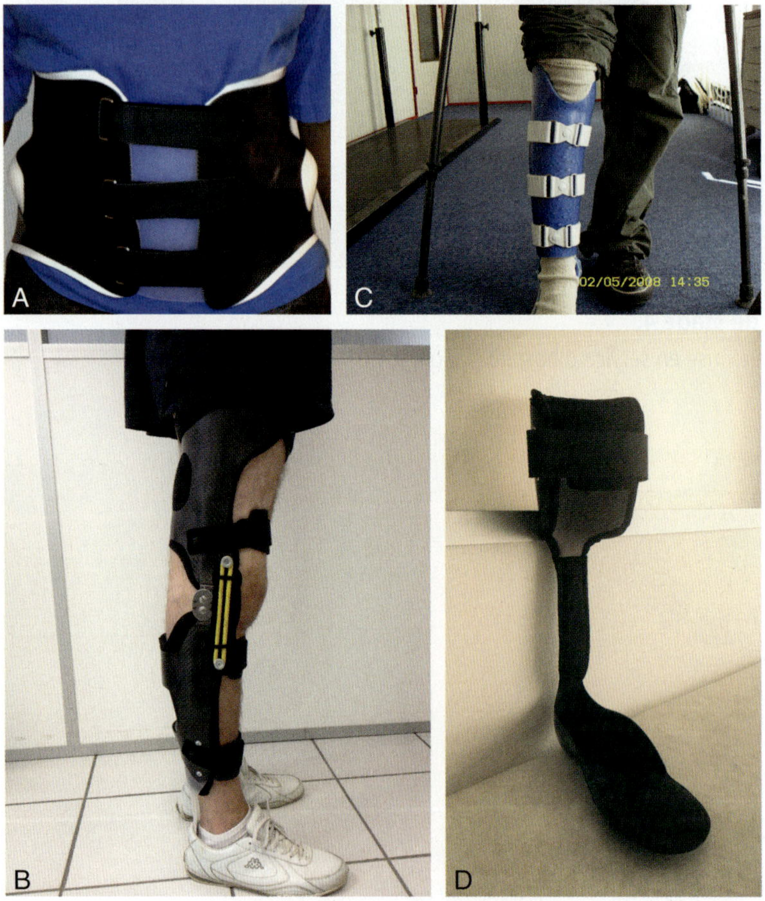


**Fig. 23.1** **Orthèses.**

A. Orthèse de tronc ou corset. B. Orthèse cruro-pédieuse avec articulation de genou libre. C. Orthèse de semi-décharge. D. Orthèse suro-pédieuse.

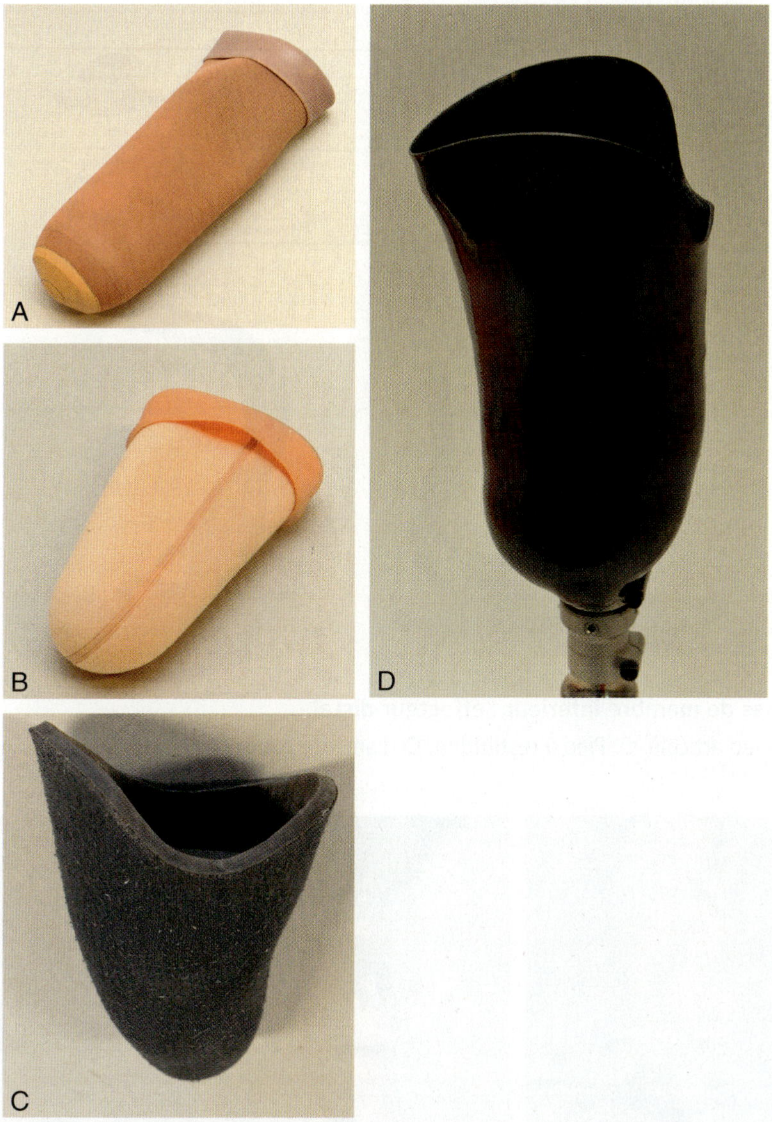

**Fig. 23.2 Prothèses de membre inférieur : manchons et emboîture pour amputé tibial.**
A. Gel silicone. B. Gel polyuréthane. C. Gel copolymère. D. Emboîture.

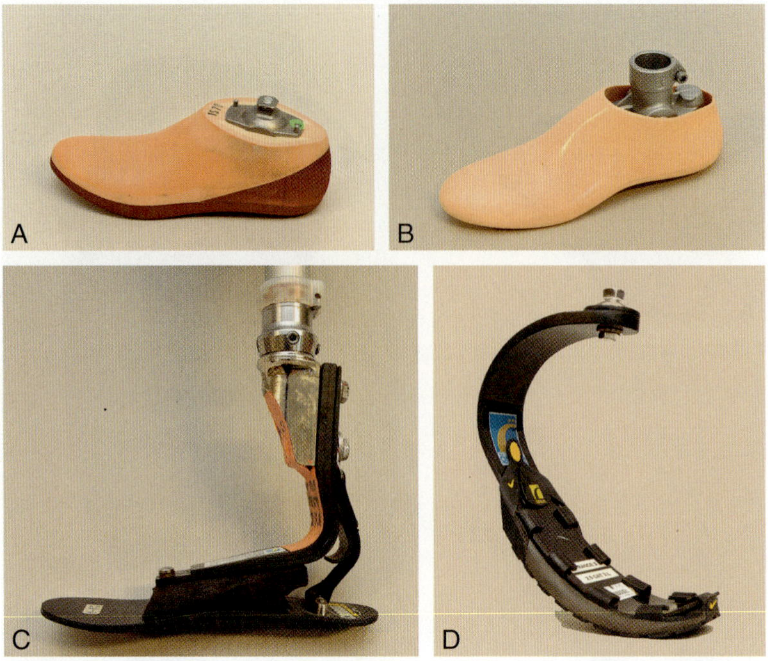


**Fig. 23.3 Prothèses de membre inférieur : effecteur distal.**
A. Pied SACH. B. Pied articulé. C. Pied à restitution. D. Lame de course.

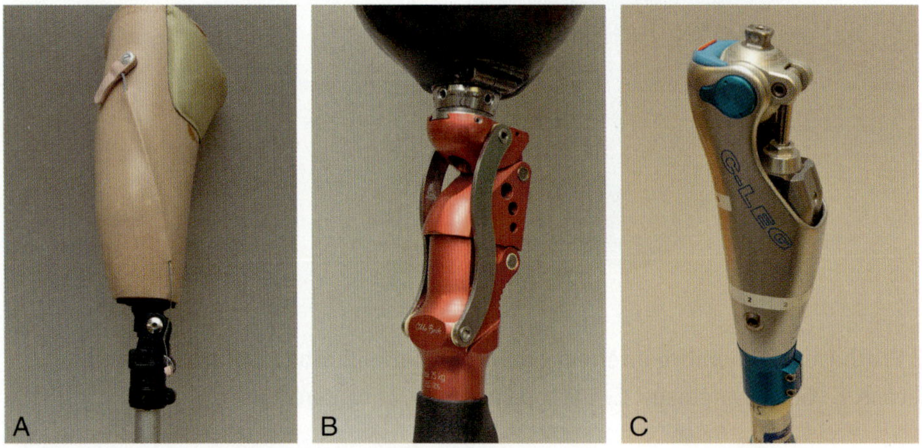


**Fig. 23.4 Prothèses de membre inférieur : pièces de genou.**
A. À verrou. B. Hydraulique ou pneumatique. C. Électronique (C-Leg®, etc.).

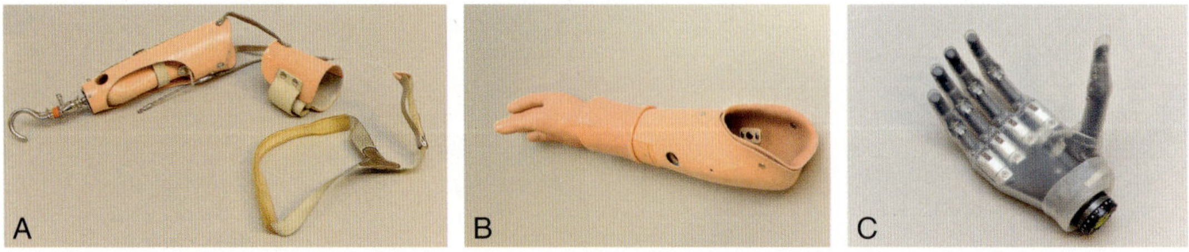


**Fig. 23.5 Prothèses de membre supérieur.**
A. Prothèse mécanique B. Prothèse myoélectriqu. C. Main polydigitale.

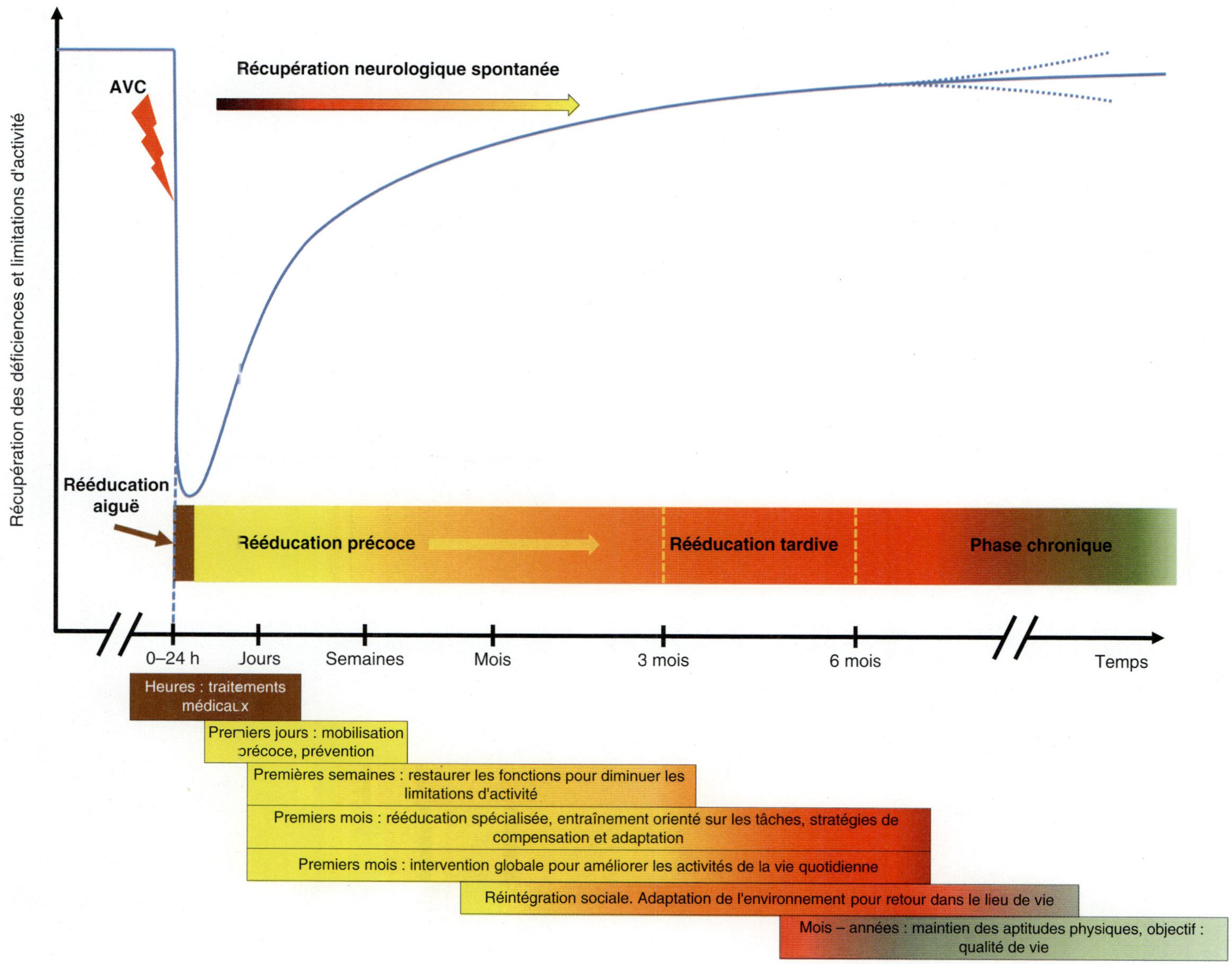


**Fig. 25.1** Courbe de récupération post-AVC et différentes interventions et objectifs de la rééducation.

Elsevier Masson S.A.S.
65, rue Camille Desmoulins
92442 Issy-les-Moulineaux Cedex
Dépôt légal : novembre 2018

Composition : SPI

*Imprimé en Pologne par Dimograf*